Autor von *Weizenwampe*

DR. MED. WILLIAM DAVIS

NEUSTART für den DARM

Autor von *Weizenwampe*

DR. MED. WILLIAM DAVIS

NEUSTART für den DARM

Die Dünndarmfehlbesiedlung SIBO erkennen, das Mikrobiom in Balance bringen und Reizdarmsyndrom, Übergewicht, Depressionen und weitere Beschwerden bekämpfen

riva

Bibliografische Information der Deutschen Nationalbibliothek
Die Deutsche Nationalbibliothek verzeichnet diese Publikation in der Deutschen Nationalbibliografie. Detaillierte bibliografische Daten sind im Internet über https://dnb.de abrufbar.

Für Fragen und Anregungen
info@m-vg.de

Wichtige Hinweise
Dieses Buch ist für Lernzwecke gedacht. Es stellt keinen Ersatz für eine individuelle medizinische Beratung dar und sollte auch nicht als solcher benutzt werden. Wenn Sie medizinischen Rat einholen wollen, konsultieren Sie bitte einen qualifizierten Arzt. Der Verlag und der Autor haften für keine nachteiligen Auswirkungen, die in einem direkten oder indirekten Zusammenhang mit den Informationen stehen, die in diesem Buch enthalten sind.

Ausschließlich zum Zweck der besseren Lesbarkeit wurde auf eine genderspezifische Schreibweise sowie eine Mehrfachbezeichnung verzichtet. Alle personenbezogenen Bezeichnungen sind somit geschlechtsneutral zu verstehen.

4. Auflage 2025

Türkenstraße 89
80799 München
Tel.: 089 651285-0

Die englische Originalausgabe erschien 2022 in den USA bei Hachette Go unter dem Titel *Super Gut: A Four-Week Plan to Reprogram Your Microbiome, Restore Health, and Lose Weight* © 2022 by William Davis, MD. All rights reserved. Die deutsche Übersetzung erschien in Zusammenarbeit mit Liepman AG, The Cooke Agency International Inc. und Rick Broadhead & Associates Inc.

Übersetzung: Dr. Kimiko Leibnitz
Redaktion: Stephanie Kaiser-Dauer
Umschlaggestaltung: Sonja Vallant
Umschlagabbildung: k_nastia/Shutterstock.com
Satz: Satzwerk Huber, Germering
Druck: GGP Media GmbH, Pößneck
Printed in Germany

ISBN Print 978-3-7423-2070-4
ISBN E-Book (EPUB, Mobi) 978-3-7453-1837-1

INHALT

In Gedenken an Professor Ilja Iljitsch (Élie) Metschnikow, Biologe und aufmerksamer Beobachter, der vor über einem Jahrhundert als Erster erkannte, welchen Einfluss das Mikrobiom auf die Gesundheit und den Alterungsprozess hat und darüber hinaus ein Joghurt-Liebhaber war.

EINLEITUNG

> DR. FRANKENSTEIN: »Ich will Ihnen nicht zu nahetreten, aber ich bin ein ziemlich brillanter Chirurg. Vielleicht könnte ich Ihnen mit dem Buckel helfen.«
> IGOR: »Buckel? Wessen?«
>
> Frankenstein Junior, 1974

In Mary Shelleys Roman *Frankenstein* erschuf Dr. Victor Frankenstein mit primitiven Experimenten und grob vernähten Leichenteilen, die er durch Elektrizität zum Leben erweckt, ein unnatürliches und nicht ganz menschliches Monster, ein abstoßendes Geschöpf, das die Flucht ergreift und die Umgebung in Angst und Schrecken versetzt.

Niemand näht hier Kopf und Arme an einen Rumpf oder jagt 220 Volt durch Organe, um sie wiederzubeleben. Aber in den letzten 50 Jahren hat sich eine kuriose Alchemie der menschlichen Gesundheit vollzogen und moderne Schrecken erschaffen, und das in einem Zeitalter nie dagewesener medizinischer Fortschritte – denken zumindest die meisten von uns. Deshalb ist es umso überraschender, dass ein Universum primitiver Kreaturen direkt unter unserem Zwerchfell lebt, hinter dem Nabel, aber jenseits unserer bewussten Wahrnehmung – und der unserer Ärzte –, und es offenbart sich erst jetzt als ein ungemein wichtiges Phänomen der menschlichen Gesundheit.

Vor elf Jahren, in meinem ersten Buch der *Weizenwampe*-Reihe, beschrieb ich, wie Agrarwissenschaftler und Landwirte diese Pflanze namens »Weizen« veränderten und die ursprünglich 1,5 Meter hohe Pflanze in ein

45 Zentimeter großes Gewächs mit dickem Stängel und großen Körnern verwandelten, eine Veränderung, die nur durch Tausende von Genexperimenten möglich wurde. Das genetisch veränderte Endergebnis brachte tatsächlich ein ertragreiches Getreide hervor, und Bauern ernten pro Hektar deutlich mehr als mit traditionellen Sorten; diese Ertragssteigerung hat dazu beigetragen, den Hunger in den Entwicklungsländern zu bekämpfen. Diese neue Nutzpflanze hat aber auch eine Reihe unerwarteter Nebenwirkungen auf die Menschen, die sie verzehren, unter anderem gesteigerten Appetit, Temporallappen-Epilepsie, seborrhoisches Ekzem bis hin zu einem Anstieg der Zöliakie um 400 Prozent. Typ-1- und Typ-2-Diabetes, früher eher seltene Krankheiten, sind alltäglich geworden, und Menschen, die früher aßen, um zu überleben, haben einen unersättlichen Appetit entwickelt, der kaum noch zu stillen ist. Die gesundheitlichen Auswirkungen des Konsums von modernem Weizen sind so zerstörerisch, so unnatürlich, dass ich ihn gerne als »Frankenkorn« – eben nach Frankenstein – bezeichne.

Der Verzicht auf Frankenkörner führt zu erheblichen, oft lebensverändernden gesundheitlichen Vorteilen. Tausende von Menschen haben auf diese Weise mühelos abgenommen, ihre Gesundheit verbessert und einen flachen Bauch bekommen, wie er in den 1950er-Jahren noch die Norm war, und sie entledigten sich zahlreicher moderner gesundheitlicher Probleme. Außerdem sagte ein großer Anteil von ihnen so etwas wie: »Ich nahm mühelos 20 Kilogramm ab und habe nicht mehr ständig Hunger. Ich bin kein Prädiabetiker mehr und konnte zwei Blutdruckmedikamente absetzen. Meine Arthrose hat sich um etwa 70 Prozent verbessert, und ich muss die Spritze nicht mehr nehmen, die mich jeden Monat Tausende von Dollar kostet. Aber ich bekomme trotzdem noch gelegentlich einen Entzündungsschub und muss dann wieder Steroide und Naproxen nehmen.« Mit anderen Worten: Die Beseitigung von Frankenkörnern aus dem Speiseplan und die Supplementierung mit von mir empfohlenen Nahrungsergänzungsmitteln konnten zwar einige gesundheitliche Phänomene wie Insulinresistenz rückgängig machen, aber nicht alle gesundheitlichen Probleme der Betroffenen beheben. Manche berichteten, dass sie bereits 30 Kilogramm abgenommen hatten und ihnen noch 13 Kilogramm zu ihrem Wunschgewicht fehlten – aber ihr Gewichtsverlust stagnierte, obwohl sie alles richtig machten. Der *Weizenwampe*-Ansatz umfasst einfache Maßnahmen zur Rekultivierung eines gesunden Mikrobioms – es fehlte aber trotzdem etwas.

Die *Weizenwampe*-Community war (und ist) groß, international, hochmotiviert und *kollaborativ*, das heißt, wir teilen unsere Erfahrungen und suchen nach besseren Antworten auf die Frage, wie man einen hundertprozentigen Erfolg erreichen und die verbleibenden gesundheitlichen Probleme überwinden kann. Diese Community ist im Grunde eine gewaltige Ansammlung von Wissen mit Hunderttausenden von Menschen, die Antworten auf ähnliche Fragen suchen. (Machen Sie sich keine Sorgen, wenn Sie den *Weizenwampe*-Ansatz nicht kennen, der trotz seiner Einschränkungen immer noch ziemlich wirkungsvoll ist. Ich werde im Laufe dieses Buches auf seine Grundsätze zu sprechen kommen und sie durch neue und wirkungsvolle Strategien ergänzen, die Sie für einen Neustart Ihres Darms anwenden können.)

Jenseits der *Weizenwampe*-Erfahrung sind in den letzten zehn Jahren zahlreiche Forschungsarbeiten veröffentlicht worden, die klargemacht haben, dass gängige psychische und emotionale Probleme wie Depression, soziale Isolation, Aggression, Angstzustände und Aufmerksamkeitsdefizitsyndrom (ADHS) möglicherweise auf Störungen des intestinalen Mikrobioms zurückgeführt werden können. Es wurde auch klar, dass gesundheitliche Probleme, die scheinbar nichts miteinander zu tun haben – beispielsweise Adipositas, Autoimmunerkrankungen und neurodegenerative Erkrankungen – auf Veränderungen zurückgeführt werden könnten, die durch die Mikroben verursacht werden, die unterhalb des Zwerchfells leben. Weil ich ein persönliches Interesse daran habe, die menschliche Gesundheit und Leistungsfähigkeit zu verbessern und gleichzeitig die Abhängigkeit vom Gesundheitssystem zu verringern, fragte ich mich, ob solche Mikrobiomstörungen eine Erklärung dafür sein könnten, warum sich manche Krankheitszustände bei Personen hielten, die mein Programm befolgten. Es war dieser Gedanke, der mich auf die Suche nach verloren gegangenen Mikroben führte, Bakterienarten, die im modernen menschlichen Mikrobiom vielleicht gar nicht mehr existieren. Und ich fand in der Tat einige Kandidaten, die, sobald sie dem Darm wiederzugeführt wurden, zu beeindruckenden Verbesserungen der Gesundheit und sogar des äußeren Erscheinungsbildes führten.

Aber es war auch klar, dass das Verschwinden mehrerer Schlüsselmikroben nicht alle chronischen Krankheiten erklären konnte. Hinweise auf eine umfassendere Antwort kamen von der internationalen *Weizenwampe*-Community, als manche Nutzer weiterhin über Schlafprobleme, chronische Gelenkschmerzen – obwohl sie nach dem Verzicht auf Weizen und Getreide eine teilweise Linderung feststellten – und hartnäckige Nahrungsunverträglichkeiten klagten, die sich einfach nicht besserten. Aber warum vertrugen so viele Menschen alltägliche Lebensmittel wie Tomaten, Kidneybohnen oder Erdnüsse nicht? Als ich mich intensiver mit der Idee befasste, dass ein gestörtes Mikrobiom für diese gesundheitlichen Phänomene verantwortlich sein könnte, wurde immer klarer, dass ich die Antworten im mikrobiellen Universum finden würde. Zusätzliche Entwicklungen wie die Verfügbarkeit eines per Smartphone gesteuerten technisches Geräts, das die mikrobielle Gasbildung im Atem nachweisen kann, waren die Bestätigung: Die Antworten liegen im Mikrobiom.

Ich wollte Wege finden, wie man die Kraft eines gesunden Mikrobioms nutzen kann, und der übliche Ratschlag »Nehmen Sie ein Probiotikum und essen Sie viele Ballaststoffe« hilft in diesem Kontext nur bedingt. Ich wollte nicht nur die bestehenden Gesundheitsprobleme beheben, sondern auch Wege aufzeigen, wie man seine Gesundheit verbessert, um im Alltag leistungsfähiger zu sein.

Ich habe keinen Zweifel daran, dass moderne Lebensgewohnheiten die Komposition der Mikroben im menschlichen Gastrointestinaltrakt (GI-Trakt) gestört haben, und diese mikrobiellen Störungen sind für die hartnäckigen Gesundheitsprobleme verantwortlich, mit denen die *Weizenwampe*-Community und andere zu kämpfen haben. Moderne Lebensgewohnheiten, die unser inneres Ökosystem in Unordnung bringen, sind auch für eine lange Liste anderer Gesundheitsprobleme verantwortlich – kein Körpersystem ist immun gegen die Auswirkungen dieses Monsters namens »modernes menschliches Mikrobiom«, das wir selbst geschaffen haben. Das Mikrobiom unserer jagenden und sammelnden Urahnen oder sogar unserer Vorfahren vor 50 Jahren war völlig anders als das, was wir heute haben. Eine Kombination aus Faktoren, die mit dem modernen Leben in Verbindung stehen – von verarbeiteten Lebensmitteln bis hin zu Magensäureblockern – hat einen Bauch erschaffen, der schon nicht mehr ganz menschlich ist; ich bezeichne ihn als »Frankenwampe«, und er ist genauso zerstörerisch, oder vielleicht sogar noch zerstörerischer als das »Frankenkorn«. Und eine Frankenwampe verursacht echte gesundheitliche Schrecken: Reizdarmsyndrom, Stuhlverstopfung, Colitis ulcerosa, Morbus Crohn, polyzistisches Ovarialsyndrom und Kolonkrebs, aber auch Depression, Verzweiflung, soziale Isolation und

Suizidgedanken. Dies sind die Auswirkungen des Ungeheuers, das wir als Gesellschaft, aber auch jeder für sich, geschaffen haben: eine Frankenwampe voller Störungen des Mikrobioms.

Jetzt müssen wir herausfinden, wie wir dieses Monster töten und etwas erschaffen, das dem natürlichen menschlichen Zustand näherkommt. Leider ist die Medizin schlecht ausgerüstet, um die Leiden zu behandeln, die infolge eines gestörten Mikrobioms entstehen, geschweige denn ihren Ursprung zu verstehen. Statt die Proliferation ungesunder Bakterien und Pilze zu behandeln, die für das Aufkommen von düsteren Emotionen, Angstzuständen und Suizidgedanken verantwortlich sind, verschreiben Ärzte Antidepressiva und Medikamente gegen Angststörungen, um ihre Wirkungen zu hemmen. Statt marodierende Mikroben zu lokalisieren, die die Ursache für Krankheitszustände wie Hypertonie und Vorhofflimmern sind, verordnen sie Medikamente, die den Blutdruck senken oder anormale Herzrhythmen unterdrücken. Statt die mikrobiellen Störungen zu entschlüsseln, die eine Gewichtszunahme und Typ-2-Diabetes verursachen, greifen sie auf Magenverkleinerungen und blutzuckersenkende Medikamente zurück. Diese konventionellen, aber fehlgeleiteten Bemühungen sind natürlich mit erheblichen Risiken und Nebenwirkungen verbunden. Sicher stimmen Sie mit mir überein, dass ein Verständnis für das Ausmaß des mikrobiellen Chaos, das heute im modernen Menschen herrscht, unsere gesamte Vorstellung von Gesundheit und Krankheit auf den Kopf stellen wird. Dementsprechend werden die Lösungen anders ausfallen – wir werden mit Sicherheit Hilfsmittel benötigen, die sich nicht mit einem ärztlichen Rezept verschreiben lassen.

Wir müssen das mikrobielle Fundament unserer Gesundheit neu aufbauen, um beschwerdefrei zu sein und unsere Jugendlichkeit und Lebensqualität zurückzugewinnen. Und wissen Sie was? Die Vorteile, die wir durch die Wiederherstellung eines gesunden menschlichen Mikrobioms erlangen, gehen weit über einen Gewichtsverlust und die Beseitigung von Reflux hinaus. Die Strategien, die ich Ihnen vorstellen möchte, können auch zu strafferer Haut, beschleunigter Regeneration und mehr Empathie für andere führen – Vorteile, die Sie vermutlich nicht mit Ihrem mikrobiellen Universum in Verbindung gebracht hätten. Sobald wir die Ordnung in diesem gewaltigen, selbstverursachten mikrobiellen Chaos wiederhergestellt haben, werde ich zeigen, wie man seinen Darm stärkt und ihm zu seiner wahren Größe verhilft.

SCHLUSS MIT DEM BAUCHGRIMMEN

Wenn Sie einen Organismus wie *Escherichia coli* (*E. coli*) fragen könnten, welchen Zweck menschliches Leben hat, würde *E. coli* Ihnen natürlich Folgendes sagen: »Sein Zweck ist es, mich und meine Mit-Mikroben zu versorgen.« Vielleicht sehen Sie einen größeren Sinn im Leben, aber von Ihrem Kolon oder Duodenum aus betrachtet sind Sie nicht viel mehr als eine Mikrobenfabrik.

Alle Lebewesen auf diesem Planeten haben ein einzigartiges und individuelles Mikrobiom: Spinnen und Stechfliegen, Eichhörnchen und Streifenhörnchen, Forellen und Schildkröten. Auch wir Menschen haben ein Mikrobiom, das unserer Spezies eigen ist, sich aber von Individuum zu Individuum unterscheidet. Aber moderne Lebensgewohnheiten – Einkaufen im Supermarkt oder die Bestellung eines Menüs am Drive-in-Schalter statt das Jagen und Sammeln der nächsten Mahlzeit, eine ausgiebige heiße Dusche statt eines Sprungs in den kalten Fluss oder See, die Einnahme eines Antibiotikums bei einer Nebenhöhlenentzündung statt langwierigen Auskurierens –, alles das summiert sich und führt zu gewaltigen Veränderungen der Zusammensetzung und Lage von Mikroben, die wir in und an unserem Körper haben.

Obwohl die Mikroorganismen, die Ihren GI-Trakt besiedeln, keine Namen oder Adressen haben und Ihre Facebook-Seite nicht mit »gefällt mir« markieren können, spielen sie eine wichtige Rolle für so verschiedene Phänomene wie psychische Verfassung, Hautbild, Energie, Empathievermögen und Ihr Liebesleben. Sie beeinflussen sogar, wie schnell Sie altern und wie lange Sie leben.

Die Billionen von Bakterien und Pilzen, die Ihren GI-Trakt besiedeln, spielen eine große Rolle in dem Film, der Ihr Leben ist. Selbst wenn Sie gesunde Gewohnheiten pflegen und nicht an modernen Krankheiten wie Diabetes und Adipositas leiden, können die Geschöpfe, die Ihr Mikrobiom in Mitleidenschaft ziehen, immer noch bestimmen, ob Sie an Alzheimer-Demenz erkranken werden oder, umgeben von Ihren Ururenkeln und bei klarem Verstand, 105 Kerzen auf Ihrer Geburtstagstorte ausblasen werden, sich immer noch genau daran erinnernd, mit wem Sie sich am vergangenen Dienstag getroffen haben. Es gibt nur wenige Dinge auf dieser Welt, die so anonym bleiben und doch eine so entscheidende Rolle spielen.

Vor nicht allzu langer Zeit nahm man an, dass die Mikroben im menschlichen Körper nur in Bezug auf die Entstehung von Infektionen relevant seien. Aber die Verabreichung von Antibiotika, die das mikrobielle Gleichgewicht der Menschen im Laufe des letzten Jahrhunderts völlig ins Chaos stürzten, zeigt, dass Unmengen von Mikroorganismen für die Gesundheit notwendig sind. Es gibt zum Beispiel im GI-Trakt Bakterienarten, die B-Vitamine wie Folsäure und B_{12} produzieren, liebevolle Gefühle für Familie und Freunde fördern oder lebhafte, intensive Träume in der regenerativen Tiefschlaf- (REM-)Phase simulieren, die entscheidende Komponenten für eine gesunde psychische Verfassung sind.

Ob es uns nun gefällt oder nicht, wir alle stehen heute unter dem tiefgreifenden Einfluss von Billionen anonymer Kleinstlebewesen. Wer hätte noch vor zehn Jahren geahnt, dass diese Ansammlung von Mikroorganismen bestimmen kann, ob man die Parkinson-Krankheit entwickelt, wie schnell man eine Verletzung auskuriert oder ob man die Launen und Anwandlungen seines Partners tolerieren kann? Es ist verstörend zu denken, dass mikroskopische Lebewesen möglicherweise den Ausschlag dafür geben, ob man ein Buch schreibt und den Literaturnobelpreis erhält oder in einer Kirche ein Blutbad anrichtet. Aber das ist die beeindruckende Macht der Mikrobenpopulation, die wir in uns tragen, ein Universum des Lebens, das uns dienen oder gegen uns arbeiten kann.

Zum Glück lassen sich viele gesundheitliche Probleme, die auf ein gestörtes Mikrobiom zurückgeführt werden können, rückgängig machen, indem man seine Ernährung umstellt, gängige Nährstoffmängel behebt und gesündere Bakterienarten im GI-Trakt ansiedelt, nachdem man unerwünschte Mikroben verdrängt hat.

Aber was ist, wenn jemand im Laufe der Jahre eine Vielzahl mikrobieller Störungen akkumuliert hat und jetzt an einer schweren bakteriellen und mykotischen Fehlbesiedlung leidet, die völlig außer Kontrolle geraten ist? Alle Faktoren des modernen Lebens, die sich negativ auf das Mikrobiom auswirken, ermöglichen die Proliferation schädlicher Bakterien und Pilze in unserem Körper, die sich hauptsächlich auf den GI-Trakt konzentriert, ein Zustand namens »Dysbiose«. Dysbiose im Kolon, das heißt in den letzten 1,5 Metern des GI-Trakts, stellt ein Risiko für Erkrankungen wie Colitis ulcerosa und Kolonkrebs dar. Nicht selten steigen gesundheitsschädliche Bakterienarten vom Kolon, wo sie hingehören, in das Ileum, Jejunum, Duodenum und den Magen auf, ein Zustand, der als »Dünndarmfehlbesiedlung« oder SIBO bezeichnet wird. Die Störungen der Bakterienpopulationen, die zu SIBO führen, führen oft auch zu einer Proliferation von Pilzspezies, die im GI-Trakt aufsteigen und ihn dort besiedeln, wo sie nichts zu suchen haben, und dieser Zustand wird als »mykotische Dünndarmfehlbesiedlung« oder »Pilzbefall des Dünndarms« (»Small Intestinal Fungal Overgrowth«, kurz SIFO) bezeichnet. Leider erkennen Ärzte das Ausmaß dieser Situationen in aller Regel nicht, und so »behandeln« sie die Krankheiten, die sich oberflächlich zeigen. Jemand mit einer nicht diagnostizierten SIBO leidet oft an Divertikulitis, Hashimoto-Thyreoditis oder Kolonkrebs, die sich nicht einfach rückgängig machen lassen, bekommt leider allzu oft viele Medikamente verordnet und unterzieht sich sogar größeren Eingriffen wie einer Gallenblasen-Operation oder einer Magenverkleinerung. Wenn SIBO und SIFO rechtzeitig erkannt und erfolgreich behandelt werden können – und ein gesundes Mikrobiom wiederhergestellt wird –, werden viele begleitende chronische Erkrankungen angesichts einer guten Gesundheit im Einklang mit einem ausgewogenen internen mikrobiellen Universum von selbst verschwinden.

Es ist daher entscheidend, sein Bewusstsein für eine Dysbiose, SIBO und SIFO zu schärfen, ihre Symptome und Konsequenzen zu erkennen und Maßnahmen zu ergreifen, um diese Probleme zu korrigieren. Ich werde Ihnen zeigen, woran Sie diese Zustände erkennen, wie Sie einen Verdacht bestätigen und was Sie anschließend tun können. Es ist nicht alles düster und unheilvoll. Ich werde viele Schritte vorausgehen, um Ihnen zu zeigen, was Sie aktiv für Ihre Gesundheit tun können, um voller Stolz in den Spiegel zu blicken, bei Ihrer nächsten Vorsorgeuntersuchung auf einen Arzt zu treffen, der angesichts Ihrer überragenden Gesundheit sprachlos ist, und die vielen Fragen zu beantworten, die man Ihnen stellt, weil jeder wissen möchte, warum und wodurch Sie so verdammt gut aussehen: schlank, straff, muskulös, mit geschmeidiger Haut, scharfem Verstand und intakter Libido. Wenn man die Ordnung in seinem mikrobiellen Universum versteht und wiederherstellt, die Komposition seiner Populationen verändert, ihren Lebensraum einschränkt und den Strom ihrer toxischen Nebenprodukte verringert, führt dies zu einem Tsunami positiver Auswirkungen auf Ihre Gesundheit, Ihr Gewicht und Ihren Alterungsprozess.

Wir begeben uns auf eine Reise, in der Sie, wie ich glaube, Antworten auf Fragen finden, bei denen Ärzte häufig ratlos sind, weil sie normalerweise die Tatsache ignorieren, dass man viele wichtige Mikroben verloren und eine Fülle ungesunder Spezies erworben hat. Während sie ein Medikament nach dem anderen verschreiben, um die Symptome eines gestörten Mikrobioms zu behandeln, wirkungslose Ratschläge wie »mehr Bewegung, weniger Essen« erteilen und Ihnen Willensschwäche, Völlerei oder schlechte Gene unterstellen, werden Sie lernen, diesen mikrobiellen Wandel zu erkennen und zu behandeln, und dann befinden Sie sich schon auf dem Weg zu hervorragender Gesundheit.

Entstauben Sie Ihren Joghurtbereiter, sagen Sie den Botox-Termin ab und nehmen Sie Platz. Sie werden eine Reise in die Welt der Bakterien unternehmen, die Ihr Leben verändern kann. Fangen wir damit an, dass wir einen genauen Blick darauf werfen, wie und warum so vieles im menschlichen Mikrobiom schiefgelaufen ist.

TEIL I

DARM-BLUES

1 EINE HEIMLICHE INVASION

Sie sind vielleicht in vielerlei Hinsicht wie Ihre Eltern und Großeltern. Vielleicht haben Sie die Locken Ihrer Mutter geerbt oder die Abneigung Ihres Großvaters gegen Koriandergrün. Aber im Gegensatz zu den Genen, die Eigenschaften wie die Beschaffenheit der Haare oder geschmackliche Vorlieben bestimmen, ist das Mikrobiom, das Sie in Ihrem Körperinneren tragen, nicht das Mikrobiom Ihrer Vorfahren, der Generationen von Menschen, die vor Ihnen gelebt haben. Es unterscheidet sich sogar von dem Mikrobiom Ihrer Eltern und Großeltern. Die Ansammlung an Mikroben in Ihnen hat sich beinahe bis zur Unkenntlichkeit verändert.

Als Menschen des 21. Jahrhunderts sind wir Zeugen eines verstörenden Klimawandels, der die ganze Welt betrifft: Die Meere übersäuern, die Korallenbänke schrumpfen, die Polarkappen schmelzen, es gibt extreme Dürre, Waldbrände und Überflutungen – was selbstverständlich alles darauf zurückzuführen ist, dass sich die Lebensbedingungen auf der Erde unter dem Einfluss von uns Menschen verändert haben.

Wir Menschen sind also in der Lage, Einfluss auf die Meere und Polarkappen zu nehmen. Kann es also sein, dass wir auch in der Lage sind, eine desaströse Veränderung in dem 10 Meter langen Ökosystem unseres Gastrointestinaltrakts einzuleiten? Absolut. Parallel zum Klimawandel hat sich auch in unserem Körperinneren eine Umweltkatastrophe ereignet. Es gibt zwar keine Hurricanes, aber menschliches Einwirken hat die mikrobielle Umgebung drastisch verändert und Einfluss darauf genommen, wo sich Mikroorganismen ansiedeln und ob ihre toxischen Nebenprodukte unser System kontaminieren. Es ist nicht nötig, Zuflucht auf hohen Bergen zu suchen, aber das gastrointestinale Äquivalent kann genauso verheerend sein wie eine Flutkatastrophe.

Das moderne menschliche Mikrobiom hat wenig Ähnlichkeit mit dem Mikrobiom der Menschen, die in entlegenen Gebieten Afrikas und Südamerikas auch heute noch als Jäger und Sammler leben. Das sind die wenigen verbleibenden Menschen, deren Lebensweise die Art widerspiegelt, wie Menschen vor Millionen von Jahren lebten, ohne Antibiotika und andere Faktoren, die das Mikrobiom angreifen. Indigene Völker mit traditionellen Lebensgewohnheiten haben Mikrobenarten, die uns fehlen, während wir uns Arten angeeignet haben, die ihnen fehlen. Es ist bezeichnend, dass bei Jägern und Sammlern mit einem ursprünglichen Mikrobiom Probleme wie Magengeschwüre, Reflux, Hämorrhoiden, Stuhlverstopfung, Reizdarm, Divertikulitis, Kolonkrebs, an denen moderne Menschen häufig leiden – und die Anthropologen als »Zivilisationskrankheiten« bezeichnen – praktisch nicht auftreten.[1]

Über Tausende von menschlichen Generationen hinweg haben sich Mikroorganismen entwickelt, um eine friedliche Koexistenz mit uns, ihren Wirten, zu führen, und diese Beziehung ist so eng und intim, dass es Bakterienarten gibt, die *nur* im menschlichen Gastrointestinaltrakt existieren und nirgendwo sonst – weder in Sümpfen, unter Felsen, noch auf Müllhalden, sondern nur in den 10 Metern des menschlichen GI-Trakts. Diese Lebewesen leben im Einklang mit uns und haben sich in uns niedergelassen.

In den vergangenen Jahrzehnten ist diese friedliche Koexistenz jedoch ins Wanken geraten. Spezies sind verschwunden – ein Phänomen, das Mikrobiologen als »verschwindendes Mikrobiom« bezeichnen –, alte Arten sind durch neue ersetzt worden, und Mikroben, die wir normalerweise mit Infektionen in Verbindung bringen, dominieren mittlerweile das Mikrobiom vieler Menschen. Und bei erschreckend vielen von uns haben sich Mikroben über den gesamten Gastrointestinaltrakt ausgebreitet, von ganz unten nach ganz oben, wodurch sie letztlich eine 10 Meter lange Infektion erzeugt haben, die einen chronischen Entzündungsherd darstellt. Vielleicht nehmen Sie sie als hartnäckigen und lästigen Hautausschlag wahr oder als Depression, die sich auch durch die Antidepressiva nicht bessert, die Ihnen Ihr Arzt verschreibt; aber die eigentliche Ursache lebt und vermehrt sich in Ihrem gesamten GI-Trakt.

Die Annehmlichkeiten des modernen Lebens haben uns vom wilden, verzweifelten Überlebenskampf entfernt, der das menschliche Dasein in den vergangenen Jahrmillionen definiert hat. Wir hüllen uns vielleicht nicht mehr in die Felle der Tiere, die wir erlegt haben, sondern kaufen Kleidung und Schuhe, die in einer Fabrik am anderen Ende der Welt gefertigt worden sind. Das Fleisch wird für uns erlegt; das Gemüse wird in Plastikverpackungen gekauft oder in einer Salatbar angeboten, es wird nicht von Bäumen, Sträuchern oder Pflanzen gepflückt oder ausgegraben. Wir haben uns weit vom Schlachten und Ausgraben entfernt und eine Gegenwart geschaffen, die hygienisch rein, desinfiziert und voller Antibiotika und Industriechemikalien ist.

Komfort, die Lebensmittelindustrie und der Mangel an Blut und Erde unter unseren Fingernägeln haben zu einer lautlosen, aber massiven Gesundheitsepidemie beigetragen. Viele von uns kamen per Kaiserschnitt auf die Welt und wurden mit künstlicher Babymilch gefüttert, was Lebensmittelallergien, Adipositas und Divertikulitis zur Folge hatte. Wir überleben einen Harnwegsinfekt oder eine Lungenentzündung, indem wir Antibiotika einnehmen, nur um Monate oder Jahre später eine chronisch entzündliche Darmerkrankung oder Zwangsstörungen zu entwickeln. Wir kühlen unsere Lebensmittel, damit sie länger haltbar bleiben, berauben uns selbst aber eines regen Wachstums von Mikroorganismen, die sich im Fermentationsprozess von selbst bilden, und stellen dadurch die Weichen für eine Hashimoto-Thyreoditis und Rosacea.

Die Centers of Disease Control (CDC) beobachten Erkrankungen des Gastrointestinaltrakts und berichten, dass in den letzten Jahren die Anzahl der Colitis-ulcerosa-Fälle drastisch zugenommen hat, wobei allein zwischen 1999 und 2015 ein 50-prozentiger Anstieg zu verzeichnen war.[2] Kolonkrebs, früher eine Alterskrankheit, befällt jetzt zunehmend Menschen zwischen 30 und 60 Jahren und ist eines von vielen Warnzeichen, die einen dramatischen Wandel der menschlichen Gesundheit signalisieren, der voraussichtlich auf Veränderungen des Mikrobioms zurückgeführt werden kann.[3]

Weil sich Ärzte dieser epidemischen Gesundheitssituation nicht bewusst sind, behandeln sie die erkennbaren Symptome der Dysbiose weiterhin auf herkömmliche Weise – mit Schmerzmitteln, Entzündungshemmern, Antidepressiva, Statinen zur Senkung des Cholesterinspiegels, Meidung bestimmter Lebensmittel –, oder sie suchen mithilfe von Tests wie Darmspiegelungen nach später auftretenden Manifestationen – aber die eigentliche, zugrunde liegende Krankheit bleibt unerkannt und unbehandelt. Das Unvermögen, diesen dysbiotischen Zustand zu erkennen und zu behandeln, führt nicht nur dazu, dass Krankheiten wie Colitis ulcerosa oder Kolonkrebs um sich greifen, sondern begünstigt auch das Auftreten anderer chronischer Erkrankungen.

EIN SCHLAGLICHT AUF DEN DÜNNDARM

Die Mikrobiomstörungen, von denen die meisten modernen Menschen betroffen sind, beschränken sich oft auf das Kolon, die letzte Station, bevor wir uns von unverdaulichen Nahrungsresten und Mikroben verabschieden und sie wegspülen. Aber bei vielen Menschen hat sich das Problem noch verschlimmert. Wenn ungesunde Bakterienarten im Kolon vorherrschen, machen sie sich auf den Weg, um den Dünndarm zu besiedeln und dort einen Teil oder die gesamten 7 Meter zu besetzen – Ileum, Jejunum und Duodenum –, bis sie schließlich im Magen ankommen. Wenn der gesamte Dünndarm betroffen ist, können 10 Meter des GI-Trakts von feindseligen Mikroben besetzt sein. Wie Sie sich vorstellen können, birgt dieser deutlich größere Befall größere gesundheitliche Implikationen: eine stärkere Darmentzündung, eine größere Anzahl pathogener Mikroben – Billionen –, die leben und sterben und aus ihren Überbleibseln mehr toxische Nebenprodukte erzeugen.

Der Dünndarm war so etwas wie ein blinder Fleck in der Gesundheitsförderung und Krankheitsprophylaxe, größtenteils aufgrund der schweren Zugänglichkeit. Bei einer oberen Endoskopie kann ein Gastroenterologe Speiseröhre, Magen und Duodenum (Zwölffingerdarm) betrachten, er kommt aber angesichts der vielen Kurven und der Länge seines Untersuchungsgeräts, das normalerweise 1,20 Meter beträgt, selten weiter, sodass der Dünndarm nicht eingesehen werden kann. Genauso kann bei einer Darmspiegelung das 1,80 Meter lange Koloskop den 1,50 Meter langen Kolon bis zum Coecum (Blinddarm) visualisieren, ein kurzer, blind endender Sack, der den Anfang des Kolons bildet, aber dann ist Endstation. Das bedeutet, dass über 6 Meter Ihres Dünndarms – mehr als die Länge Ihres Autos – zwischen dem Duodenum und Coecum nicht visualisiert werden können. Das hat sich als dauerhaftes Problem erwiesen, wenn man zum Beispiel einer Blutung im Dünndarm auf den Grund gehen will, die vielleicht auf ein 2 Millimeter großes Blutgefäß zurückgeführt werden kann, das 4 Meter vom Duodenum und

4 Meter vom Coecum entfernt ist – und damit für ein Endoskop unerreichbar.

Genauso nahm man viele Jahre an, dass Dysbiose ein Phänomen ist, das nur das Kolon (Grimmdarm) betrifft. Die Komposition der Darmflora wird in der Regel mit einer Stuhlprobe analysiert, und der Stuhl bzw. Kot ist ein Abfallprodukt, dessen Beschaffenheit größtenteils durch das Mikrobiom des Kolons beeinflusst wird. Aber der Dünndarm stellt sich als mikrobieller Hotspot heraus und ist ein wichtiger Akteur im Mikrobiom. Wenn dysbiotische Mikroben aus dem Kolon in den Dünndarm aufsteigen, erschaffen sie die unerfreulichen Bedingungen, die eine Dünndarmfehlbesiedlung durch Bakterien (SIBO) und Pilze (SIFO) ausmachen: unerwünschte Bakterien- und Pilzarten, die sich stark vermehrt haben und in den Dünndarm aufgestiegen sind.

SIBO wurde vor 80 Jahren identifiziert, aber nur durch die Untersuchung chirurgisch entfernter Dünndärme oder in Autopsien, und so nahm man an, dass es sich hierbei um einen ungewöhnlichen Zustand handelte, der nur Menschen mit schweren und lebensbedrohlichen Darmerkrankungen betraf. Die Verfügbarkeit von Atemtests (auf die ich noch ausführlich eingehen werde, auch auf Selbsttests für die Heimanwendung), eine Technik, die durch Forscher wie den SIBO-Experten Dr. Mark Pimentel vom Cedars-Sinai Medical Center in Los Angeles validiert worden ist und den Verbreitungsbereich der Mikroben im GI-Trakt lokalisiert, hat die Identifikation von SIBO erheblich vereinfacht, wodurch die Grenzen von Stuhlproben und Endoskopen überwunden werden konnten. In den letzten 10 bis 15 Jahren haben Atemtests unsere Wahrnehmung von SIBO verändert: Es ist jetzt klar, dass SIBO viel häufiger auftritt als ursprünglich gedacht.

Ich werde im weiteren Verlauf dieses Buches noch argumentieren, dass SIBO so weitverbreitet und häufig ist, dass mehr Menschen darunter leiden als an Typ-2-Diabetes und Prädiabetes, und all das geschieht unter den Augen der Ärzte, und trotzdem wird in den Nachrichten, Krankenhäusern oder den Gesundheitsmaßnahmen von Unternehmen nicht darüber gesprochen. Ich glaube, dass SIBO so allgegenwärtig ist, dass sie in allen Ebenen der Gesellschaft angekommen ist, ungeachtet des Wohnorts, Geschlechts, Einkommens oder Alters. Wenn Sie Schuhe tragen oder Ihre Zähne putzen, ist die Wahrscheinlichkeit sehr hoch, dass dieses Problem auch Sie betrifft, sich auf Ihre Gesundheit auswirkt und Sie in Ihrem Alltag und Wohlbefinden beeinträchtigt.

SIBO manifestiert sich auf erstaunlich vielfältige Weise. SIBO, und in geringerem Ausmaß auch SIFO, kann sich als schmerzhafte Fibromyalgie zeigen, als akuter Stuhldrang im Rahmen des Reizdarmsyndroms, Restless-Leg-Syndrom, das Sie nachts nicht schlafen lässt, Gallensteine, Lebensmittelunverträglichkeiten und -allergien, Hautausschläge, soziale Isolation und Aggressivität, Angstzustände oder Depressionen und in Form Hunderter anderer gesundheitlicher Probleme und sozialer Situationen. Diese mikrobiellen Störungen können Typ-2-Diabetes, Adipositas, Epilepsie und Herz- wie auch Autoimmunerkrankungen verschärfen. Sie können sich auch als alltägliche gesundheitliche Phänomene wie Angstzustände, Ekzeme, Schlaflosigkeit, Stuhlverstopfung und Regelschmerzen manifestieren. Es gibt immer mehr Belege, die darauf hinweisen, dass Autismus und ein vorzeitiger Menstruationszyklus bei jungen Mädchen Teil dieser mikrobiellen Dysbalancen sind. Sobald Sie lernen, die Anzeichen zu erkennen, werden Sie verstehen, dass die gesundheitlichen Probleme *eines jeden Menschen* durch die Brille dieser allgegenwärtigen Zustände betrachtet werden müssen.

Die Untersuchung operativ entfernter Dünndarmabschnitte, die von SIBO befallen waren, zeigt, dass eine übermäßig hohe Anzahl an schädlichen Bakterienarten die Darmwand entzündet, gelegentlich zu einer Geschwürbildung (Riss in der Schleimhaut) führt, wodurch die Fähigkeit der fingerartigen Villi (Darmzotten) beeinträchtigt wird, Nährstoffe aufzunehmen; dies wiederum beeinträchtigt den Verdauungsprozess und führt zu Durchfall und einer unzureichenden Resorption. Eine beeinträchtigte Fett- und Proteinverdauung ist besonders geläufig und führt bei einigen Betroffenen zu einigen verräterischen Anzeichen wie Fettaugen in der Toilette nach dem Stuhlgang, die darauf hindeuten, dass ungesunde Mikroben die Fettverdauung im Dünndarm hemmen.

Wie Menschen leben und sterben auch Bakterien und Pilze. Ihre Angehörigen halten allerdings keine Beerdigungen ab oder stellen Grabsteine auf, und das wäre auch ziemlich aufwendig in Anbetracht der Tatsache, dass sie nicht, so wie wir, viele Jahrzehnte leben, sondern nur einige Stunden oder Tage – es herrscht also ein ständiges Kommen und Gehen. In Ihrem GI-Trakt wechseln sich Leben und Sterben also ständig ab, Billionen von Kleinstlebewesen sind davon betroffen, und so stellt sich die Frage, was nach ihrem Tod mit ihnen passiert. Ohne ein Testament oder einen Nachlass werden die sterblichen Überreste von Billionen von Mikroben von anderen Mikroben verwertet, manche werden von ihnen verstoffwechselt und andere über die Toilette ausgeschieden. Aber bei Dysbiose gelangen einige Überreste in unseren Blutkreislauf und werden auf diese Weise in andere Körperteile »exportiert«. Eine französische Forschergruppe beschrieb dieses wichtige Phänomen 2007. Sie bezeichnete diese Flut an toxischen bakteriellen Abbauprodukten als »metabolische Endotoxämie«, die sich als Ursache für zahlreiche moderne Krankheiten herausgestellt hat, vor allem jene, die durch Entzündungen hervorgerufen werden, wie Typ-2-Diabetes, Herzkrankheiten und neurodegenerative Erkrankungen.[4] Der Hauptauslöser von Endotoxämie ist Lipopolysaccharid oder LPS, das aus den Zellwänden von Organismen wie *Escherichia coli (E. coli)* und *Klebsiella* stammt, die häufig im Kolon und Stuhl anzutreffen sind. Die Konsequenzen der Endotoxämie sind besonders gravierend, wenn die gesamten 10 Meter des GI-Trakts von schädlichen Mikroben befallen sind.

Weil die Blutgefäße, die den GI-Trakt versorgen, in die Portalzirkulation fließen, die zur Leber führt, ist es die Leber, die diese Flut von mikrobiellen Toxinen zuerst empfängt. Das Blut aus einem von SIBO befallenen GI-Trakt hat eine zehnmal höhere LPS-Konzentration als das Blut aus einem gesunden GI-Trakt. Nachdem sie die Leber passiert haben, dringen die mikrobiellen Toxine in die systemische Zirkulation ein, die alle anderen Körperorgane mit Blut versorgt. Die Billionen von Bakterien und Pilzen, die den gesamten GI-Trakt bevölkern, wirken sich daher auf alle anderen Organe im Körper aus. Das erklärt zum Beispiel, warum sich die mikrobielle Proliferation im GI-Trakt als entzündete Fettleber äußern kann, als Hautausschlag (Rosacea), progressiver kognitiver Abbau (Demenz) oder als unkontrolliertes Beinzucken im Restleg-Leg-Syndrom, das heißt als gesundheitliche Phänomene, die weit entfernt von ihrem mikrobiellen Ursprung auftreten. Die moderne Medizin ist sehr hilfreich, um den Ursprung eines anormalen Herzrhythmus mechanisch zu beheben oder die Muskel- und Gelenkschmerzen zu lindern, die bei Fibromyalgie auftreten, sie scheitert aber daran, die mikrobielle Proliferation und Endotoxämie zu behandeln, die die Krankheiten verursachen oder verschlimmern.

Wenn man diese Zustände jedoch als »SIBO« oder »SIFO« bezeichnet, verharmlost man die gesundheitlichen Störungen, die sie auslösen. Wir sollten den Zustand als »bakterielle Fehlbesiedlung« bezeichnen und nicht als »bakterielle Dünndarmfehlbesiedlung«, weil sich die Auswirkungen weit über den Dünndarm hinaus bemerkbar machen. Während eine mykotische Fehlbesiedlung nicht so weit verbreitet ist wie eine bakterielle Fehlbesiedlung, zeichnet sie sich durch eine ähnliche Proliferation und Expansion von Pilzarten aus, die sich auch außerhalb des Dünndarms auswirken (wir gehen in Kapitel 7 ausführlich auf SIFO ein).

Bakterieller »Blues«?

Es ist seit Jahren bekannt, dass etwa ein Drittel der Menschen, die an Depression erkrankt sind – ein Zustand, der die Lebensqualität massiv beeinträchtigt und sich oft nicht durch verschreibungspflichtige Antidepressiva bessert –, erhöhte Entzündungsparameter wie C-reaktives Protein und andere Marker aufweisen. Aber was könnte der Entzündungsherd sein, der die Depression vorantreibt, wenn zum Beispiel kein geschwollenes Knie oder eine Lungenentzündung vorliegt? Die meisten Menschen, die erhöhte Entzündungsmarker in Kombination mit Depression aufweisen, sind auch jene, die mit größter Wahrscheinlichkeit nicht auf Antidepressiva ansprechen.

In einer Reihe klinischer Studien erklärten sich mutige nicht depressive Freiwillige dazu bereit, sich LPS-Endotoxin spritzen zu lassen, das aus bakteriellen Zellwänden stammte. Innerhalb weniger Stunden nach dem künstlichen LPS-Anstieg entwickelten sie die für eine Depression charakteristischen Emotionen: düstere Stimmung, Angstzustände, Motivationsverlust, Desinteresse an alltäglichen Aktivitäten, eingeschränkte kognitive Leistungsfähigkeit. Ein funktionelles MRT, das die Gehirntätigkeit dieser Personen visuell darstellte, offenbarte alle hirnspezifischen Merkmale einer Depression.[5] Die unweigerliche Schlussfolgerung: Die bakteriellen Abbauprodukte, die ins Blut gelangen, spielen für die Entstehung von Depression eine Rolle, vor allem wenn diese nicht auf konventionelle Behandlungsmethoden anspricht. Es ist nicht überraschend, dass diese Erkenntnisse die Pharmaindustrie dazu veranlassten, konventionelle Antidepressiva durch verschiedene Entzündungshemmer zu ergänzen, um einige dieser Entzündungsmediatoren zu blockieren – und wieder wurden nur die Symptome behandelt und die Ursache für die Entzündung ignoriert, nämlich die Faktoren, die mit einer bakteriellen Fehlbesiedlung in Zusammenhang stehen.

Bei diesen Beobachtungen wird jedoch die Tatsache übersehen, dass jenseits dieser künstlich geschaffenen Situationen, in denen LPS direkt gespritzt wurde, ein hoher LPS-Spiegel im Blut vieler Menschen im Alltag von einer bakteriellen Überwucherung herrührt, die zu Endotoxämie führt. Ich glaube, dass es viel sinnvoller wäre, Störungen einer ausgewogenen gesunden Bakterienpopulation und die daraus folgende Endotoxämie bzw. hohe LPS-Konzentration zu behandeln, als sich auf ein Symptom zu konzentrieren, das sich *downstream* manifestiert.

SIBO und SIFO sind Zustände, die viele von uns – auch ich selbst – früher als unüblich, sogar selten, abgetan haben, doch angesichts der wissenschaftlichen Beweislage, der großen Verfügbarkeit von Stuhlproben und Endverbraucher-Geräten, die verschiedene Formen einer mikrobiellen Fehlbesiedlung identifizieren, stellt sich jetzt heraus, dass sie so normal geworden sind wie die Bestellung von Küchenpapier oder Backmischungen bei Amazon. Obwohl nur wenige Amerikaner von SIBO oder SIFO gehört haben, sind Abermillionen von uns davon betroffen. Wir wissen jetzt, dass 35–84 Prozent der 35 Millionen Amerikaner, die wissen, dass sie am Reizdarmsyndrom leiden, und dieselbe Anzahl von Menschen, die noch keine Diagnose erhalten haben und akuten Stuhldrang und einen Blähbauch stoisch ertragen, von SIBO betroffen sind.[6] Wir wissen auch, dass bis zu 100 Prozent der 12 Millionen Amerikaner, die an Fibromyalgie leiden und ihren Alltag nur unter Schmerzen bewältigen, die bakterielle Fehlbesiedlung von SIBO haben, ebenso wie der Großteil der Menschen mit Restless-Leg-Syndrom, Fettleber, Divertikulitis, Nahrungsmittelunverträglichkeiten, Gallensteinen, Autoimmunerkrankungen, neurodegenerativen Störungen und Typ-2-Diabetes.[7] Die bakterielle Fehlbesiedlung von SIBO liegt auch bei etwa 50 Prozent der 150 Millionen erwachsenen Amerikaner mit Übergewicht oder Adipositas vor.[8] Wir wissen außerdem, dass etwa ein Drittel der Menschen mit SIBO auch an SIFO leiden.[9] Dieses Monster verwüstet vielleicht kein Dorf und versetzt seine Bewohner nicht in Angst und Schrecken, aber es ist ein Wesen, das das moderne Leben erschaffen hat, und es lebt in den 10 Metern Ihres GI-Trakts.

Wenn man die Zahlen summiert, erkennt man, dass vielleicht über 100 Millionen Amerikaner an Typ-2-Diabetes leiden oder Prädiabetiker sind, aber es gibt mindestens genauso viele oder vielleicht sogar mehr Menschen, die von SIBO betroffen sind. Kritiker werden diese Schätzungen natürlich infrage stellen, aber es gibt Belege, dass eine Fehlbesiedlung durch Bakterien und Pilze und die damit verbundenen Krankheiten stark verbreitet sind – es ist die Ausnahme, eine normale, gesunde Darmflora zu haben.

Das stellt eine gesundheitliche Herausforderung nie dagewesenen Ausmaßes dar. Sehen Sie sich um, und Sie werden mindestens eine, wenn nicht mehrere Personen erblicken, die an SIBO und/oder SIFO leiden. Man kann die Macht dieser immensen Veränderung der menschlichen Physiologie und mikrobiellen Kollaboration nicht überbetonen.

Selbst wenn Sie von SIBO oder SIFO verschont geblieben sind, ist es sehr wahrscheinlich – praktisch garantiert –, dass Sie an einer Dysbiose leiden. Substanzielle Störungen der Bakterien- und vielleicht auch Pilzpopulationen in Ihrem Kolon stellen immer noch gesundheitliche Implikationen für Ihre Gesundheit dar, ganz gleich, ob Sie einen regelmäßigen Stuhlgang haben und für einen erfolgreichen Toilettengang auf einen Stapel Zeitschriften angewiesen sind.

Unabhängig von toxischen mikrobiellen Abbauprodukten können auch die Mikroben selbst im schlimmsten Fall in Organe eindringen, in denen sie nichts zu suchen haben. Suchen Sie sich ein beliebiges Organ aus, und Sie werden feststellen, dass dort Bakterien leben und sonderbare gesundheitliche Wirkungen entfalten. Wir erkennen jetzt, dass Bakterien, die sich an Orten wie dem Gallengang und der Gallenblase niedergelassen haben, bei der Bildung von Gallensteinen eine Rolle spielen. Die Bakterienarten, die diese unerwarteten Stellen besetzen, sind in der Regel Spezies wie *E. coli* und andere aus den *Pseudomonas*- und *Enterococcus*-Gruppen, die normalerweise im Kolon und Stuhl vorkommen.

Ungesunde Bakterien und Pilze wurden in Arterien, Brüsten, Prostatadrüsen, selbst im menschlichen Gehirn entdeckt, eine Invasion von Mikroben, deren gesundheitliche Auswirkungen erst jetzt verstanden werden.[10]

Wie Bakterien können auch Pilze wie *Candida albicans, Candida glabrata* und *Malassezia* im GI-Trakt aufsteigen und ihre toxischen Abbauprodukte freisetzen, die im restlichen Körper verteilt werden. Bei manchen Menschen schaffen es diese pathogenen Pilze, den GI-Trakt zu verlassen und sich an anderen Orten niederzulassen.[11] Das erklärt, warum bei Menschen mit SIFO oft auch ein Pilzbefall an Unterarmen, Hals, Speiseröhre, Vagina, Leiste und im Gehirn vorliegt. Während SIFO bis dato weniger erforscht wurde als SIBO, stellt sich jetzt heraus, dass ihre gesundheitlichen Implikationen wesentlich schwerwiegender sind als ursprünglich angenommen. Die kürzliche Entdeckung, dass das Gehirngewebe verstorbener Alzheimer-Patienten einen starken Pilzbefall aufweist, ist besonders beunruhigend; auf diese Beobachtung werden wir später noch näher eingehen.

Es handelt sich hierbei um keine Infektion im herkömmlichen Sinn, bei der eine Bakterien- oder Pilzspezies unkontrolliert proliferiert, einen eitrigen Abszess entstehen lässt und das Organ schädigt, das es zu beherrschen versucht. SIBO sollte korrekterweise als »Befall« bezeichnet werden, das heißt eine Besetzung ohne vollständige Übernahme, so ähnlich wie Ameisen im Haus – sie vertreiben Sie und Ihre Familie zwar nicht aus den eigenen vier Wänden, sind aber trotzdem eine Plage und ruinieren Ihren Keksvorrat.

Es ist daher nicht einfach nur eine Frage der mikrobiellen Überpopulation. Mikroben im GI-Trakt wirken sich durch ihre toxischen Produkte auf andere Körperorgane aus und können sogar in diese eindringen. Im Laufe von nur zwei Menschengenerationen, seit Schlaghosen Mode waren und Oma den Niedergang guter Manieren beklagte, haben sich die Bakterien und Pilze im menschlichen Verdauungstrakt verändert, ihre Nebenprodukte haben exponenziell zugenommen, und die Konsequenzen für uns Menschen als ihre Wirte sind ernster geworden. Dementsprechend müssen sich auch unsere Einsatzregeln verändern.

Dysbiose und gewiss SIBO und SIFO werden vielleicht nicht von Ärzten diagnostiziert, im Frühstücksfernsehen besprochen oder in den sozialen

Medien diskutiert, aber sie stellen gewaltige Implikationen für Ihre Gesundheit dar. Sie sind Zustände, die so extrem unnatürlich sind, dass die Einnahme eines Probiotikums oder der Verzehr von Kimchi allein nicht ausreichen werden. Um ein Verständnis dafür zu entwickeln, wie dieses Desaster seinen Lauf genommen hat, sollten wir einen Blick darauf werfen, wo bzw. bei wem das Leben eines jeden Menschen seinen Anfang genommen hat: bei seiner Mutter.

2

EIN MIKROBIOM, WIE NUR EINE MUTTER ES LIEBEN KANN

Unsere Mütter definieren den Kurs für das große mikrobielle Abenteuer unseres Lebens. Indem das Neugeborene über den Geburtskanal die Gebärmutter verlässt, gestillt wird und regelmäßigen Körperkontakt zur Mutter hat, empfängt es ihr Mikrobiom. Die Geburt und die erste Zeit bilden also den Startpunkt für die Besiedlung des Säuglingskörpers durch Mikroben und damit für einen Teil der intimen und wunderbaren Bindung, die Mütter und ihre Kinder eint.

Aber diese Bindung wurde in modernen Zeiten korrumpiert. Ein wesentlicher Störfaktor für eine ausgewogene Zusammensetzung der Darmmikroben bei Kindern ist die bedauerliche Kommerzialisierung der Mutterschaft. Mit »Kommerzialisierung« meine ich die finanziellen Interessen, die Einfluss auf das natürliche Phänomen des Gebärens genommen haben. Frauenärzte, die Angst vor Klagen haben und durch Kaiserschnitte mehr Geld verdienen, gefolgt vom aggressiven Marketing künstlicher Babymilch, die Muttermilch ersetzen soll, verhindern eine normale Übertragung des mütterlichen Mikrobioms auf den Säugling. Keine Frage: Eingriffe wie der Kaiserschnitt haben ihren Sinn und ihre Berechtigung, aber kommerzielle Interessen üben einen negativen Einfluss auf das natürliche Gleichgewicht aus und führen dazu, dass betroffene Kinder gesundheitlich von Anfang an schlechtere Karten haben.

Die 32 Prozent der Kinder, die per Kaiserschnitt auf die Welt kommen und/oder die 17 Prozent der Kinder, die nicht gestillt werden, beginnen ihr Leben ohne die Vorteile, die das Mikrobiom ihrer Mutter bietet.[12] Mittlerweile kommt jedes dritte Kind per Kaiserschnitt auf die Welt und beginnt damit sein Leben mit einem anderen Mikrobiom als ein vaginal geborenes Kind. Kaiserschnittkinder erwerben Bakterienarten, die die Populationen der Mikroben widerspiegeln, die in Krankenhäusern vorzufinden sind, und ihr Mikrobiom wird von unerwünschten Arten aus der Familie der Enterobacteriaceae dominiert, dieselben Arten, die aus dem Stuhl im Kolon stammen und ein typisches Merkmal bakterieller Fehlbesiedlung sind. Diese Unterschiede bleiben auch Jahre nach der Entbindung bestehen.[13] Aber selbst eine vaginale Geburt ist keine Garantie dafür, dass das Neugeborene eine gesunde Darmflora erhält, weil die meisten Frauen, die ein Kind bekommen, mit denselben Störfaktoren zu kämpfen haben wie der Rest von uns; deshalb haben sie kein ausgewogenes Mikrobiom, das sie an ihr Kind weitergeben könnten. Die Situation wird noch dadurch verschlimmert, dass werdende Mütter zur Zeit der Entbindung oft vorbeugend Antibiotika für einen Dammschnitt und die Verhinderung einer neonatalen Streptokokkeninfektion erhalten. Säuglinge, die nicht gestillt werden, erhalten die Mikroben nur über die Haut ihrer Mutter, aus der Nahrung und der Umwelt, wodurch sich die Zusammensetzung der Mikroben verändert, die sich dadurch auszeichnet, dass die Bakterienarten, Antikörper und Nährstoffe fehlen, die in der Muttermilch enthalten sind. Frühgeborene Kinder erleiden die größte Störung des Mikrobioms, die es gibt, weil sie oft intensiv mit Antibiotika behandelt werden, wenn sie getrennt von ihrer Mutter längere Zeit auf der Intensivstation sind.

Was wäre, wenn eine Frau im gebärfähigen Alter, wie so viele andere Menschen heutzutage, zuckerhaltige Erfrischungsgetränke oder Diätlimonade trinkt, nichtsteroidale Antirheumatika einnimmt, um Menstruationsschmerzen zu lindern, zuvor die Pille oder Spirale zur Empfängnisverhütung verwendet und durch den Konsum von Getreide das Pflanzenschutzmittel Glyphosat aufgenommen hat? Zu den potenziellen Konsequenzen zählen eine verzögerte Entwicklung des Babys *in utero* und eine Frühgeburt. (Führen Sie sich das vor Augen: Störungen des Mikrobioms einer Schwangeren können eine Frühgeburt auslösen, eine erstaunliche Assoziation.)[14] Mütter mit Colitis ulcerosa, Morbus Crohn und anderen Krankheiten geben ein anderes Mikrobiom weiter als Mütter, die diese Krankheiten nicht haben. Und der Zustand eines veränderten Mikrobioms bleibt noch lange nach der Geburt beim Säugling erhalten.[15] Der starke Einfluss des mütterlichen Mikrobioms auf das Kind spiegelt sich darin wider, dass selbst Müttern mit Parodontose – ja: eine Zahnfleischentzündung, die sich weit weg von der Gebärmutter und dem Baby abspielt – ein höheres Risiko haben, eine Frühgeburt zu erleiden und ein Kind mit einem niedrigen Geburtsgewicht auf die Welt zu bringen.[16]

Stellen Sie sich ein Baby vor, das von einer gesunden Mutter vaginal entbunden und in den ersten beiden Lebensjahren gestillt wird (wie von der Weltgesundheitsorganisation empfohlen, wird es in den ersten sechs Monaten ausschließlich gestillt und erhält bis zum zweiten Lebensjahr eine Kombination aus Muttermilch, Babymilch und fester Nahrung). Dieses Kind erhält keine Antibiotika oder andere verschreibungspflichtige Medikamente, bekommt gesunde Lebensmittel frei von Glyphosat, Herbizid- oder Pestizidrückständen, es darf mit der Umwelt interagieren, also Erde, Haustiere und andere Kinder anfassen – es darf mit anderen Worten ein gesundes und gesundheitsförderndes Mikrobiom entwickeln, weil die Faktoren, die einer ausgewogenen Mikroben-Zusammensetzung entgegenwirken, minimiert werden, während die Faktoren, die ein gesundes Mikrobiom unterstützen, gefördert werden. Wenn wir die Darmflora-Komposition dieses Kindes analysieren könnten, würde sich im Kolon eine gesunde Mischung von Mikrobenarten zeigen, wobei die Anzahl der Bakterien und Pilze stark abnimmt, wenn wir in das Ileum und Jejunum aufsteigen. Dieses Mikrobiom hat viele gesundheitsfördernde Spezies wie *Lactobacillus, Bifidobacterium* und *Akkermansia*; im Krankenhaus erworbene und pathogene Stuhlspezies wären in der Unterzahl. Dieses Kind hat regelmäßige Darmbewegungen, keine Hautausschläge und Allergien, es leidet nicht an Lebensmittelunverträglichkeiten und entwickelt sich in geistiger, emotionaler und körperlicher Hinsicht völlig normal. Dieses Kind befände sich am oberen Ende der menschlichen Gesundheit und hätte eine günstige Darmflora, die ein langes und gesundes Leben unterstützt. Leider wird ein solches theoretisch gesundes Kind in unserer modernen Welt immer mehr zur Ausnahme.

Am unteren Ende des Spektrums stünde ein Kind, das per Kaiserschnitt auf die Welt kommt, wenige Wochen nach der Geburt auf künstliche Babymilch umgestellt wird, bei der Entbindung und mehrmals in der Kindheit Antibiotika erhält und Fertigprodukte wie Fruchtsäfte, Cracker und Pommes vorgesetzt bekommt. Mit der Zeit entwickelt dieses Kind Unverträglichkeiten für gängige Lebensmittel, Asthma, Hautausschläge, gelegentlichen Durchfall sowie Verhaltens- und Lernprobleme. Eine Untersuchung der

Darmflora dieses Kindes würde ergeben, dass sich Spezies wie *Staphylococcus aureus, Citrobacter, Klebsiella* und Salmonellen nicht nur im Kolon, sondern im gesamten GI-Trakt befinden. Der Kinderarzt verschreibt einen Inhalator, Cortisoncreme, Stuhleindickungsmittel und ein Medikament gegen ADHS. Die gesundheitlichen Probleme setzen sich bis in die Jugend und das frühe Erwachsenenalter fort; in dieser Zeit werden Reizdarmsyndrom (IBS), Migräne, Akne und Ekzeme diagnostiziert, auf die Gewichtsprobleme, Prädiabetes und Fettleber folgen.

Ich befürchte, dass Ihnen dieser letztgenannte Zustand bekannt vorkommt.

Offizielle Untersuchungen des Zusammenhangs zwischen einem gestörten Mikrobiom und verschiedenen Kinderkrankheiten haben ein komplexes Gewirr an Veränderungen der Darmflora offenbart. Ein gestörtes Mikrobiom wurde zum Beispiel in den Atemwegen und im Darm von asthmatischen Kindern festgestellt, wie auch im Darm von Kindern mit einem Risiko für Typ-1-Diabetes und Gedeihstörungen. Bei Kindern, die in den ersten beiden Lebensjahren Durchfall bekommen, zeigt sich im weiteren Kindheitsverlauf eine verzögerte kognitive und körperliche Entwicklung.[17]

Es geht hier nicht um eine theoretische Veränderung der Darmbakterien, die nur für Mikrobiologen von Interesse ist. Dies stellt eine dramatische Veränderung der Zusammensetzung der mikrobiellen Partner dar, mit denen wir zusammenleben, Veränderungen mit dem Potenzial, unsere Gesundheit ab der Geburt erheblich zu beeinflussen.

Ein Konzept, das zum Scheitern verurteilt ist

Es gibt keine künstliche Babymilch, ganz gleich wie sorgfältig ihr Rezept erstellt wurde, die den gesundheitlichen Vorteilen der Muttermilch ebenbürtig ist. Die Zusammensetzung der Muttermilch ist das Resultat von Jahrmillionen der menschlichen Evolution. Sie ist eine natürliche Quelle von Faktoren wie Antikörpern, präbiotischen Ballaststoffen und Oligosacchariden, probiotischen Mikroben, Phospholipiden, Bacteriocinen (natürliche, von Mikroben gebildete Antibiotika), die das Wachstum ungesunder Bakterien hemmen, und anderen Komponenten, die für die Gesundheit und das Wachstum des Säuglings wichtig sind. Keine kommerziell erhältliche Babymilch ist auch nur annähernd in der Lage, die Komposition von Muttermilch nachzuahmen. Vor 50.000, 100.000 oder einer Million Jahren gab es keine künstliche Babymilch für Säuglinge, die über den Geburtskanal das Licht der Welt erblickten – nur Muttermilch.

Keine Frage: Die Hersteller von Babymilch haben sich bemüht, ihre Produkte durch Biozutaten und präbiotische Ballaststoffe zu verbessern, und mittlerweile wird sogar A2-Casein verwendet (das die menschliche Form von Casein-Protein widerspiegelt), um das Potenzial für Autoimmunerkrankungen zu verringern. Aber trotz dieser Innovationen ist die Zusammensetzung der Zutaten weiterhin fehlerhaft, beispielsweise werden fettfreie Milch (Muttermilch hat einen Fettanteil von 4–5 Prozent und ähnelt damit Kuh-Vollmilch) und genmanipulierte Zutaten verwendet, die mit einer Reihe von Problemen einhergehen, unter anderem der Störung des Mikrobioms des Säuglings.

Bevor solche Verbesserungen eingeführt wurden, war die Babymilchindustrie von Skandalen gezeichnet. Nestlé zum Beispiel entdeckte Afrika als lukrativen Absatzmarkt und vermittelte den Frauen dort den Eindruck, künstliche Babymilch sei natürlicher Muttermilch überlegen. Diesen armen Frauen, die mit der Zeit gehen wollten, wurde ein Produkt nahegelegt, das in der Folge mit dem Tod von Millionen von Kindern durch Mangelernährung in Verbindung gebracht wurde (vor allem weil die Mütter aus Kostengründen die Babymilch verdünnten). In den USA berichtete die *New York Times*, wie die Hersteller von Babymilch Ärzte und Krankenhäuser mit finanziellen Zuwendungen bedachten, wenn sie jungen Müttern bei ihrer Entlassung Geschenksets mit Babymilchproben gaben; diese Praxis führte dazu, dass in den ersten beiden Monaten nach der Geburt die Anzahl der Infektionen bei Säuglingen um das 16-Fache stieg.[18]

Wenn ein Säugling nicht mit Muttermilch gefüttert wird, hat das echte Konsequenzen. Säuglinge, die gestillt werden, haben größere Populationen der probiotischen Bakterienarten *Lactobacillus* und *Bifidobacterium*, während *Enterococcus* und *Enterobacter* – Spezies, die normalerweise im Kolon leben und charakteristisch für eine bakterielle Fehlbesiedlung sind – bei Kindern vorherrschen, die mit Babymilch gefüttert werden.[19] In einer Analyse, die vom Office on Women's Health in Auftrag gegeben wurde, das dem US-amerikanischen Gesundheitsministerium angehört, stellte sich heraus, dass Kinder, die in den ersten drei Lebensmonaten oder länger gestillt wurden, in 42 Prozent der Fälle seltener eine atopische Dermatitis entwickelten, ein um 27 bis 40 Prozent geringeres Asthmarisiko und 50 Prozent weniger Ohrinfektionen bekamen.[20] Im weiteren Lebensverlauf war ihr Risiko für Adipositas und Typ-2-Diabetes geringer, und sie hatten einen durchschnittlich höheren Intelligenzquotienten (IQ). Es hat also viele Vorteile, wenn ein Kind ein gesünderes Mikrobiom erhält, und alles nimmt seinen Anfang mit den wertvollen Beiträgen der Mutter.

Die Mikrobe *Bifidobacterium infantis* spielt eine besonders wichtige Rolle für die frühe Gesundheit des Säuglings, weil sie das intestinale Mikrobiom eines Säuglings dominieren soll. Diese Spezies ist auf einzigartige Weise in der Lage, die in der Muttermilch enthaltenen Oligosaccharide (die in künstlicher Babymilch nicht enthalten sind) zu verstoffwechseln. 90 Prozent der heutigen Säuglinge fehlt diese Spezies komplett. Es liegen Belege dafür vor, dass die Verabreichung dieser Mikrobe in Form eines Probiotikums dem Kind ermöglicht, die Milch-Oligosaccharide zu verstoffwechseln, während sie auch die Anzahl der ungesunden Stuhlorganismen verringert.[21] (Im weiteren Verlauf des Buches werde ich Eltern zeigen, wie sie einen Joghurt mit *B. infantis* herstellen können, den Mütter essen können, wodurch sie diese Mikrobe so an das Neugeborene weitergeben können, wie es von der Natur beabsichtigt ist:

indem das Baby den Geburtskanal passiert und Muttermilch trinkt.)

Antibiotika sind die Medikamente, die Kindern am häufigsten verschrieben werden. Es wird geschätzt, dass bis zu 50 Prozent der Antibiotika-Verschreibungen unnötig sind, weil sie für obere Atemwegsinfekte und Mittelohrentzündungen verschrieben werden, die nicht von Bakterien, sondern von Viren verursacht werden, gegen die Antibiotika nichts ausrichten können. Statt Schmalspektrum-Antibiotika mit geringeren Konsequenzen zu verwenden, greifen Kinderärzte oft auf Breitbandantibiotika zurück, die ein großes Spektrum an Bakterienspezies vernichten und die Proliferation von Pilzen begünstigen (die durch die Dezimierung der Bakterien weniger Nahrungskonkurrenz haben). Kinder, die Antibiotika erhalten haben, sind anfälliger für Übergewicht, Allergien, Autoimmunerkrankungen und wiederkehrende Infekte.[22] Heute gibt es praktisch niemanden mehr, der in seiner Kindheit und Jugend nicht mindestens einmal ein Antibiotikum genommen hat, und dieser leichtfertige Umgang bringt viele langfristige Konsequenzen mit sich.

Viele von uns haben als Säuglinge und Kinder einen holprigen mikrobiellen Start, und dieser bedauerliche Zustand setzt sich bis ins Erwachsenenalter fort. Das adulte Mikrobiom ist das kumulative Ergebnis der Mikrobiomstörungen, die von der Geburt bis in die Pubertät eingetreten sind, wie auch von Defiziten, die von einer Generation zur nächsten weitergegeben wurden. Allein in diesem Jahr wird jedem zweiten oder dritten Erwachsenen ein Antibiotikum verschrieben.[23] Aber Erwachsene tun noch viel mehr, um die mikrobielle Zusammensetzung in ihrem Körper aus dem Lot zu bringen. Sie nehmen verschreibungspflichtige Medikamente, die die Magensäure verringern, die eine natürliche Barriere für Mikroben ist, die von der Speiseröhre absteigen bzw. vom Kolon aufsteigen, wodurch einer bakteriellen Besiedlung des gesamten GI-Trakts der Boden bereitet wird.[24] Millionen von Menschen nehmen nichtsteroidale Antirheumatika (NSAR) wie Ibuprofen oder Diclofenac bei Gelenk- oder Regelschmerzen, Migräne oder anderen Beschwerden. Durch die Verwendung von NSAR entwickeln viele nicht nur einen asymptomatischen Dünndarmschaden, diese Medikamente laden Bakterienarten überdies dazu ein, sich im oberen Anteil des Darms niederzulassen.[25] Der Konsum zuckerhaltiger Erfrischungsgetränke und Snacks – also Ernährungsgewohnheiten, wie sie Millionen von Amerikanern pflegen – kultiviert ebenfalls die bakterielle Besiedlung des Dünndarms, in dem diese Spezies nichts zu suchen haben.[26] Viele Beweise deuten darauf hin, dass Herbizid- und Pestizidrückstände in der Nahrung das Mikrobiom verändern, ebenso auch Glyphosat, das Pflanzenschutzmittel für genmanipulierten Mais und Sojabohnen, das ebenfalls ein starkes Antibiotikum ist.[27] Darüber hinaus hat sich in einer frappierenden Überschneidung von Klimawandel und menschlichem Mikrobiom gezeigt, dass erhöhte Werte von bodennahem Ozon, das Produkt von Fahrzeugabgasen, die Sonnenlicht ausgesetzt werden, die Zusammensetzung der Darmflora verändern.[28]

Wie wir besprochen haben, führen die toxischen Nebenprodukte der lebenden und toten Mikroben, die aus dem GI-Trakt transportiert werden, zur sogenannten Endotoxämie, die eine Entzündungsreaktion auslöst und entlegene Körperteile vom großen Zeh bis zum Gehirn krank machen kann. Das ist der Grund dafür, warum die Bakterien im GI-Trakt einen Hautausschlag im Gesicht namens Rosacea, Fibromyalgie oder eine Frühgeburt bewirken können. Man fängt auch an zu begreifen, dass eine entzündungshemmende Salbe gegen Rosacea, entzündungshemmende Tabletten, die die Schmerzleitung bei Fibromyalgie blockieren, und ein Antidepressivum, das den Serotoninspiegel hebt, keinen Beitrag dazu leisten, die eigentliche Ursache zu behandeln – die ungesunde Ausbreitung von Bakterienpopulationen und die Flut an toxischen Stoffwechselprodukten, die sie erzeugen –, und die Situation vielleicht sogar verschlimmern. Ein verschreibungspflichtiges Medikament verschafft vielleicht kurzfristige Linderung bei einem Fibromyalgie-Schub, oder eine FODMAP-arme Ernährung kann bei Reizdarmsyndrom einen Blähbauch und Durchfall verringern (FODMAPs, Ballaststoffe und Zucker, die von Mikroben verstoffwechselt werden, sind ein Problem, auf das ich später noch eingehen werde), aber deswegen ist man trotzdem noch allen anderen Konsequenzen einer unbehandelten bakteriellen Fehlbesiedlung ausgesetzt, die im Darm und andernorts stattgefunden hat.

IST DIE MENSCHHEIT ZU WEIT GEGANGEN?

Moderne Lebensgewohnheiten haben einer mikrobiellen Expansion Tür und Tor geöffnet, die Ihrem Körper schadet. Wenn es nichts bringt, Ihre CO_2-Bilanz zu verringern oder – im übertragenen Sinn – Dämme gegen den steigenden Meeresspiegel im Körper zu errichten, was kann man tun, um der mikrobiellen Expansion und Invasion Einhalt zu gebieten? Zum Glück sehr viel.

Ich werde noch ausführlich erklären, welche Konsequenzen eine bakterielle und mykotische Fehlbesiedlung und Endotoxämie mit sich bringen. Wir werden besprechen, was Sie tun können, um diese Prozesse zu unterbinden und die mikrobiellen Hausbesetzer aus den Orten zu vertreiben, an denen sie nicht willkommen sind. Ich werde Ihnen auch Tricks zeigen, wie Sie vorteilhafte Bakterienspezies in Ihrem Mikrobiom kultivieren, um bestimmte, oft spektakuläre gesundheitliche Wirkungen zu erzielen. Ja, Sie können erstaunliche Veränderungen erzielen, indem Sie Ihr inneres Ökosystem pflegen.

Aber besprechen wir zunächst, wie sich eine bakterielle Fehlbesiedlung äußert, damit Sie die Konsequenzen des Verzehrs eines mit *E. coli* belasteten Hamburgers nicht mit den chronischen und verheerenden Auswirkungen einer bakteriellen und mykotischen Proliferation verwechseln.

3
DIE GEISTER VERGANGENER MIKROBEN

Die Darmflora ist auch nicht mehr das, was sie früher einmal war. Immer und immer wieder lehrt uns das Leben Dinge, die uns dazu zwingen, unsere täglichen Gewohnheiten zu überdenken: Es ist eine schlechte Idee, sein Leben am Smartphone zu verbringen, es hat gesundheitliche Folgen, wenn man weniger schläft, um mehr Arbeit und Freizeit in seinen Alltag zu pressen, und Fastfood, das am Drive-through-Schalter einer Fastfood-Filiale in Empfang genommen wird, ist für Menschen keine natürliche, ausgewogene Ernährung. Die Auffrischung der Grundlektionen des Lebens und der Gesundheit ist vor allem in der Welt des Mikrobioms in jeder Hinsicht lohnenswert und auch notwendig.

Denken wir darüber nach, wie das moderne Leben zum Niedergang einer Vielzahl von Bakterienarten geführt hat, die für die menschliche Gesundheit wichtige Funktionen erfüllen. Das ist das Äquivalent zu einem inneren Massenaussterben, das wir aber zum Glück rückgängig machen können.

IN DER MENGE UNTERGEHEN

Moderne Methoden zur Identifikation von Mikroben, die im menschlichen GI-Trakt leben, waren vor einem Jahrhundert noch nicht verfügbar, nicht einmal in den Jahren, als Ronald Reagan Präsident der Vereinigten Staaten war. Die Methoden waren primitiv, unvollständig und fußten darauf, dass die entnommenen Mikroben in einer Petrischale oder einem ähnlichen Behälter wuchsen; das ist in etwa so, als würde man durch ein Schlüsselloch in die 10 Meter lange Welt des menschlichen GI-Trakts spähen und nur einen

Bruchteil der Kleinstlebewesen erblicken, die dort leben. Mit diesen primitiven Methoden war es nicht möglich, sogenannte anaerobe Arten zu züchten, weil sie sterben, sobald sie mit Luft oder Sauerstoff in Berührung kommen; trotzdem ist das menschliche Mikrobiom voll von solchen Anaerobiern (Organismen, die keinen Sauerstoff zum Leben brauchen).

Neue Methoden, die auf DNA-Markern basieren, haben ein Universum von Lebewesen offenbart, zu denen die zuvor unidentifizierten Anaerobier zählen. Diese Methoden identifizieren Mikroben anhand des Codes, der in die DNA eines Organismus eingeschrieben ist, die dieser Art eigen ist (und dem Stamm, ein Problem, auf das wir noch eingehen werden), und DNA-Identifikationsmethoden werden durch die An- oder Abwesenheit von Sauerstoff nicht beeinflusst. Neue Methoden ermöglichen uns auch detaillierte Vergleiche zwischen dem modernen Mikrobiom und dem Mikrobiom der frühen Menschen, die modernen Störfaktoren nicht ausgesetzt waren. Solche Untersuchungen offenbaren, dass sich das moderne Mikrobiom stark von den Mikrobiomen der Vergangenheit unterscheidet. Kein Wunder: Denken Sie nur einmal daran, dass es in der Generation unserer Urgroßeltern, also vor gar nicht allzu langer Zeit, weniger Adipositas, Typ-2-Diabetes, Autoimmunerkrankungen und soziale Isolation gab und Dinge wie Glyphosat, Diätlimonade oder allgegenwärtige Industriechemikalien unbekannt waren.

Untersuchungen antiker Mikrobiome, die in Knochen, versteinerten Fäkalien und Zahnplaque enthalten sind, sagen uns, dass vor Tausenden von Jahren die Menschen völlig andere Mikrobenarten besaßen als heute. Was an diesen Analysen besonders faszinierend ist, ist die Tatsache, dass die Mikrobiome antiker Kulturen auf verschiedenen Kontinenten erhebliche Parallelen aufweisen. Fossilien, die in tropischen Höhlen entdeckt wurden, und Fäkalien, die Eismumien entnommen werden konnten, weisen ähnliche Mikrobiome auf. Die größten Unterschiede zeigen sich, wenn man ein *beliebiges* antikes Mikrobiom mit dem Mikrobiom moderner Menschen vergleicht.[29] Als die Menschen ihr Nomadenleben als Jäger und Sammler aufgaben und anfingen, Ackerbau zu betreiben, veränderte sich die Zusammensetzung des Mikrobioms, das sich an die veränderten Ernährungsgewohnheiten anpasste: Die Vielfalt der pflanzlichen Kost nahm ab, und man konsumierte mehr stärkereiche Kulturpflanzen wie Mais und Weizen. Die nächste große Veränderung der Mikrobiom-Zusammensetzung trat ein, als die Menschen Städte gründeten, mit Antibiotika in Berührung kamen und sich immer stärker auf Getreide, Zucker und verarbeitete Lebensmittel verließen.

Wie ich bereits in Kapitel 2 erwähnte, haben in jüngerer Vergangenheit zahlreiche Faktoren wie Antibiotika und Eiscreme die Zusammensetzung der Mikroorganismen verändert, die im menschlichen Körper leben. Wenn man sie mit den Bakterienarten vergleicht, die es noch 1960 gab, stellt man fest, dass wir Menschen des 21. Jahrhunderts im Vergleich zu allen unseren Vorgängern weniger Bakterienarten im GI-Trakt haben. Faktoren, die das Mikrobiom stören, haben dazu geführt, dass die Population der Bakterienarten schrumpft und weniger vielfältig ist. Viele Arten sind verschwunden, sie sind im großen Mikrobiom-Ozean untergegangen. Wenn man Mikroben in modernen Stuhlproben analysiert, sehen wir, dass viele Menschen jetzt nur noch wenige nützliche Arten wie *Lactobacillus* und *Bifidobacterium* (Milchsäure- und Bifidobakterien) haben, während sie viele Kolibakterien, Shigellen, Pseudomonaden und andere Fäkalmikroben haben, die im modernen GI-Trakt immer dominanter werden. Was wir aber nicht sehen, sind die Arten, die aus dem modernen Mikrobiom *verschwunden* sind. Weil es weder Geburtsurkunden noch Geister gibt, die uns genau sagen könnten, welche Mikroben verschwunden sind, sind wir darauf angewiesen, moderne Mikrobiome mit den Mikrobiomen der Vergangenheit zu vergleichen.

Die Identifikation fehlender Mikroben ist schwerer als die Identifikation vorhandener Mikroben, deren Notwendigkeit fraglich ist. DNA-Analysen werfen ein Schlaglicht auf diese Unterschiede. Eine internationale Forschergruppe unternahm vor einiger Zeit beispielsweise einen gewaltigen Kraftakt und entdeckte Tausende zuvor unidentifizierter Arten in westlichen und nicht westlichen Populationen.[30] Wenn die Forscher diese neu entdeckten Arten untersuchen, werden wir viele spannende Dinge darüber lernen, wie man dieses Füllhorn von Mikroben zum eigenen Vorteil nutzt. Weil ähnliche Methoden auf die Mikrobiome der letzten Jäger und Sammler auf dem Planeten und die Überreste antiker Mikrobiome angewendet werden, werden wir vielleicht bald über umfangreiche Kataloge der vielen Arten verfügen, die wir verloren haben.

Die Gemeinschaften, die in verschiedenen Teilen der Welt auch heute noch als Jäger und Sammler leben, gewähren Einblicke in intestinale Mikrobiome, die noch keinen Kontakt mit Antibiotika, verschreibungspflichtigen Medikamenten oder der modernen westlichen Ernährung hatten. Diese Menschen graben in der Erde nach Wurzeln und Knollen, sie jagen ihre nächste Mahlzeit mit Speeren, trinken Wasser aus Flüssen oder Bächen und verwenden weder motorisierte Fahrzeuge noch Smartphones. Wenn wir die moderne Darmflora mit der Darmflora indigener Völker wie den Hadza in Tansania, den Matsés in Peru oder den Yanomami im brasilianischen Regenwald vergleichen, stellen wir fest, dass die Zusammensetzung ihrer Mikrobiome anders ist und Parallelen zu denen in versteinerten Fäkalien oder Knochen aufweist.[31] Diese indigenen Populationen haben zahlreiche Arten, die dem modernen menschlichen Mikrobiom fehlen. Interessanterweise offenbart ein Vergleich der Mikrobiome verschiedener indigener Völker, dass sich ihre Darmflora auf verblüffende Weise ähnelt, obwohl diese Populationen weit entfernt voneinander auf verschiedenen Kontinenten leben. Die Darmflora-Arten der Hadza in Ostafrika zum Beispiel ähneln denen der Matsés im peruanischen Regenwald; das sind indigene Völker auf zwei Kontinenten, die keine Gelegenheit haben, miteinander zu interagieren. Die außergewöhnlichen interkulturellen und interkontinentalen Parallelen haben Anlass für Spekulationen gegeben, dass das Mikrobiom indigener Völker ein Abbild des Mikrobioms unserer Vorfahren ist, des Mikrobioms, das existierte, bevor moderne Störfaktoren in Erscheinung traten, des Mikrobioms, das Teil der menschlichen Evolution war. Es scheint viel wahrscheinlicher, dass etwas mit uns Bewohnern des 21. Jahrhunderts nicht stimmt und *unser* merkwürdiges Mikrobiom die Ausnahme ist.

Die Vorstellung, dass modernen Menschen Bakterienarten fehlen und sich dieser Mangel in Form verschiedener Krankheiten äußert, hat zu der Idee geführt, die verloren gegangenen oder fehlenden Arten zu ersetzen. In einer neueren Studie beispielsweise ersetzten Forscher am Boston Children's Hospital mehrere Clostridien-Stämme, die im Darmtrakt von Säuglingen fehlten, die an Lebensmittelallergien litten, und stellten fest, dass diese Praxis das Potenzial hatte, diese Allergien zu beheben.[32] Diese Erkenntnis ist noch vorläufig, scheint aber eine brauchbare Maßnahme zu sein, um die zahlreichen und manchmal gefährlichen Lebensmittelallergien auszuhebeln, die eine wachsende Anzahl von Kindern beim Verzehr von Erdnüssen, Eiern oder Fisch haben.

Eine andere Bakteriengattung, die bei den meisten modernen Menschen verloren gegangen ist, ist die der *Oxalobacter*, Bakterienarten, die im Kolon leben können und munter Oxalat konsumieren, eine gängige, natürlich auftretende Substanz, die in Lebensmitteln wie Nüssen, Spinat, roten Beten und Schokolade vorkommt. Ein Großteil der indigenen Völker wie die Hadza und Yanomami haben hingegen viele *Oxalobacter*-Spezies. Je mehr moderne Menschen diese Spezies verlieren, umso mehr entwickeln sie – vor allem nach Einnahme von Antibiotika – schmerzhafte Kalzium-Oxalat-Kristalle, die zur Bildung von Nierensteinen führen. Besonders besorgniserregend ist die Tatsache, dass selbst bei Kindern nach einer Antibiotika-Therapie eine starke Zunahme an Kalzium-Oxalat-Steinen zu verzeichnen ist.[33] Wenn Kalzium-Oxalat-Steine vorhanden sind, liegen vermutlich noch andere Veränderungen der Darmflora-Zusammensetzung vor, zum Beispiel die Proliferation bestimmter Bakterienarten (*Methanobrevibacter smithii*) und der Verlust oder Rückgang anderer (*Lactobacillus plantarum*). Aber der Prozess scheint sich um den Verlust der Bakterienart *Oxalobacter* zu drehen.

Bifidobacterium infantis ist eine weitere Mikrobe, die in 90 Prozent aller Neugeborenen nicht mehr vorhanden ist. Diese Art verschafft Neugeborenen erhebliche Vorteile in Bezug auf Gesundheit und Wachstum, aber entweder erfolgt keine Mutter-Kind-Übertragung oder sie verschwindet durch die Einnahme von Antibiotika. Ohne *B. infantis* steigt bei Säuglingen das Risiko für eine Überkolonisierung durch *Enterobacteriaceae*-Spezies, die normalerweise im Stuhl vorkommen – eine Situation, die mit der dramatischen Zunahme des Stuhl-pH-Werts im Lauf der Jahre in Verbindung gebracht wurde (eine Zunahme des Stuhl-pH-Werts zeigt, dass ein Kind nicht in der Lage ist, Nährstoffe wie die Oligosaccharide in der Muttermilch in saure Fettsäure-Nebenprodukte zu verstoffwechseln, die die Darmzellen mit Nährstoffen versorgen und noch andere Vorteile mit sich bringen). Säuglinge zu Beginn des 20. Jahrhunderts zum Beispiel hatten einen Stuhl-pH um 5,0, während bei modernen Säuglingen ohne eine gesunde Population von *B. infantis* der Stuhl weniger sauer ist und einen pH-Wert von 6,5 hat (der Säurewert auf der pH-Skala hat um mehr als das Zehnfache abgenommen).[34] Die Wiederherstellung von *B. infantis* schützt Frühgeborene vor einer gefährlichen und oft tödlichen Krankheit namens nekrotisierende Enterokolitis, bei der ungesunde Bakterienarten die Darmwand besiedeln und zerstören.[35] *B. infantis* ist bei Säuglingen eine von mehreren »Schlüsselarten«, die aufgrund ihrer Fähigkeit, die Nährstoffe in der Muttermilch zu verstoffwechseln, das Wachstum anderer nützlicher Bakterienarten fördert, während das Baby heranwächst. Aber selbst eine vaginale Geburt und Muttermilch sind keine Garantie dafür, dass diese wichtigen Arten den Darm des Säuglings besiedeln, weil Mütter diese

Mikrobe oft selbst nicht haben und sie daher nicht weitergeben können. Die Wiederherstellung dieser Art bietet aber noch mehr Vorteile als den Schutz vor einer nekrotisierenden Enterokolitis. Säuglinge, bei denen *B. infantis* wiederhergestellt wurde, schlafen mit größerer Wahrscheinlichkeit in der Nacht durch, halten länger Mittagsschlaf, haben mit geringerer Wahrscheinlichkeit Windelausschlag, Koliken und nur halb so viele Darmbewegungen pro Tag (weshalb bei ihnen die Windel nur halb so oft gewechselt werden muss). Und die Vorteile dieser Arten zeigen sich auch noch später in der Kindheit, weil allergische Rhinitis (Nasenallergie), Asthma, das Potenzial für Autoimmunerkrankungen und Bauchschmerzen aufgrund des Reizdarmsyndroms abnehmen.[36] Aber was ist noch besser, als einem Säugling nach der Geburt *B. infantis* als Probiotikum zu geben? Wenn diese Mikrobe vor der Geburt bei der Mutter wiederhergestellt werden kann, denn das ist der natürliche Übertragungsweg, der auch der Mutter gesundheitliche Vorteile bietet.

L. REUTERI: EINE MIKROBE MIT UNGEAHNTEN TALENTEN

Die Bakterienart *Lactobacillus reuteri* ist ein Star in der Welt der Darmmikroben und hat einen spektakulären Einfluss auf seinen menschlichen Wirt. Bis Mitte des 20. Jahrhunderts profitierten die meisten Menschen in der westlichen Welt von dieser Bakterienart, die in ihrem GI-Trakt lebte und die durch die Passage des Geburtskanals und das anschließende Stillen in ihren Körper gekommen war. Indigene Völker, die im Dschungel und im Gebirge leben, wie auch Hühner, Schweine und andere Lebewesen haben diesen Mikroorganismus in sich, was ein Hinweis darauf ist, dass er eine entscheidende Rolle für unser Überleben spielt.

Aber das moderne Leben hat diese Spezies in 96 Prozent aller Menschen in der westlichen Welt ausgerottet. Heute tragen nur noch 4 Prozent – nicht einmal jeder 20. Mensch – diese fabelhafte Art in sich.[37] Zu den vielen Vorteilen von *L. reuteri* zählen seine einzigartige Fähigkeit, eine Ausschüttung des Hormons Oxytocin im menschlichen Gehirn auszulösen, was durch eine interessante Versuchsreihe am Massachusetts Institute of Technology (MIT) veranschaulicht werden konnte. Stellen Sie sich das nur einmal vor: Eine Mikrobe, die in Ihrem GI-Trakt lebt, bestimmt einen wichtigen Aspekt Ihrer Hirnfunktion.[38]

Oxytocin ist das Hormon der Empathie und Verbundenheit. Sein Spiegel steigt an, wenn man verliebt ist, sich einer anderen Person verbunden fühlt oder seinen Hund streichelt. Oxytocin hilft, andere Perspektiven einzunehmen, kultiviert Sympathie für die Anliegen seiner Mitmenschen und lindert soziale Phobien.

Der Verlust von *L. reuteri* und sein Einfluss auf die Oxytocin-Ausschüttung bedeuten, dass moderne Menschen einen niedrigeren Oxytocin-Spiegel haben als die Menschen vor 50 Jahren. Wir leben in einer Zeit, die sich durch immer stärkere soziale Isolation und steigende Selbstmord- und Scheidungsraten auszeichnet. Könnte der Verlust von *L. reuteri* eine Ursache für diese besorgniserregenden sozialen Tendenzen sein? Natürlich handelt es sich hierbei um komplexe Probleme mit vielen potenziellen Ursachen, aber könnte der Niedergang der nützlichen Organismen im 10 Meter langen GI-Trakt – darunter das Verschwinden von *L. reuteri* und der damit einhergehende Verlust von Empathie und dem Bedürfnis nach zwischenmenschlicher Bindung – zumindest eine teilweise Erklärung bieten? Ich glaube ja.

Oxytocin: Hormon der Liebe ... und Jugend?

Die Wiederherstellung des Milchsäurebakteriums *L. reuteri*, das den meisten modernen Menschen fehlt, löst die Freisetzung von Oxytocin im Gehirn aus und infolgedessen Gefühle der Empathie und das Bedürfnis nach der Gesellschaft anderer Menschen. Oxytocin ist der Auslöser für die Liebe zwischen Mutter und Kind, für die Zuneigung zu seinem Partner bzw. seiner Partnerin und trägt auch dazu bei, dass man sich für andere Meinungen öffnet. Im Mikrobiom der meisten Menschen fehlt heute *L. reuteri* – in einem Zeitalter, in dem soziale Phänomene wie Isolation, Suizid, Scheidungen und soziale Spaltung auf dem Höchststand sind. Doch so wichtig die Wirkungen von Oxytocin für das menschliche Sozialleben auch sein mögen, dieses Hormon leistet noch viel mehr.

Einer der ersten Hinweise darauf, dass Oxytocin beeindruckende physiologische Effekte hat, zeigte sich in einer Reihe von Tierversuchen, die Krebsforscher am MIT durchführten. Im Vergleich zu Mäusen, die kein *L. reuteri* erhielten, konnten bei älteren Tieren, denen *L. reuteri* verabreicht wurde, folgende Effekte festgestellt werden:

- Dichteres Fell, schnellerer Haarwuchs (Tiere, die kein *L. reuteri* erhielten, hatten Hautausschläge und einen ungleichmäßigen Haarverlust.)
- Festere Haut mit einer erheblichen Zunahme von dermalem Kollagen
- Beschleunigung der Wundheilung (Wundheilung spiegelt die allgemeine Jugendlichkeit und Gesundheit wider.)
- Lebenslange Schlankheit (Mäuse ohne *L. reuteri* wurden dick.)
- Niedrigerer Spiegel des Stresshormons Cortisol
- Beibehaltung der sexuellen Aktivität im Alter

In anderen Studien sorgte die Verabreichung von *L. reuteri* oder Oxytocin für eine Wiederherstellung der Muskelmasse bei älteren Mäusen, wodurch eine altersbedingt geschwächte Immunabwehr und Knochenschwund rückgängig gemacht werden konnten.

Zusammenfassend lässt sich daher sagen: Mäuse ohne *L. reuteri* wurden alt und dick, ihnen fiel das Fell aus, ihre Muskelmasse und Knochendichte nahmen ab, sie verloren ihr Interesse an Sex, und ihre Immunabwehr ließ nach. Mäuse hingegen, die *L. reuteri* erhielten, blieben schlank, hatten dichtes Fell, behielten eine hohe Muskelmasse, Knochendichte und ein starkes Immunsystem bei und blieben sexuell aktiv – sie blieben ihr Leben lang jung, bevor sie starben. Ich möchte diese Aussage zur Verdeutlichung wiederholen: *Mäuse, die* L. reuteri *in sich trugen und einen jugendlich-hohen Oxytocin-Spiegel hatten, blieben bis zu ihrem Tod jung.* Das bedeutet nicht, dass sie länger lebten. Das bedeutet, dass sie in einem Alter, in dem Mäuse – im übertragenen Sinne – Rente beziehen, einen Rollator benutzen und Apotheken-Zeitschriften lesen, deutlich jünger wirkten, schlank waren und sozial und sexuell aktiv blieben.[39]

Eine wachsende Liste dieser Phänomene wird durch menschliche Erfahrungen bestätigt.[40] Seit ich mich für die Wiederherstellung von *L. reuteri* im Mikrobiom moderner Menschen ausspreche, die dadurch erreicht wird, dass man einen speziellen Joghurt mit einer großen Anzahl von *L.-reuteri*-Bakterien zubereitet und isst (das Rezept finden Sie weiter hinten in diesem Buch), stellen wir dieselben Auswirkungen fest, die sich bereits in den Tierversuchen abzeichneten und von vielen Menschen reproduziert werden konnten: straffere Haut, weniger Falten, schnellere Wundheilung, mehr Muskelmasse und Kraft, gesteigerte Libido. Mäuse können uns nicht sagen, wie sie sich fühlen, aber Menschen, die den *L.-reuteri*-Joghurt konsumierten, berichteten von zusätzlichen Wirkungen wie einem tieferen Schlaf mit lebhaften Träumen, weniger Appetit, mehr Optimismus und weniger sozialen Phobien – Wirkungen, die vermutlich auf den Oxytocin-Schub zurückgeführt werden können, der durch die Bakterien verursacht wird.

Durch die Wiederherstellung von *L. reuteri* wird man also nicht nur ein ausgeglichenerer, gesünderer Mensch, sondern man erhält auch ein breites Spektrum an positiven Wirkungen, die, wie ich glaube, die Lebensuhr um 10 Jahre, vielleicht sogar um 20 Jahre zurückdrehen kann. All das kann auf die Wiederherstellung einer Bakterienart zurückgeführt werden, die Sie mit großer Wahrscheinlichkeit verloren oder niemals empfangen haben.

Ich werde im weiteren Verlauf dieses Buches darauf eingehen, wie Sie diese wunderbare Bakterienart wiederherstellen können.

Wer diese verloren gegangene Bakterienart wiederherstellt, wird mehr Empathie und ein stärkeres Bedürfnis nach menschlicher Verbindung empfinden. Menschen berichten, dass sie sich besser mit ihren Familien verstehen, ein neu erwachtes Bedürfnis haben, in der Warteschlange bei Starbucks mit anderen Gästen zu sprechen oder sich mit Freunden zu treffen, und bei Filmen leichter zu Tränen gerührt sind. Sie berichten außerdem, die Ansichten und Meinungen anderer besser nachvollziehen zu können.

L. reuteri ist unter den Bakterien auch insofern einzigartig, als es »bevorzugt« den oberen GI-Trakt besiedelt, also Magen, Duodenum, Jejunum und Ileum, statt sich nur im Kolon niederzulassen, in dem sich die meisten probiotischen Arten bevorzugt aufhalten. Weil *L. reuteri* in den oberen Abschnitten des GI-Trakts lebt, ist er ein reger Produzent natürlicher Antibiotika namens Bacteriocine, die gegen unerwünschte Bakterienarten wirksam sind, die in den Dünndarm aufsteigen, in den sie nicht gehören. Der Verlust von *L. reuteri* beim modernen Menschen trägt wahrscheinlich maßgeblich zur bakteriellen Dünndarmfehlbesiedlung bei, die mittlerweile weit verbreitet ist; die Wiederherstellung von *L. reuteri* ist daher auch ein Teil der Lösung dieses Problems.

Das ist nur eine Bakterienart, die beinahe vollständig aus dem Mikrobiom des modernen Menschen verschwunden ist und erstaunliche Wirkungen hervorruft, sobald sie wiederhergestellt wird. *L. reuteri* veranschaulicht die Macht der gezielten Kultivierung des menschlichen Mikrobioms, die wir noch eingehender betrachten werden. Aber es stellt sich auch eine heikle Frage: Welche anderen, unbekannten Mikroben haben wir noch verloren, und mit ihnen ihren Nutzen für so wichtige Aspekte unseres Lebens wie Gesundheit, Immunsystem, Gewicht, Psyche und Sozialleben?

Erfolgsgeschichte: Lisa, 61, New Mexico

»Ich esse seit einem Jahr fast täglich einen Becher *L.-reuteri*-Joghurt mit Heidelbeeren oder Himbeeren und Walnüssen; zum Süßen verwende ich Mönchsfrucht. Außerdem stellte ich einen Joghurt mit *L. reuteri* und *L. casei* Shirota her, den ich dieses Jahr in der Grippezeit aß.

Meine Augenfältchen sind auf jeden Fall weniger geworden. Meine Haut ist insgesamt glatter. Ich schlafe tief und fest und kann mich nach dem Aufwachen gut an meine Träume erinnern. Außerdem hat sich die Regelmäßigkeit meines Stuhlgangs deutlich gebessert.

Ich fing im Juni 2019 mit dem *L.-reuteri*-Joghurt an, und in den Wintermonaten aß ich ein Joghurt mit einer Mischung aus *L. reuteri* und *L. casei* Shirota. Mein Hautbild hat sich verbessert, ich habe weniger Falten und bekomme für mein frisches Aussehen viele Komplimente.«

H. PYLORI: FRANKENWAMPES BRAUT?

Während wir bereits eine Reihe nützlicher Bakterienarten verloren haben, sind wir gerade im Begriff, eine einzigartige Spezies zu verlieren, *Helicobacter pylori*, die zwei Gesichter hat: Sie bringt zwar einige Vorteile mit sich, beispielsweise bietet sie Schutz vor Reflux und vielleicht sogar vor Adipositas, sie verursacht aber auch Magen- und Zwölffingerdarmgeschwüre und vielleicht einige Krebsarten. Die Menschen erwarben diese Mikrobe vor ungefähr 60.000 Jahren, als der *Homo sapiens* Afrika verließ, aber sie hat in den letzten 50 Jahren bei modernen Menschen stark abgenommen. In mindestens der Hälfte der Weltbevölkerung lässt sich *H. pylori* im Magen nachweisen. In Industrienationen wie den USA ist der Anteil der Menschen mit *H. pylori* auf etwa 15 Prozent gesunken, wahrscheinlich aus denselben Gründen, warum wir Arten wie *L. reuteri* und *B. infantis* verloren haben.

Viele Jahre lang führte man Magen- und Zwölffingerdarmgeschwüre auf Stress und saure Speisen zurück. Man dachte, dass der Magen aufgrund seines extrem sauren Milieus bzw. niedrigen pH-Werts eine bakterienfreie Zone war. Dann zeigten die australischen Ärzte Robin Warren und Barry Marshall, dass Magengeschwüre durch die Beseitigung von *H. pylori* heilten, wodurch bewiesen werden konnte, dass Geschwüre einer Infektion zugrunde lagen und dass es bestimmte Bakterien gab, die im Magen überleben konnten. Vor dieser Entdeckung – als noch keine Antibiotika gegen *H. pylori* eingesetzt wurden oder Ärzte Magensäureblocker gegen Geschwürschmerzen verschrieben – sah man in der Notaufnahme oft Patienten, die aufgrund blutender Geschwüre rotes Blut erbrachen oder teilverdautes schwarzes Blut über den Stuhl ausschieden. Die Feststellung, dass Magen- und Zwölffingerdarmgeschwüre auf eine Infektion zurückzuführen sind, war eine extrem weitreichende und wichtige Erkenntnis.

Aber *H. pylori* ist viel mehr als eine Ursache für Geschwüre und Blutungen. Dieses Bakterium wurde seither auch mit Krankheiten wie Magenkrebs, Bauchspeicheldrüsen- und Gallengangkrebs, Autoimmunerkrankungen, Parkinson-Krankheit und einem erhöhten Risiko für Typ-2-Diabetes in Verbindung gebracht.[41] Es hat sich gezeigt, dass die Beseitigung von *H. pylori* effektiver ist als herkömmliche Medikamente, um Rosacea-Ausschlag und Parkinson-Symptome zu verringern.[42] *H. pylori* erhöht auch die Wahrscheinlichkeit von SIBO, vor allem wenn der Befall dazu führt, dass man weniger Magensäure bildet – ein Phänomen, das keine Seltenheit ist, wenn das Bakterium seit vielen Jahren im Magen ansässig ist.[43]

Die Beseitigung dieser Mikrobe schützt also vor vielen Krankheiten. Aber empfiehlt es sich, dieses Bakterium mit Stumpf und Stiel auszurotten?

Es gibt Beweise, dass *H. pylori* eine komplizierte Beziehung zu seinem menschlichen Wirt hat. Weil Menschen und *H. pylori* seit 60.000 Jahren zusammenleben, haben wir uns aneinander angepasst. *H. pylori* toleriert zum Beispiel Magensäure und löst beim Menschen keine starke Immunreaktion aus. Obwohl es mit den oben genannten Krankheiten in Verbindung gebracht werden kann, bietet das Bakterium möglicherweise auch einige Vorteile. Der bekannte Mikrobiologe Dr. Martin Blaser von der New York University, ein Kritiker der inflationären Verwendung von Antibiotika, hat die Rolle von *H. pylori* für die menschliche Gesundheit genau untersucht und argumentiert, dass ein Fehlen dieses Bakteriums mit einem häufigeren Auftreten von Asthma und Allergien verbunden ist und vielleicht sogar in gewissem Maß zu einer Gewichtszunahme beiträgt (aufgrund von Störungen der Hormone Leptin und Ghrelin).[44]

Auch wenn *H. pylori* zur immer länger werdenden Liste von Mikroben gehört, die viele Menschen nicht mehr besitzen, gibt es meiner Meinung nach insgesamt langfristige Vorteile, wenn der Magen nicht von dieser Mikrobe besiedelt ist, weil die Krankheiten, die mit ihr assoziiert werden, eine größere Bedrohung darstellen als die Krankheiten, die durch ihre Anwesenheit reduziert werden. Die Beseitigung von *H. pylori* ist Teil unserer Anstrengung, Dysbiose und SIBO zu bekämpfen. Die konventionelle Lösung ist die Identifikation und Beseitigung dieser Mikrobe, nachdem man die Diagnose für ein Geschwür erhalten hat. Aber man kann die Zügel selbst in die Hand nehmen, indem man das Vorliegen dieses Bakteriums identifiziert und es mit ausgewählten natürlichen Strategien vernichtet, bevor Geschwüre oder andere Krankheiten auftreten. Sollten Sie den Wunsch haben, *H. pylori* auf eigene Faust den Garaus zu machen, finden Sie in Anhang C eine Liste mit natürlichen Wirkstoffen, die Ihnen dabei helfen werden.

EIN PUNKT OHNE WIEDERKEHR FÜR DAS MIKROBIOM?

Wenn man eine Gruppe von Menschen einsperrt und ihnen weder Wasser noch Nahrung gibt, ist es nicht verwunderlich, wenn diese armen Seelen nach einer gewissen Zeit elend zugrunde gehen. Leider gibt es in der Geschichte viele Beispiele dafür, wie Menschen per Zufall oder durch andere in solche Situationen gerieten.

Was passiert, wenn man den Mikroben, die in unserem GI-Trakt leben, die Unterstützung versagt, indem man ihnen keine präbiotischen Ballaststoffe und andere Nährstoffe gibt, die sie zum Überleben brauchen? Sie können natürlich nicht in den Supermarkt gehen oder ihr eigenes Vieh züchten. Durch Nachlässigkeit löscht man so Dutzende, vielleicht sogar Hunderte von potenziell nützlichen Bakterienarten aus dem Mikrobiom.

Die Situation verschlimmert sich, wenn das Mikrobiom Faktoren ausgesetzt wird, die die Bakterienpopulationen weiter dezimieren und zur Vernichtung nützlicher Arten beiträgt. Vor allem Glyphosat, die aktive Zutat im Herbizid *Roundup*, ist ein mutmaßlicher Täter: Es hat sich gezeigt, dass dieses Pflanzenschutzmittel probiotische Milchsäurebakterien tötet, während es gegen Krankheitserreger wie *Escherichia coli*, Shigellen und die anderen Mitverschwörer der SIBO-Gemeinschaft nichts ausrichtet, deren Populationen wachsen und eine ungesunde bakterielle Fehlbesiedlung im intestinalen Mikrobiom herbeiführen.[45]

Verloren gegangene Mikrobenarten kehren nicht spontan zurück. So wie Ratten nicht aus dem Nichts entstehen können, regenerieren sich Bakterienarten nicht, die aus dem Mikrobiom verschwunden oder beseitigt worden sind, sofern wir keine Anstrengungen unternehmen, sie wieder anzusiedeln.

Viele Menschen haben unwissentlich Bakterienarten aus ihrem Mikrobiom beseitigt. Wenn man eine strikte Low-Carb-Diät befolgt – ob man sie nun Keto-, Paläo-, Fleischfresser-, Atkins-Diät usw. nennt – und damit auf eine Vielzahl präbiotischer Ballaststoffe, auf Polyphenole und andere Nährstoffe verzichtet, die Mikroben benötigen und nur über pflanzliche, nicht tierische Quellen bezogen werden können, schadet man seinem Mikrobiom, weil die Spezies, die man hat verhungern lassen, nicht einfach so aus dem Nichts entstehen können. Wenn man eine Ernährungsweise pflegt, der es an mikrobiellen Nährstoffen mangelt, verringert sich die Vielfalt der Bakterienarten, also die verschiedenen Mikrobenarten, die im Darm leben – wobei eine größere Vielfalt in der Regel als Zeichen für Gesundheit gilt. Manche Arten gehen unter und andere Bakterienarten wie *Akkermansia muciniphila*, die sich von der schützenden Mukusschicht des GI-Trakts ernähren, vermehren sich. (Ich werde später auf die Implikationen einer Überproliferation durch *Akkermansia* aufgrund von Ernährungsfehlern noch eingehen.) So wird der Schutz des Darmmukus beeinträchtigt, und dies kann im Lauf der Zeit zu einer Entzündung der Darmwand, Colitis und anderen Krankheiten führen.[46]

Es besteht kein Zweifel: Einschränkung von Kohlenhydraten ist besser als Einschränkung von Fett oder Kalorien, wenn man abnehmen und seine Gesundheit verbessern will. Aber machen Sie nicht den potenziell fatalen Fehler, sich nicht die Nährstoffe zuzuführen, die Ihre Darmflora benötigt, weil Ihre Liste mit den Geistern vergangener Mikroben nur länger wird.

Da wir soeben auf die Mikroben eingegangen sind, die beim modernen Menschen verloren gegangen sind, sollten wir nun besprechen, wie die Veränderungen der mikrobiellen Populationen zur Fäkalisierung der menschlichen Spezies geführt haben. Ja, es ist so schlimm, wie es klingt. Unerwünschte Fäkalbakterien führen Krieg in Ihrem GI-Trakt – und gewinnen ihn auch oft.

4 DIE FÄKALISIERUNG AMERIKAS

Es ist kein Geheimnis mehr: Der moderne Mensch hat die Komposition des menschlichen Mikrobioms stark verändert. Dies zeigt sich daran, dass sich die Zähne verändert haben, die Haut, der Verdauungsapparat, die Darmgewohnheiten und der allgemeine Gesundheitszustand. In diesem Kapitel werde ich erläutern, wie Fäkalbakterien mittlerweile bei vielen Menschen das Heft in die Hand genommen haben.

Ich diskutierte das Mikrobiom neulich mit zwei befreundeten Radiologen, die mir sagten, dass ihre Analyse von CT-Scans einen dramatischen Anstieg eines Phänomens namens Fäkalisierung offenbart hat. Sie wird auch als »Fäzes-Zeichen des Dünndarms« bezeichnet und ist dadurch charakterisiert, dass Fäkalbakterien, die normalerweise nur im Kolon leben, im Dünndarm erscheinen; und so dringt Stuhl, der normalerweise im Kolon bleibt, ins Ileum vor. Für einen CT-Scan nehmen Patienten ein orales Kontrastmittel ein, das die innere Struktur des GI-Trakts hervorhebt. Stuhl im Kolon hat in einem CT-Scan ein charakteristisches Erscheinungsbild und sollte auch nur dort, also im Kolon, zu sehen sein. Aber meine Radiologenfreunde sehen mittlerweile eine wachsende Anzahl von Menschen mit Fäkalisierung, Stuhl im Dünndarm, der dort nicht sein sollte. Es gibt nicht viele Gründe für eine Dünndarm-Fäkalisierung – Darmverschluss kann eine Ursache sein, ein extrem schmerzhafter und lebensbedrohlicher Notfall, bei dem normale Darmbewegungen blockiert oder verhindert werden. Aber die Mehrheit der Menschen mit Fäkalisierung ist jung (zwischen 20 und Ende 40) und leidet an keiner akuten Krankheit, sondern hat chronische Bauchbeschwerden wie akuten Stuhldrang, Durchfall und einen Blähbauch. (Wenn Sie aus dem einen oder anderen Grund einen CT-Scan Ihres Bauchraums machen mussten, sollten Sie eine Kopie des Befunds anfordern: Sie wären erstaunt, wie oft der zuständige Radiologe eine Fäkalisierung erwähnt, die aber im Patientengespräch vom Hausarzt geflissentlich ignoriert wird.)

Vor nur 50 Jahren wäre es noch undenkbar gewesen, dass eine seltene Krankheit namens Typ-2-Diabetes so stark um sich greifen würde wie es heute der Fall ist, dass die schlimmste Übergewichts- und Adipositas-Epidemie über uns hereinbrechen würde, die es jemals auf diesem Planeten gegeben hat, und dass sich entzündliche Darmerkrankungen wie Colitis ulcerosa und Morbus Crohn bei Amerikanern und auch bei Menschen in Europa so explosionsartig verbreiten würden. Gleichzeitig haben zahlreiche Faktoren des modernen Alltags Fäkalbakterien geradezu eingeladen, sich an den Tisch zu setzen, den wir Gesundheit nennen, und diesen unerwünschten Gästen im oberen GI-Trakt sind gute Manieren fremd, das heißt, sie unterstützen nicht ihren Wirt (also Sie); vielmehr sind sie darauf aus, erheblichen Schaden anzurichten.

Vor einigen Jahren dachten wir noch, die Mikroben im menschlichen GI-Trakt seien nicht viel mehr als eine lästige Plage, wie der Blinddarm beim Menschen oder Löwenzahn auf unserem Rasen. Wenn Mikroben eine Infektion verursachen, wirft man ein Antibiotikum für einen Atemwegs- oder Harnwegsinfekt ein, nimmt den Durchfall stoisch hin, verwendet eine Zeitlang mehr Toilettenpapier als sonst und hat die Sache dann im wahrsten Sinne des Wortes ausgesessen. Oder wenn man ein Kind hat, das eine Mittelohrentzündung hat, lässt man sich vom Kinderarzt oder -ärztin ein Rezept – oder auch fünf – für Antibiotika ausstellen, und dann ist alles wieder in Ordnung, richtig?

Nein, nicht einmal annähernd. Antibiotika sind wie eine Bombe, die im GI-Trakt hochgeht und einen Pfad der Verwüstung hinterlässt. Es dauert Jahre, bis das Mikrobiom wiederhergestellt ist, und oft erholt es sich nicht mehr vollständig. Antibiotika sind besonders gut geeignet, gesunde Bakterienarten zu vernichten, die schädliche Arten der *Enterobacteriaceae*-Familie und Pilze unter Kontrolle halten. Viele *Enterobacteriaceae*-Arten sind antibiotikaresistent. Wenn Antibiotika nützliche Bakterienarten vernichten, haben schädliche Mikroben weniger Nahrungskonkurrenz, und das führt wiederum zu einer regen Vermehrung unerwünschter Mikroorganismen.[47] So wie in einem Teich, der mit Düngemittel aus der Landwirtschaft kontaminiert ist, Algenblüte entsteht, gedeihen schädliche Bakterien und Pilze nach einer Antibiotikatherapie.

Wie gesagt: Antibiotika werden erstaunlich oft verschrieben. Allein 2016 wurden in den USA zum Beispiel 260 Millionen Rezepte für Antibiotika in Arztpraxen und anderen medizinischen Einrichtungen ausgestellt. Antibiotika werden Neugeborenen und Säuglingen beinahe doppelt so oft verschrieben wie Erwachsenen.[48] Mit anderen Worten: Wenn Sie Sauerstoff atmen oder Salamipizza mögen, haben Sie sehr wahrscheinlich schon einmal, möglicherweise ein Dutzend Male in Ihrem Leben, Antibiotika genommen. Dabei lassen wir außer Acht, dass 70 Prozent aller Antibiotika nicht Menschen, sondern Nutztieren verabreicht werden, damit sie schneller wachsen, und Sie als Verbraucher konsumieren diese Antibiotika, wenn Sie einen Fastfood-Hamburger oder Lachs aus Aquakultur essen.[49]

C. *diff* und die Macht des Normalen

Manchmal führt die Verabreichung eines Antibiotikums, das die Population gesunder Mikroben dezimiert, zur Proliferation der Bakterienart *Clostridium difficile* (kurz *C. diff*), die Durchfall und Kolitis (Darmentzündung) verursacht. Obwohl es sich bei *C. diff* um einen Krankheitserreger handelt, ist er bei vielen Menschen in geringer Zahl vorhanden, die jedoch von nützlichen Mikroben in Schach gehalten werden.

Die Anzahl der *C.-diff*-Infektionen hat sich seit 2009 verdoppelt. Sie ist jetzt der Spitzenreiter der gängigsten Krankenhausinfektionen, und es ist schwer geworden, diese Mikrobe auszumerzen. Besonders beunruhigend ist die Tatsache, dass Infektionen mit *C. diff* mittlerweile auch »spontan« außerhalb von Krankenhäusern auftreten und bei Personen, die zuvor kein Antibiotikum eingenommen haben.[50]

Die gestiegene Inzidenz von *C.-diff*-Infektionen kann einerseits auf die weitverbreitete Einnahme von Magensäureblockern und nichtsteroidalen Antirheumatika wie Ibuprofen und Naproxen zurückgeführt werden, und andererseits auf eine Störung der Darmflora, die bei Patienten nach einer Gewichts-OP wie einer Magenverkleinerung auftreten.[51] Aber eine spontan auftretende *C.-diff-Infektion* tritt auch bei ansonsten gesund wirkenden Menschen auf, die nicht zu diesen Krankheiten neigen.

Diese Situation öffnete die Tür für die ursprünglich provokante Vorstellung der »Stuhltransplantation«, die sich seither zu einer bewährten Therapiemaßnahme entwickelt hat. Bei einer Stuhltransplantation wird eine gewisse Stuhlmenge von einem mutmaßlich gesunden »Spender« in den Darmtrakt einer Person mit einer *C.-diff*-Infektion übertragen.

Ärzte wenden Stuhltransplantation bei den 15–20 Prozent der Menschen mit einer *C.-diff*-Infektion an, die nicht auf Antibiotika ansprechen, und bei den 30 Prozent der Betroffenen mit einem oder mehreren Rückfällen. Diese Maßnahme hat eine Erfolgsrate von 92 Prozent.[52]

Treten wir einen Schritt zurück und denken wir nach: Die Wiederherstellung eines mutmaßlich gesunden Mikrobioms beseitigt diese gefürchtete bakterielle Infektion in der Mehrzahl der Fälle, und zwar auch dann, *wenn starke Antibiotika versagt haben.* Das zeigt auf beeindruckende Weise, wozu eine gesunde Darmflora in der Lage ist, der das gelingt, was Antibiotika nicht zu leisten vermögen. Was sagt das über die Darmflora von Menschen aus, die »spontanes« *C. diff* entwickeln?

Ein Vorfall in einem Krankenhaus in Québec, Kanada, veranschaulicht die Macht des Mikrobioms im Kampf gegen *C. diff.* 2003 trat dort eine unerwartet hohe Anzahl von Infektionen mit einem virulenten *C.-diff*-Stamm auf, der schlecht auf Isolation, Hygienemaßnahmen und Antibiotika ansprach. Die Ärzte ergänzten daher alle im Krankenhaus verabreichten Antibiotika mit einem Probiotikum (einer Marke namens BioK+). Diese Maßnahme führte dazu, dass bei den beinahe 45.000 Hospitalisierungen, die in den nächsten zehn Jahren folgten, 87 Prozent weniger Neufälle von *C. diff* auftraten.[53]

Es wird auch zunehmend klar, dass Menschen, die anfällig für *C. diff* sind, mehr Darmmikroben haben, die der Familie der Enterobacteriaceae angehören, die Spezies, die maßgeblich für SIBO verantwortlich sind und die ich in Kapitel 6 ausführlich besprechen werde.[54] Diese Frage muss noch näher untersucht werden, aber es sieht immer mehr danach aus, dass Menschen, die nicht wissen, dass sie an SIBO leiden, eine unkontrollierte spontane Proliferation dieses gefürchteten Mikroorganismus entwickeln.

Wenn man den Stuhl einer Person untersucht, die gerade eine Antibiotikatherapie beendet hat, wird man eine Zunahme der Enterobacteriaceae-Arten feststellen. Wenn man den Inhalt des oberen GI-Trakts untersucht, wie den Magen und den Zwölffingerdarm, kann man auch dort oft mehr von den gesundheitsschädlichen, ursprünglich im Stuhl vorkommenden Bakterien identifizieren. Wenn man den Gallengang untersucht, der zu Bauchspeicheldrüse, Gallenblase, Leber und anderen Organen führt, wird man dieselben Arten von marodierenden Stuhlbakterien entdecken.

Fäkalisierung, die Proliferation von Enterobacteriaceae, *C. diff* – was könnte abgesehen von der mikrobiellen Verwüstung, die Antibiotika anrichten, zu dermaßen drastischen Veränderungen der Darmbakterienpopulationen führen?

Wir schwimmen in einem Ozean von Faktoren, die die Darmflora stören. Manche Veränderungen haben wir selbst verursacht. Rauchen oder zu viel Alkohol wirken sich negativ auf die mikrobielle Besiedelung aus.[55] Der Konsum von verarbeitetem Zucker verursacht im Darm rapide Veränderungen der vorhandenen Bakterienarten und führt dazu, dass nur *Tage* nach der erhöhten Zuckeraufnahme gesunde Arten verschwinden und Symptome des Reizdarmsyndroms auftreten.[56] Künstliche nicht kalorische Süßungsmittel wie Aspartam, Saccharin und Sucralose sind auch keine gesündere Alternative, weil sie Veränderungen der Bakterienarten auslösen, die die Insulinresistenz verschlechtern und zu Typ-2-Diabetes und Adipositas führen.[57] Es liegen erste Beweise vor, dass sich ungesunde Veränderungen der Darmflora-Komposition nicht nur durch Magensäureblocker und Entzündungshemmer entwickeln, sondern auch durch Statine, die häufig bei einem hohen Cholesterinspiegel verschrieben werden, wodurch sich die Zusammensetzung der

Darmflora-Spezies auf eine Weise verändert, die dem Muster ähnelt, das sich bei Adipositas und Diabetes feststellen lässt.[58]

Nahrungsfett: Freund oder Feind?

Butter oder fettarme vegane Margarine? Eier oder Frühstücksflocken? Wurst oder Müsli?

Während die Befürwortung einer fettarmen Ernährung vonseiten der »offiziellen« Richtlinien schon vor Jahrzehnten zusammen mit Hosenröcken und Schlaghosen hätte aussterben sollen, haben Untersuchungen des Mikrobioms leider zu einem teilweisen Wiederaufleben der Empfehlung geführt, den Konsum von Nahrungsfetten einzuschränken – ein Ratschlag, der für die Gesundheit kontraproduktiv ist. Das Experiment, das vor 50 Jahren mit der Einführung der US-amerikanischen Ernährungsrichtlinien ihren Anfang nahm, die auf falsch interpretierten und qualitativ fragwürdigen klinischen Studien über die Verringerung des Fettkonsums beruhten, zeigt, wie desaströs dieser Ratschlag sein kann. Er führt zu Gewichtszunahme, Adipositas und Typ-2-Diabetes in nie dagewesenem Ausmaß; jede dieser Krankheiten ist eine Reaktion des Körpers – und des Mikrobioms – auf eine erhöhte Kohlenhydratzufuhr, um die verlorenen Fettkalorien auszugleichen.

Ein Großteil der Empfehlung, sich fettarm zu ernähren, wurde um das fragile Konstrukt der Cholesterinmessung errichtet, eine primitive und völlig veraltete Methode zur Beurteilung des kardiovaskulären Risikos, die immer noch die herrschende Norm ist, obwohl es mittlerweile bessere Methoden zur Messung des kardiovaskulären Risikos gibt, die nichts mit Cholesterin zu tun haben. (Dieses Thema sprengt den Rahmen unserer Diskussion, in der das Mikrobiom im Mittelpunkt steht, aber ich gehe in meinen anderen Büchern wie *Weizenwampe* und *Undoctored* ausführlicher darauf ein.) So veraltet und wirkungslos die Empfehlung einer fettarmen Ernährung auch sein mag, es wird in Fachkreisen leider immer noch allzu oft die Meinung vertreten, Nahrungsfette seien schlecht für die Darmgesundheit.

Bevor wir uns der logischen Begründung zuwenden, möchte ich das Grundprinzip veranschaulichen. Nur weil zwei Faktoren miteinander assoziiert sind, heißt das noch lange nicht, dass sie durch ein Ursache-Wirkungs-Prinzip miteinander verbunden sind. Stellen Sie sich vor, Sie sind Raucher. Jedes Mal, wenn Sie zum Kiosk gehen, um sich eine Schachtel Zigaretten zu kaufen, kaufen Sie auch ein Lotterielos – weil gut sichtbar neben der Kasse ein Plakat mit dem aktuellen Jackpot angebracht ist. Andere Raucher, die ebenfalls den Kiosk aufsuchen, sehen die Werbung auch und kaufen Lotterielose. In einer Woche gewinnt einer dieser Raucher die Lotterie und veranlasst eine Umfrage, mit der er mehr über Lotterielos-Käufer in Erfahrung bringen will. Und siehe da, jemand macht die Beobachtung, dass Raucher mit größerer Wahrscheinlichkeit die Lotterie gewinnen. Die Schlussfolgerung: Rauchen erhöht die Wahrscheinlichkeit eines Lotteriegewinns. Klingt das lächerlich? Ja, aber Sie wären überrascht, wenn Sie wüssten, wie viele Ernährungs- und Gesundheitsratschläge auf solchen falschen Annahmen beruhen.

Die Fettdebatte wurde durch Experimente neu entfacht, in denen man herausfand, dass Versuchstiere, die eine fettreichere Nahrung erhielten, Dysbiose, Fettleber, Adipositas und Typ-2-Diabetes entwickelten. Viele Forscher, die mit Versuchstieren arbeiten, haben daher verkündet, dass der Konsum von Fett das Mikrobiom schädigt und für diese gängigen Krankheiten verantwortlich gemacht werden kann. Auf der Grundlage ihrer Ergebnisse raten sie dazu, fettarme Produkte einem Ribeye-Steak oder Butter vorzuziehen.

Aber Moment mal: Was genau ist in dieser »fettreichen Kost« enthalten?

Eine fettreiche Kost besteht in einem solchen Versuchsumfeld in der Regel aus einer Ernährung, die viel Maiskeimöl enthält, weil gemeinhin (und irrigerweise) angenommen wird, dass pflanzliche Öle wie Maiskeimöl aufgrund ihres hohen Gehalts an Omega-6-Fettsäuren gesund seien. Verschiedene Fette haben verschiedene Auswirkungen auf Faktoren wie die Bakterienarten im GI-Trakt und die Menge an Darmenzymen (zum Beispiel alkalische Phosphatase), die Bakterientoxine unschädlich machen. Wenn man einem Tier Omega-6-reiche Öle gibt, wird sich die Zusammensetzung seines Mikrobioms auf seltsame Weise verändern – und das passiert nicht, wenn das Tier Öle konsumiert, die es im Rahmen einer natürlichen, artgerechten Ernährung in der freien Wildbahn fressen würde, wie gesättigtes Fett, Ölsäure oder Omega-3-Fettsäuren.[59]

Eine fettreiche Kost ist auch arm an präbiotischen Ballaststoffen. Neuere Studien weisen darauf hin, dass der Mangel an präbiotischen Ballaststoffen und die daraus folgende Dysbiose mit der Reduktion bzw. dem Verlust von Spezies wie *Bifidobacterium longum* und *Akkermansia muciniphila* – nicht der Fettkonsum per se – die Ursache für chronische Erkrankungen wie Typ-2-Diabetes ist.[60] Wenn man ungesunde Fette (mit zu vielen Omega-6-Fettsäuren) durch gesunde Fette ersetzt (Omega-3, Omega-9 oder einfach ungesättigte Ölsäure und gesättigte Fette, also Fett aus Fleisch, Organen, Fisch, Olivenöl und anderen Quellen) und den hohen Fettkonsum durch präbiotische Ballaststoffe ergänzt, die zu einer natürlichen Ernährung gehören, verschwinden die vermeintlich schädlichen Wirkungen einer fettreichen Ernährung auf das Mikrobiom auf wundersame Weise.[61]

Wie bei Rauchern, die im Lotto gewinnen, ist ein erhöhter Fettkonsum lediglich ein Marker für andere Veränderungen der Ernährung und des Mikrobioms. Der Konsum der richtigen Fette kann die schützende Mukusbarriere sogar stärken (mehr dazu später) und ihre Durchlässigkeit von toxischen Darminhalten verringern.[62] Diese Vorstellung deckt sich mit der Erkenntnis, dass eine höhere Zufuhr der richtigen Fette zu einer Gewichtsabnahme und Reduktion des Bauchfetts, einer Verringerung der Insulinresistenz und des Hämoglobins

A1c (das Auskunft über die Blutzuckerschwankungen der letzten 90 Tage gibt), weniger Entzündungen und anderen gesundheitlichen Vorteilen führt.

TMAO UND ANDERE SCHILLERNDE OBJEKTE

Für weitere Verwirrung in der Welt des Mikrobioms sorgt ein bakterieller Metabolit namens Trimethylaminoxid, kurz TMAO. In den Schlagzeilen steht oft, dass Lebensmittel, die den Gehalt von TMAO im Blut erhöhen, beispielsweise Fisch, Huhn, Schwein und Rind, mit einem höheren Risiko für koronare Herzkrankheit und Herzinfarkte assoziiert sein können.

TMAO ist das Produkt von Firmicutes (einer großen Bakterien-Kategorie) und Enterobacteriaceae, der Familie von Spezies, die bei Dysbiose und SIBO dominieren. Ein erhöhter TMAO-Spiegel hat zur vereinfachten Schlussfolgerung geführt, dass der Konsum von tierischem Protein Herzerkrankungen verursacht. Der Denkfehler, der hier gemacht wird, ist offensichtlich: Es sind nicht Fisch, Huhn, Schwein oder Rind, die Herzerkrankungen durch mehr TMAO verursachen; viel wahrscheinlicher ist, dass die gestörte Zusammensetzung der Darmflora dafür verantwortlich gemacht werden kann, die größere Populationen von Firmicutes und Enterobacteriaceae beinhaltet, die das TMAO produzieren. Mikrobielle Störungen gehen mit einer erhöhten bakteriellen Endotoxämie einher, die auch dafür bekannt ist, zur Herzkrankheit beizutragen.[63] Wir werden auch besprechen, wie eine Ernährung, die reich an präbiotischen Ballaststoffen, Polyphenolen und gesundem Fett bzw. Ölsäure ist (wie in nativem Olivenöl extra), das schädliche Potenzial von zu viel TMAO ausschaltet und gleichzeitig Endotoxämie verringert.[64]

Nur zu: Genießen Sie das Fett, ignorieren Sie den Cholesteringehalt, essen Sie eine Portion Rind, Schwein oder Fisch – so wie es die Menschen in den letzten Jahrmillionen getan haben, bevor Ernährungsrichtlinien aufgestellt wurden und reißerische Schlagzeilen die Stimmung trübten.

Der explosionsartige Einsatz von Herbiziden und Pestiziden in der konventionellen Landwirtschaft hatte ebenfalls eine große Auswirkung auf das moderne Mikrobiom. Hunderte Millionen Tonnen des Herbizids Glyphosat zum Beispiel kontaminieren jetzt die Umwelt und lassen sich im Wasser, in Nutztieren und anderen Nahrungsmitteln wie auch im menschlichen Körper nachweisen, was angesichts seiner großzügigen Anwendung beim Anbau von Mais, Soja, Weizen und der regen Rasenpflege in der Nachbarschaft nicht verwunderlich ist. Obwohl Glyphosat als Pflanzenschutzmittel eingestuft wird, ist es auch ein starkes Antibiotikum, das nützliche Milchsäure- und Bifidobakterien in der Darmflora tötet, während es keine Auswirkung auf ungesunde Spezies hat – es begünstigt also die *Selektion* schädlicher Bakterienarten.[65] Die Ausbreitung zahlreicher gesundheitsschädlicher Clostridien-Arten in Verbindung mit dem Verlust mehrerer nützlicher Clostridien-Arten (Sie merken vermutlich, wie schwierig es ist, die Guten von den Bösen zu unterscheiden) gilt jetzt als Auslöser für Autismus bei Kindern, eines Phänomens, das mit der Exposition mit diesem Herbizid assoziiert worden ist.[66] Glyphosat steht daher ganz oben auf der Liste landwirtschaftlicher Herbizide, die zu vielen Formen der bakteriellen Fehlbesiedlung beitragen.

Das Pestizid Chlorpyrifos, dass auch weitläufig verwendet wird und in manchen Lebensmitteln in hoher Dosis vorliegt, baut die Mukusbarriere des Darms ab und lässt mehr toxische LPS ins Blut dringen, die das Potenzial für Insulinresistenz, Typ-2-Diabetes und Adipositas erhöhen.[67] Zahlreiche andere Assoziationen zwischen Herbiziden und Pestiziden und Störungen des Mikrobioms und der schützenden Darmbarriere wurden bereits dokumentiert. Kurzum: Wenn man ein modernes Leben führt und industriell hergestellte Lebensmittel konsumiert, die größtenteils anonym als Tiefkühlware oder am Drive-in-Schalter angeboten werden, ist es schwierig, vielleicht sogar unmöglich, sich allen Störfaktoren zu entziehen, die auf uns und unser Mikrobiom einwirken.

Zu alldem muss man noch allgegenwärtige Industriechemikalien wie Bisphenol-A (BPA) und polychlorinierte Biphenyle (PCBs) in Wasser, Boden, Luft und Essen hinzurechnen sowie Schwermetalle wie Quecksilber und Cadmium, und man hat noch mehr Faktoren, die sich negativ auf die Darmflora auswirken. Es hat sich herausgestellt, dass selbst in Muttermilch und Baby-Milchpulver zahlreiche toxische Verbindungen wie Dioxin, PCB, BPA, Thiocyanat und Arsen enthalten sind.[68]

Angesichts der Antibiotika und anderer Pharmazeutika, künstlicher Süßungsmittel, Herbizide, Pestizide und Industriechemikalien hat unser Mikrobiom das Nachsehen, es ist der schwer gezeichnete Überlebende eines massiven Angriffs aggressiver Chemikalien. Viele von uns starten ohne die Vorteile eines gesunden Mikrobioms ins Leben, essen ungesunde Dinge, die die Situation verschlimmern, und werden zahlreichen Faktoren des modernen Lebens ausgesetzt, die eine Fehlbesiedlung mit schädlichen Bakterienarten begünstigen, die auf Kosten nützlicher Spezies geht. Angesichts dieser umfassenden Störungen muss man die Tatsache anerkennen, dass das arme, arglose Mikrobiom völlig chancenlos ist und man, wie Millionen anderer Menschen, fäkalisiert worden ist.

Daran kann man sich die Zähne ausbeißen

Vielleicht haben Sie den Eindruck gewonnen, dass die Störung des menschlichen Mikrobioms ein modernes Phänomen ist, das sich im letzten halben Jahrhundert vollzogen hat. Keine Frage: In den letzten 50 Jahren hat sich eine nie dagewesene Beschleunigung des mikrobiellen Ungleichgewichts im menschlichen Körper vollzogen. Aber solche Veränderungen nahmen vor vielen Tausend Jahren ihren Anfang. Wir wissen das durch die Untersuchung einer Reihe unerwarteter Quellen: menschliche Zähne und versteinerte Exkremente (»Koprolithen«), ebenso Einblicke, die wir durch die Untersuchung von Mumien oder Permafrostleichen antiker Kulturen gewonnen haben.

Gemeinsame Studien von Anthropologen und Mikrobiologen haben uns gezeigt, dass das Aufkommen des Ackerbaus, hauptsächlich der Anbau von Weizen und Gerste im Nahen Osten vor etwa 12.000 Jahren, zu einem dramatischen Wandel der Mundflora führte, der Bakterienarten begünstigte, die mit Karies und Parodontose assoziiert werden.[69] Diese Bakterienarten fermentieren den im verzehrten Getreide enthaltenen Zucker, wodurch der Säuregehalt im Mundraum steigt, der wiederum Karies begünstigt. Viele Menschen sind heute überrascht, wenn sie hören, dass bei Jägern und Sammlern, also in der Zeit vor dem Ackerbau, Zahnverfall unüblich war, und nur 1–3 Prozent aller archäologisch entdeckten Zähne weisen Spuren von Karies auf.[70] Stellen Sie sich das vor: Kulturen ohne Zahnbürsten, Fluorid-Zahnpasta, Zahnseide, Zahnärzte oder Wurzelbehandlungen, deren Vorstellung von Zahnhygiene aus einem Zweig oder einem Grashalm bestand, um ein Stück Fleisch zwischen den Zähnen zu lösen, lebten ihr Leben, oft bis ins hohe Alter, sofern sie die frühe Kindheit überlebten, mit vollständig intakten und geraden Zähnen, frei von Karies, Zahnfleischentzündungen oder Abszessen. Wir haben viele Beispiele für antike Völker, in denen die Menschen 50, 60 oder 70 Jahre alt wurden und bis an ihr Lebensende gesunde, gerade Zähne behielten.

Dann kam der Ackerbau und mit ihm der Konsum von wildem, später gezüchtetem Weizen, Gerste, Hirse und Mais. In jeder Region, in der Getreide konsumiert wurde – Weizen und Gerste im Nahen Osten, Hirse im subsaharischen Afrika, Mais in Zentralamerika – schossen Karies, Zahnfleischentzündungen, Parodontose, Abszesse und Zahnausfall in die Höhe, sie betreffen 16–49 Prozent aller ausgegrabener Zähne.

Dieses Muster setzt sich bis heute fort: 60–90 Prozent aller Schulkinder haben Karies, 20 Prozent der Erwachsenen haben Parodontose, und 100 Prozent der Erwachsenen weisen eine Form von Zahnverfall auf. Die Weltgesundheitsorganisation hat berichtet, dass ein erschreckend großer Anteil der Menschen über 65 Jahre keine Zähne mehr hat, in Kanada sind es 58 Prozent, in Finnland 41 Prozent und in den USA 26 Prozent.[71]

Das menschliche orale Mikrobiom hat sich eindeutig verändert. Weil es eine Determinante des Darmmikrobioms ist, können wir nur spekulieren, welche Veränderungen es in den 10 Metern des GI-Trakts ausgelöst hat, die die geschluckten oralen Mikroben empfangen.

Der moderne menschliche GI-Trakt ist daher der Schauplatz eines gewaltsamen Umsturzes, bei dem Krankheitserreger wie *Escherichia coli* und *Klebsiella* die Macht an sich gerissen und gesunde probiotische Spezies verdrängt haben. Diese Enterobacteriaceae sind die Wladimir Putins des Verdauungstraktes; sie gieren nach mehr Land und Ressourcen. Aber es geht hier weder um die Krim noch um die Ukraine, sondern um den menschlichen GI-Trakt. Diese Lebewesen geben sich nicht mehr mit dem Kolon zufrieden, sondern haben sich im Dünndarm ausgebreitet und dort eine Fäkalisierung ausgelöst.

Es ist dieser Prozess der Überproliferation von Enterobacteriaceae-Arten, der beim modernen Menschen äußerst problematische gesundheitliche Probleme auslöst – eine bakterielle Proliferation im Dünndarm, SIBO, auf die wir in Kapitel 6 ausführlich eingehen werden.

Widmen wir uns nun einem wunderbaren natürlichen Schutzmechanismus, den wir mit Schnecken und Fröschen teilen und den wir und unser Darm zur Verbesserung unserer Gesundheit nutzen können: dem Darmmukus.

5

DIE MACHT DES MUKUS

Ein weiterer Schutzfaktor, den das moderne Leben aus den Fugen gebracht hat, ist die Darmschleimhaut, eine der ersten Verteidigungslinien gegen das mikrobielle Chaos. Bevor Sie »igitt« sagen, wenn sie das Wort Schleim bzw. Mukus hören, möchte ich Sie davon überzeugen, dass die Darmschleimhaut Ihr guter Freund ist, der Sie davor bewahrt, sich mit einigen fiesen Mikroben herumschlagen zu müssen.

Mukus ist etwas, woran Sie vermutlich erst denken, wenn er zu einem Problem geworden ist. Er zeigt sich als zäher, klebriger Auswurf, den Sie beispielsweise bei einer Grippe aushusten oder den Sie in Ihr Taschentuch befördern, wenn Sie sich bei einer Allergie die Nase putzen. Aber Mukus spielt für die Gesundheit eine entscheidende Rolle, weil er eine physische Barriere darstellt, ein Medium, das das körpereigene Immunsystem braucht, um wirken zu können, und ein Gleitmittel. Stellen Sie sich vor, Sie leben in einem Haus ohne Steine, Zement oder Aluminiumträger, die das Innere schützen. Wenn Sie Ihr Leben im Freien verbrächten, in direktem Kontakt mit Regen, Wind und Schnee, ginge es Ihnen schlecht. Wir müssen vor den Elementen geschützt werden. Genauso wäre ein Leben ohne die schützende Schleimschicht sehr unwirtlich, vielleicht sogar unmöglich. Mukus ermöglicht beispielsweise dem Magen den Umgang mit Salzsäure – die den Verdauungsprozess einleitet und so aggressiv ist, dass sie als Farblöser verwendet werden kann –, ohne sich selbst zu verdauen. Mukus erlaubt es dem Darmtrakt, regelmäßige Schübe von ätzender Galle und Pankreasenzymen zu ertragen, die Proteine, Fette und Kohlenhydrate aufspalten, die wir uns über die Ernährung zuführen. Jeder Bereich des GI-Trakts produziert seinen eigenen, einzigartigen Mukus, ein faszinierendes Zusammenspiel von Schutz und Verdauungsfunktion.

Mukus stellt nicht nur einen Verteidigungswall gegen Angriffe im Verdauungskrieg dar, er bewahrt die Zellen der Magen- und Darmschleimhaut auch vor einer Infiltration durch unverdaute Nahrungsbestandteile und bildet eine Barriere gegen die Billionen von Mikroben, die im GI-Trakt leben. Manche Faktoren stärken die Mukusschicht, andere zersetzen sie, und sie können den Ausschlag geben zwischen einer hervorragenden Darmgesundheit oder einer Krankheit wie Colitis ulcerosa. Wir alle sind weniger als einen Millimeter Schleim von der Zerstörung und Erkrankung des Darms entfernt. Einige Forscher haben die Vermutung geäußert, dass der Auslöser zum Beispiel für eine Colitis ulcerosa eine beschädigte Kolonschleimhaut ist, die es Bakterien erlaubt, die Darmwand zu durchdringen. Der Erhalt dieser entscheidenden Barriere ist daher eine Grundvoraussetzung für Gesundheit.

Mukus ist primitiv und hat seinen Ursprung bei den ersten Vielzellern. Seine Beharrlichkeit, mit der er bis zum modernen *Homo sapiens* überlebt hat, veranschaulicht, dass er für uns genauso lebenswichtig ist wie Wasser und Sauerstoff. Lebewesen wie Schnecken und Frösche sind die unangefochtenen Meister der Mukusproduktion, aber auch wir Menschen sind ziemlich gut darin und bilden Proteine, aus denen der Mukus besteht, der jeden Zentimeter des gesamten GI-Trakts auskleidet. Stellen Sie sich vor, Sie schlucken zerkleinerte Nahrung, die vorher nicht eingespeichelt wurde – das Apfel- oder Hamburgerstück könnte tagelang in der Speiseröhre liegen bleiben.

Die dichte Ansammlung von Mikroben im menschlichen GI-Trakt ist nicht darauf ausgelegt, in direkten Kontakt mit dem Darmepithel zu kommen, das den Darm von innen auskleidet. Der Mukus hält sie auf Abstand. Nur wenn die Mukusschicht zerstört wird oder aggressive invasive Mikroben auf der Bildfläche erscheinen, entsteht ein direkter Kontakt. Die Bakterienarten, die den GI-Trakt besiedeln, bestimmen maßgeblich, ob die Mukusschicht gesund und intakt bleibt oder sich zersetzt, wodurch sie durch Mikroben überwunden werden kann, die auf diese Weise die Darmwand erreichen.

Die Hauptnahrungsquelle für die Bakterien im menschlichen GI-Trakt ist eine spezielle Form von Ballaststoffen namens »präbiotische Ballaststoffe«. Menschen mangelt es an Verdauungsenzymen zur Aufspaltung präbiotischer Ballaststoffe, aber Bakterien können sie verstoffwechseln und zu Verbindungen umwandeln, die wiederum die menschlichen Darmzellen mit Nährstoffen versorgen. Bakterielle »Verdauung« ist daher für die menschliche Gesundheit wesentlich. Wenn die Zeiten für Bakterien schwer sind und präbiotische Ballaststoffe kaum oder gar nicht verfügbar sind, verwenden manche Arten den menschlichen Schleim als alternative Nahrungsquelle; sie machen sich darüber her und dünnen auf diese Weise die Mukusschicht aus.[72] Dieser Abbau hat potenziell ernste gesundheitliche Komplikationen für den mukusbildenden Wirt, also Sie. Wir werden dieses kuriose Phänomen ein wenig später besprechen.

Das Kolon hat eine Doppelschicht aus schützendem Mukus, die besseren Schutz vor einer größeren Anzahl von Bakterien und Pilzen bietet, die normalerweise dort konzentriert sind und auch nur dort leben sollten. Der Dünndarm ist anfälliger, weil er nur eine schützende Mukusschicht hat. Was passiert, wenn die Mikroben vom Kolon in den Dünndarm aufsteigen, wie bei SIBO und SIFO, und in höherer Zahl im oberen GI-Trakt vorliegen, der ohne doppelten Mukusschutz auskommen muss? Die größeren Mikrobenpopulationen können die einlagige Mukusschicht des Dünndarms überwinden, wodurch ihre Stoffwechselabbauprodukte ins Blut gelangen. Manchmal schaffen es sogar intakte Mikroben, in die Darmwand zu dringen und über das Blut an andere Orte zu reisen. Dieser Prozess begünstigt eine körperweite Entzündung, die viele Formen annehmen und sich zum Beispiel als Fibromyalgie, Colitis ulcerosa oder Hashimoto-Thyreoiditis äußern kann.

Mukus kann etwas sein, vor dem Sie lieber die Augen verschließen, aber wenn Sie sich bewusst machen, welche Rolle diese zähe Substanz im menschlichen Körper spielt, kann das ein wichtiger Schritt sein, um die Kontrolle über Ihr Mikrobiom und damit über Ihre Gesundheit zu erlangen.

MUKUS GEFÄLLIG?

Wir wissen, dass der moderne Mensch nicht sehr gut darin ist, über seine Ernährung eine ausreichende Menge an Ballaststoffen zu beziehen. Ohne Zweifel: Der Wechsel von einer Ernährung bestehend aus ballaststoffreichen Wildpflanzen, Wurzeln und Knollen, die unsere jagenden und sammelnden Vorfahren konsumierten, zum heutigen Obst und Gemüse, das gezüchtet wurde, um süß zu schmecken und ballaststoffarm zu sein, hat in Kombination mit der Verbreitung verarbeiteter Lebensmittel dazu geführt, dass wir heute nur noch einen Bruchteil der Ballaststoffe konsumieren, die die Menschen früher zu sich nahmen. Das »Rezept« verschiedener Behörden, die

Ernährungsempfehlungen erteilen, konzentriert sich hauptsächlich auf die Aufnahme von wasserunlöslichen Ballaststoffen wie Cellulose, die beispielsweise in kleiehaltigen Frühstücksflocken und Vollkornprodukten enthalten ist. Cellulose ist ein unverdaulicher Ballaststoff, der den GI-Trakt passiv durchläuft, unberührt von der menschlichen und mikrobiellen Verdauung, und er liefert »Masse«, leistet aber sonst wenig, weil er unverändert und intakt über den Stuhl ausgeschieden wird.

Die präbiotische Variante von Ballaststoffen hingegen ist alles andere als passiv. Präbiotische Ballaststoffe sind die Hauptnahrungsquelle für viele Spezies von Darmbakterien, die Metaboliten daraus machen, die für die menschliche Gesundheit von zentraler Bedeutung sind. Es ist eine echte Symbiose: Sie brauchen uns, und wir brauchen sie. Wir werden später darauf eingehen, wie nützlich eine reichliche Zufuhr an präbiotischen Ballaststoffen für die menschliche Gesundheit ist und wie sie zu weniger Blutzucker, Insulinresistenz, Triglyceriden, Fettlebererkrankungen und einem niedrigeren Blutdruck führt.

Abgesehen von den Vorteilen für den Stoffwechsel, die der mikrobielle Konsum präbiotischer Ballaststoffe mit sich bringt, führt eine unzureichende Versorgung mit präbiotischen Ballaststoffen zu einem merkwürdigen Phänomen. Wenn es der menschliche Wirt versäumt, eine ausreichende Menge an präbiotischen Ballaststoffen aufzunehmen, proliferieren einige Bakterienarten, weil sie – in Ermangelung präbiotischer Ballaststoffe – auf den menschlichen Mukus als Nahrungsquelle zurückgreifen, ein einzigartiger Vorteil (für sie, nicht für uns), den die meisten Bakterienarten nicht haben. Das Bakterium *Akkermansia muciniphila* (*mucin* + *phila* = »Schleimliebhaber«) zum Beispiel bietet dem Menschen erhebliche gesundheitliche Vorteile, sofern es in moderater Zahl vorhanden ist (3–5 Prozent der gesamten Population an Darmbakterien), und es bildet für den menschlichen Wirt vorteilhafte Metaboliten. Aber eine verringerte Zufuhr an präbiotischen Ballaststoffen, wie sie bei einer typisch amerikanischen Ernährungsweise mit vielen verarbeiteten Lebensmitteln oder bei einer sehr strikten kohlenhydratarmen bzw. ketogenen Diät vorkommt, bringt die dunkle Seite von *Akkermansia* zum Vorschein: seine Fähigkeit, sich von menschlichem Mukus zu ernähren. Während andere Bakterienarten, die präbiotische Ballaststoffe konsumieren, sterben oder schwinden, wenn ihnen die Nahrung entzogen wird, proliferiert *Akkermansia* und expandiert sogar, bis es 10 Prozent, 15 Prozent,

18 Prozent oder mehr aller Bakterienarten im GI-Trakt ausmacht, und dabei macht es sich weidlich über den menschlichen Mukus her. Das Endergebnis ist eine Zerstörung der Darmschleimhaut.[73] Dieser Vorgang führt zu einer Darmentzündung, einer erhöhten Darmdurchlässigkeit und Endotoxämie wie auch zu einem höheren Risiko, an Kolonkrebs zu erkranken.

Diese Situation bedeutet, dass der Durchschnittsamerikaner, der insgesamt zu wenig Ballaststoffe konsumiert und demzufolge auch nicht genügend präbiotische Ballaststoffe aufnimmt, sein Leben am Rand der mikrobiellen Verzweiflung führt, ihm fehlen nützliche mikrobielle Metaboliten, die von den schwindenden Populationen guter Mikroorganismen gebildet werden, und gelegentlich werden manche Mikroben dazu gezwungen, auf den Konsum von Mukus zurückzugreifen. Es bedeutet auch, dass viele Menschen, die sich ketogen oder kohlenhydratarm ernähren, weil sie sich dadurch einen kurzfristigen gesundheitlichen Nutzen erhoffen, ohne sich über die Konsequenzen einer unzureichenden Zufuhr an präbiotischen Ballaststoffen im Klaren zu sein, die Weichen für eine langfristige Schädigung der Gesundheit stellen.

Welche anderen Faktoren tragen abgesehen von der Vernachlässigung präbiotischer Ballaststoffe zu einem Abbau der schützenden Mukusschicht bei?

TÄGLICH EIN WENIG MEHR MUKUS

Darmzellen produzieren ständig Mukus. Wenn Sie frühstücken, bilden Sie Mukus. Wenn Sie am Schreibtisch sitzen und im Internet surfen oder im Garten arbeiten, bilden Sie Mukus. Wenn Sie ins Bett gehen, bilden Sie Mukus. Sie haben jetzt eine andere Mukusschicht als gestern oder sogar noch heute Morgen. Es ist ein System, das viel verzeiht und aufgrund der kontinuierlichen Produktion von Mukusproteinen und anderen Faktoren kurzfristige Störungen innerhalb von Minuten oder maximal einigen Stunden beheben kann. Trotz dieser außergewöhnlichen integrierten Schutzmechanismen hat es der moderne Mensch geschafft, das System nachhaltig zu schädigen.

Selbst wenn die Pflege Ihres Mukus nicht ganz oben auf der Liste Ihrer Prioritäten im Leben steht, kann das Bewusstsein für die alltäglichen Faktoren, die ihn beeinträchtigen, für Ihre Gesundheit und Ihr Wohlbefinden wichtig sein, weil die Auswirkung des Mukus auf Ihre Darmgesundheit und Mikrobiomkomposition gewaltig ist.

Probiotische Bakterien wie *Lactobacillus* und *Bifidobacterium* sind auf Ihrer Seite. Sie regen die Schleimproduktion an, die zu einer dickeren, undurchdringlicheren Schutzschicht führt, und produzieren Metaboliten (wie Butyrat und Propionat) aus präbiotischen Ballaststoffen, die die Darmschleimhaut nähren.[74] Das kann einer der Hauptgründe dafür sein, warum kommerzielle Probiotika trotz ihrer willkürlichen Zusammensetzung aus Mikroorganismen vielleicht dennoch einen gewissen Nutzen haben. Aber Sie können mehr tun, um Ihre intestinale Mukusbarriere zu stärken.

Wir haben erläutert, wie eine ausreichende Menge an *Akkermansia* – nicht zu wenig und nicht zu viel – zu einem gesunden Darmmukus beiträgt, weil diese Bakterienart die Schleimproduktion anregt, obwohl sie ihn konsumieren kann. Wenn man zu wenig *Akkermansia* hat, profitiert man nicht von der regen Mukusproduktion dieser Mikrobe oder ihrem großen Nutzen für den Stoffwechsel, zum Beispiel einem niedrigeren Blutzuckerspiegel und Blutdruck. Wenn man zu viel davon hat – und das passiert, wenn man nicht genügend präbiotische Ballaststoffe konsumiert –, proliferiert *Akkermansia*, gerät außer Kontrolle und konsumiert die Mukusschicht. Wir verhindern diese letzte potenziell gefährliche Situation, indem wir uns einfach viele präbiotische Ballaststoffe zuführen.

Aber wir können einen Schritt weitergehen, um sicherzustellen, dass *Akkermansia*-Arten gut versorgt sind, indem wir viel Olivenöl essen. Während Polyphenole wie Hydroxytyrosol bereits ausführlich untersucht worden sind, lässt sich die gesundheitliche Wirkung von Olivenöl voraussichtlich auf etwas anderes zurückführen: auf den hohen Gehalt der einfach ungesättigten Fettsäure namens Ölsäure; Olivenöl besteht pro Gewichtseinheit zu etwa 70 Prozent aus Ölsäure. Die Ölsäure im Olivenöl regt die *Akkermansia*-Proliferation bestens an.[75] Wenn man es sich zur Gewohnheit macht, jeden Tag ein wenig natives Olivenöl zu essen, indem man es als Bratöl, Dip (siehe das Rezept für Kräuter-Focaccia auf Seite 301) oder Würzmittel für viele Gerichte verwendet, kann man *Akkermansia* anregen und gleichzeitig auf schmackhafte Weise etwas für die Gesundheit seines Darmmukus tun, vorausgesetzt, man führt sich weiterhin präbiotische Ballaststoffe zu.

Akkermansia und die drei Bären

Erinnern Sie sich, wie in dem Märchen von Goldlöckchen und den drei Bären Goldlöckchen das Haus der Bären betritt, ihre Stühle, Schüsseln mit Brei und Betten ausprobiert und jedes Mal das größte und kleinste Bett bzw. den heißesten und kältesten Brei ablehnt und die Mitte für »genau richtig« hält?

Dasselbe gilt für *Akkermansia*: Es sollte weder zu viel noch zu wenig davon vorhanden sein; die Menge sollte genau richtig sein.

Wenn Sie gesunde, präbiotische Ballaststoffe wie Zwiebeln und Knoblauch, polyphenolreiches Obst und Gemüse und ölsäurehaltiges Olivenöl essen, die dazu beitragen, dass *Akkermansia* wächst und gedeiht, macht diese Bakterienart etwa 5 Prozent der gesamten Darmflora aus, frisst munter die Nährstoffe, die Sie ihr geben, und hält sich von Ihrem Mukus fern. In diesem »genau richtigen« Maß pflegt *Akkermansia* den Darmmukus auf wunderbare Weise und bewirkt viele Vorteile – es normalisiert die Insulinausschüttung, senkt den Blutzucker- und Triglyceridspiegel, beugt einer Fettleber vor, stärkt die Darmbarriere und verringert Endotoxämie.[76] *Akkermansia* ist so zentral für die Integrität der Mukusbarriere, dass der bekannte niederländische Mikrobiomforscher Dr. Willem de Vos dieses Bakterium als »Torwächter unserer Mukosa«[77] bezeichnet. (*Mukosa* bezeichnet die dünne innere Auskleidung des Darmtrakts.)

Wenn man Bakterienarten wie *Akkermansia* nicht genügend präbiotische Ballaststoffe und andere Nährstoffe gibt, die sie »bevorzugen«, wenden sie sich dem menschlichen Mukus zu, um zu überleben. Dies führt zu Darmentzündungen, erhöhter Endotoxämie und langfristigen gesundheitlichen Problemen. Wie Goldlöckchen im Haus der drei Bären streben wir in Bezug auf *Akkermansia* »genau richtig« an, das heißt sein Anteil sollte etwa 5 Prozent der gesamten Darmflora ausmachen.

Etwa 5 Prozent der Bevölkerung fehlt *Akkermansia* vollständig. Diese Menschen können noch so viele präbiotische Ballaststoffe oder Olivenöl zu sich nehmen, um *Akkermansia* zu versorgen; Sie können Ihren Garten so viel gießen und düngen, wie Sie möchten – es werden keine Gurken wachsen, wenn Sie zuvor keine Gurkensamen gesät haben. Für diese Menschen wäre es unter Umständen sinnvoll, ein *Akkermansia*-haltiges Probiotikum einzunehmen. (Siehe Anhang A für ein Probiotikum mit *Akkermansia*.)

Die gesamte Situation hängt also davon ab, ob Sie genügend Lebensmittel essen, mit denen *Akkermansia* etwas anfangen kann: präbiotische Ballaststoffe, Polyphenole in Obst und Gemüse, Ölsäure, die vor allem in Olivenöl enthalten ist. Sie können diese Nährstoffe nicht überkonsumieren, und eine ausgiebige Zufuhr wird nicht zu einer Überproliferation von *Akkermansia* führen. Nur wenn Sie *Akkermansia* diese Nährstoffe verwehren, sieht es sich gezwungen, sich Ihrem Mukus zuzuwenden.

Das Gleichgewicht ist nicht so empfindlich, dass Sie Ihre *Akkermansia*-Population überwachen müssten. Aber Sie sollten erkennen, dass Sie auf eine gesunde Balance angewiesen sind, die Sie erreichen, indem Sie Lebensmittel zu sich nehmen, die diese Art kultivieren, wie Gemüse, Obst und Olivenöl, während Sie gleichzeitig präbiotische Ballaststoffe konsumieren, damit *Akkermansia* kein Interesse an Ihrer Schleimhaut entwickelt.

Es gibt auch unerwartete Ernährungsfaktoren, die das Potenzial haben, die Produktion von Darmmukus anzuregen. Der Star in dieser Arena sind merkwürdigerweise Nelken. Das Öl, das aus Nelken gewonnen wird, besteht zu etwa 80 Prozent aus Eugenol, einer öligen Verbindung, die in geringerem Ausmaß auch in Zimtöl enthalten ist. Eugenol ist ein moderat wirksames Antibiotikum und Antimykotikum, aber es ist unter anderem auch deshalb so nützlich, weil es die Proliferation mehrerer gesunder Clostridien-Spezies anregt, die wiederum die Produktion von Darmmukus anregen. Durch Eugenol kann der Darmmukus erheblich dicker werden, und abgesehen davon erzielt man noch weitere potenzielle Vorteile, wenn man gesunde Clostridien rekrutiert.[78]

Eine weitere interessante Klasse von Polyphenolen, die dem Darmmukus zugutekommen, sind die Katechine von grünem Tee. Sie vernetzen Mukusproteine miteinander (»Crosslinking«), was die Mukusschicht dicker, gallertartiger und weniger flüssig macht, wodurch sie eine höhere Schutzwirkung hat, unter anderem vor Krankheitserregern und Endotoxämie.[79] Unter den Rezepten, die ich später vorstelle, ist ein leckerer Smoothie, der aus konzentriertem Matcha-Teepulver besteht, der in Kombination mit präbiotischen Ballaststoffen den Darmmukus stärkt. Sie werden auch ein wunderbares Rezept für Grünen Tee mit Nelken finden, der die Heilwirkung von drei Substanzen in sich vereint: Nelken-Eugenol macht den Mukus dicker, die Katechine im grünen Tee fördern die Proteinvernetzung und verbessern die Mukuskonsistenz, und die präbiotischen Fructo-Oligosaccharide (FOS) nähren *Akkermansia*; wenn Sie den Tee über den Tag verteilt trinken, tragen Sie mit jedem Schluck dazu bei, Ihre Darmschleimhaut zu heilen.

So wie Ihr Garten bei Tieren wie Waschbären und Hasen Begehrlichkeiten wecken kann, die Knollen ausgraben und Ihr Gemüse fressen, so gibt es Faktoren, die die Mukusschicht zersetzen und ihre schützenden Eigenschaften mindern, eine Situation, die mit ernsten gesundheitlichen Problemen assoziiert ist. Wenn Sie einen Zaun um Ihren Gemüsegarten bauen, bleiben die Tiere draußen. Pflegen Sie eine gesunde Darmschleimhaut und sorgen Sie dafür, dass Ihre Darmwand von Schädlingen verschont bleibt.

Wenn die Mukusschicht angegriffen ist, ist der Pfad für bewegliche Bakterien geebnet, Bakterienarten, die sich selbstständig bewegen können und somit in der Lage sind, im GI-Trakt aufzusteigen. Diese Lebewesen treten ihre Reise im Kolon an, überwinden das 3 bis 4 Meter lange Ileum, das 2 bis 2,5 Meter lange Jejunum, die 20 Zentimeter des Duodenums und gelangen schließlich in den Magen. Eine Veränderung der Mukuszusammensetzung kann ein Grund dafür sein, warum ungesunde Bakterienarten proliferieren und aufsteigen; dieser Prozess führt zu Fäkalisierung, SIBO und SIFO. Die Wiederherstellung der Robustheit und Kraft der Darmschleimhaut kann daher ein wichtiger Aspekt für die Wiederherstellung der Darmgesundheit sein, nachdem Dysbiose, SIBO, SIFO oder andere Darmkrankheiten wie Reizdarmsyndrom, Zöliakie, Colitis ulcerosa und Morbus Crohn behoben worden sind.

Wir haben gesehen, wie ein Mangel an präbiotischen Ballaststoffen zur Proliferation von mukusfressenden Arten wie *Akkermansia* führt, die die schützende Schleimschicht zersetzen. Viele Faktoren wie verarbeitete Lebensmittel, rezeptpflichtige und frei verkäufliche Medikamente, selbst das Trinken von Wasser, können die Mukusschicht beeinflussen. Was genau greift die Mukusschicht an und bewirkt, dass Darmzellen Bakterien und Pilzen ausgesetzt werden, die daraufhin im GI-Trakt aufsteigen?

EINE GLITSCHIGE ANGELEGENHEIT

Haben Sie jemals fettiges Geschirr gespült und gesehen, wie sich ein öliger Film auf der Wasseroberfläche gebildet hat? Sie haben wahrscheinlich gemerkt, dass sich diese Schicht sofort auflöst, sobald Sie einige Tropfen Spülmittel ins Wasser geben. Das passiert mit Ihrer Mukusschicht, wenn die falschen Dinge in Ihren GI-Trakt gelangen. Ihr Geschirr wird dadurch natürlich nicht sauber, aber eine Darmschleimhaut, die sich vorübergehend auflöst, bringt Darmzellen in Kontakt mit Bakterien, Nahrung und Verdauungssekreten wie Galle.

Sprechen wir kurz über Emulgatoren. Emulgatoren werden verarbeiteten Lebensmitteln zugesetzt, damit die Zutaten vermischt bleiben und sich nicht trennen. Ohne Emulgatoren trennt sich Erdnussbutter: Die feste Masse setzt sich unten ab, das Öl schwimmt oben. Im Gegensatz dazu bleibt kommerzielle Erdnussbutter mit zugesetzten Emulgatoren glatt und vermischt. Emulgatoren sorgen auch dafür, dass Eiscreme ihre homogene Konsistenz beibehält, vor allem nach dem Auftauen und Wiedereinfrieren. Wer kennt das nicht: Man hat angetaute Eiscreme wieder eingefroren, und wenn man das nächste Mal davon essen will, ist die Masse hart wie Beton? Das ist nicht die cremige, glatte Köstlichkeit, mit der man ein Stück Apfelstrudel garnieren möchte. Die meisten Hersteller geben ihren Produkten daher Emulgatoren zu, damit sich die Zutaten nicht trennen.

Aber die Emulgatoren in Eiscreme, Salatdressings und Erdnussbutter sind maßgeblich für die Schädigung des Mukus verantwortlich. Die Emulgatoren, die dafür sorgen, dass Erdnussbutter und Eiscreme sämig und glatt bleiben, schaden auch dem menschlichen Mukus, weil sie wie Spülmittel wirken, das den zähflüssigen Mukus verteilt und verdünnt, wodurch Bakterien in engen Kontakt mit Darmzellen kommen. Die Wirkung ist zwar vorübergehend, reicht aber aus, um eine Entzündung der Darmwand und Endotoxämie zu bewirken und die Komposition der Bakterienarten zu verändern, aus denen die Darmflora besteht.

Dr. Benoit Chassaing vom Institute for Biomedical Sciences (Institut für biomedizinische Forschung) an der Georgia State University in Atlanta ist ein Pionier in der Erforschung dieses Effekts. Chassaing und Kollegen haben gezeigt, dass synthetische Agenzien wie Polysorbat 80 (E 433) und Carboxymethylcellulose (E 466), die von der US-amerikanischen Lebens- und Arzneimittelbehörde FDA als gesundheitlich unbedenkliche Lebensmittelzusätze deklariert wurden, die Mukusbarriere massiv beeinträchtigen. Durch eine vorübergehende Auflösung der Mukusbarriere können Bakterien mit der Darmschleimhaut in Berührung kommen und die oberste Schicht der Darmzellen angreifen und dadurch eine Entzündung hervorzurufen. Emulgatoren rufen im GI-Trakt auch eine Veränderung der mikrobiellen Zusammensetzung hervor, wodurch die Population der Enterobacteriaceae zunimmt, die Organismen der bakteriellen Fehlbesiedlung und SIBO. Darmveränderungen, die durch Emulgatoren ausgelöst werden, führen auch zu gesteigertem Appetit, Gewichtszunahme und einer Verschlechterung von Insulinresistenz, Prädiabetes und Typ-2-Diabetes.[80]

Denken Sie an die Bedeutung dieser Entdeckungen: Emulgatoren, die verarbeiteten Lebensmitteln wie Eiscreme zugesetzt werden, begünstigen Gewichtszunahme, Adipositas, Typ-2-Diabetes, Darmentzündungen, Dysbiose und SIBO – nicht das Fett oder die Kalorien sind das Problem, *sondern die Emulgatoren.* Es gibt auch einen zunehmenden Verdacht, dass solche Lebensmittelzusätze die Ursache für die steigende Inzidenz chronisch-entzündlicher Darmerkrankungen wie Colitis ulcerosa und Morbus Crohn sein könnten, die jetzt auch in anderen Ländern explosionsartig ansteigen, die westliche Ernährungsgewohnheiten übernommen haben.[81] Während bis dato nur Polysorbat 80 und Carboxymethycellulose untersucht worden sind, ist anzunehmen, dass die meisten anderen, vielleicht alle Lebensmittelzusätze mit emulgierenden Eigenschaften wie Carrageen, Dextransulfat und Propylen-Glycol dieselbe schädliche Wirkung haben.

Ich denke nicht, dass ich Ihnen das Fazit nennen muss: Verzichten Sie vollständig auf Polysorbat 80, Carboxymethycellulose und andere Emulgatoren. Das bedeutet, dass Sie bei der Wahl Ihrer Erdnussbutter, Eiscreme und anderer fetthaltiger Produkte aufpassen müssen oder besser noch auf naturbelassene Lebensmittel zurückgreifen, die ohne Zutatenliste auskommen, wie Eier oder Avocados. Es ist auch einfach, Eiscreme und andere Speisen ohne Polysorbat 80 oder andere Zusätze zuzubereiten. (Ich stelle in diesem Buch mehrere Rezepte vor, die Ihnen als Einstieg behilflich sein sollen.) Ihre Darmflora wird es Ihnen danken.

Im heutigen Alltag gibt es noch eine Reihe anderer Faktoren, die sich negativ auf den Mukus auswirken. Ähnliche schädliche Wirkungen wurden mit dem gängigen Lebensmittelzusatz Maltodextrin assoziiert, der oft in Nudeln, Tiefkühlgerichten, Sportgetränken und anderen verarbeiteten Lebensmitteln enthalten ist.[82] Chloriertes Trinkwasser, das in Küche oder Bad aus dem Wasserhahn kommt, beeinträchtigt den Mukus, schädigt die Darmgesundheit und regt das Wachstum von Darmpolypen an, die zu Kolonkrebs führen können.[83] Beliebte nichtsteroidale Entzündungshemmer wie Ibuprofen, Naproxen, Indomethacin und Diclofenac, die jedes Jahr von Abermillionen Menschen mit Gelenk-, Regel- und Kopfschmerzen eingenommen werden, wirken sich massiv auf die Mukusschicht und die Komposition des Mikrobioms aus.[84] Während Bewegung eine positive Wirkung auf die Darmgesundheit und Darmflora hat, greifen extreme sportliche Aktivitäten – beispielsweise ein Marathon mit Nudelparty davor und Krämpfen, Blähungen und Durchfall während des Laufs – die Mukusschicht ebenfalls an, was wiederum zu einer erhöhten Darmdurchlässigkeit, Endotoxämie und einer Zunahme von Entzündungen und Autoimmunerkrankungen führt.[85] Es gibt außerdem zunehmend den Verdacht, dass chronischer emotionaler Stress auch deshalb gesundheitsschädlich ist, weil er sich negativ auf die Mukusschicht auswirkt.[86] Die Veränderung der Bakterienzusammensetzung zugunsten jener Spezies, die eine bakterielle Fehlbesiedlung und SIBO verursachen, kann bereits für sich genommen zu einer verringerten Mukusproduktion führen, die sich natürlich über den gesamtem GI-Trakt erstreckt bzw. überall dort vorliegt, wo sich schädliche Spezies angesiedelt haben.[87]

Wir haben noch nicht einmal über Antibiotika und die vielen Hundert anderen Nahrungszusätze in Erfrischungsgetränken, Fruchtsäften, Dosen- oder Tiefkühlkost oder die vielen Tausend verschreibungspflichtigen Medikamente gesprochen, die den Mukus ebenfalls schädigen. Ich möchte Sie daran erinnern, dass den Jägern und Sammlern vergangener Epochen, die ihre nächste Mahlzeit in der Natur erlegen bzw. suchen mussten, diese Dinge fremd waren; sie sind aber allgegenwärtig im Leben jener Menschen, denen weisgemacht wurde, dass Mahlzeiten in einem Styroporbehälter oder in einer mikrowellentauglichen Plastikschale, Eiscreme, deren Konsistenz sich nie verändert, oder entzündungshemmende Medikamente Ausdruck einer überlegenen Lebensweise seien.

Ich hoffe, dass Sie jetzt begreifen, wie viele Faktoren im modernen Leben und in der modernen Ernährung zur Schädigung unserer wichtigen Darmschleimhaut beigetragen haben. Wir alle wurden vielen dieser Störfaktoren ausgesetzt, die in Form moderner chronischer Krankheiten nichts als Ärger mit sich bringen. Die Vermeidung der Störfaktoren, die die Mukusschicht angreifen, und die Wiederherstellung der Bakterienarten, die die Produktion von Darmmukus anregen, sind daher für Ihre Gesundheit und Ihr Leben von zentraler Bedeutung.

Kümmern Sie sich um Ihren Mukus, und Ihr Mukus wird sich um Sie kümmern. Machen wir jetzt mit dem Thema SIBO weiter.

TEIL II

DIE FRANKENWAMPE UND IHRE FREUNDE

6 SIBO: FRANKENWAMPE

Ich wette, dass Sie es nicht abwarten können und unbedingt zu dem Teil im Buch kommen wollen, der davon handelt, wie Sie die Mikroben kultivieren können, die beispielsweise eine straffe Haut, den Aufbau von Muskelmasse und eine Besserung von Angstzuständen und Depressionen bewirken. Bevor wir zu diesem spannenden Teil kommen, müssen wir zuerst die ungesunden Mikroben aus dem Weg schaffen, die die meisten von uns kultiviert haben, damit der Weg frei wird für ihre gesunden Nachfolger. Wir wollen unsere Supermikroben nicht in eine fiese Schlangengrube werfen.

Vielleicht vertragen Sie keine Bohnen oder Zwiebeln und haben nach einer Schüssel Chili con Carne Blähungen und einen aufgedunsenen Bauch. Oder Sie haben die typischen Muskel- und Gelenkschmerzen von Fibromyalgie, die Sie davon abhalten, einfache körperliche Aktivitäten wie Garten- oder Hausarbeit zu verrichten. Oder Sie leiden am akuten Stuhldrang des Reizdarmsyndroms, der Sie dazu veranlasst, sich den Standort aller öffentlichen Toiletten einzuprägen, wenn Sie vorhaben, sich mehr als einige Kilometer von Ihrem Haus zu entfernen. Oder Sie haben vielleicht Übergewicht, Typ-2-Diabetes, eine Autoimmunerkrankung wie rheumatoide Arthritis, Hashimoto-Thyreoiditis oder eine der vielen anderen Krankheiten, die heute immer mehr Menschen zu plagen scheinen. Oder vielleicht fühlen Sie sich wohl, wissen aber nicht, dass die Diätlimonade, Eiscreme und Ibuprofen-Tabletten, die Sie regelmäßig zu sich nehmen, Veränderungen in Ihrem Mikrobiom auslösen können. Vielleicht haben Sie konventionelle »Lösungen« für Ihre chronischen Erkrankungen akzeptiert – Rezepte für Insulin, Steroide und andere Medikamente, die Ihnen Ihr Arzt verschreibt, oder eine Überweisung für eine Magenbypass-OP oder einen anderen chirurgischen

Eingriff, um Übergewicht und Adipositas »zu heilen«. Haben Sie die Lösungen der herkömmlichen Schulmedizin akzeptiert, die Ihre Krankenkasse bezahlt, und wie weit sind Sie damit gekommen?

Indem Sie die üblichen Ratschläge der Schulmediziner befolgen, haben Sie es vielleicht geschafft, die äußerlich sichtbaren Phänomene (Zeichen und Symptome) eines Krankheitsprozesses zu lindern, aber Sie haben es trotzdem versäumt, die mikrobielle Fehlbesiedlung Ihres GI-Trakts zu behandeln. Vielleicht wird Ihnen langsam klar, wie begrenzt konventionelle medizinische Lösungen sind, wenn sie nichts leisten, um die massive Störung der Darmflora zu beheben, die eine Erkrankung verursachen kann. Wenn man auf Medikamente oder Operationen zurückgreift, verschlimmert sich die Situation oft. Was sind die potenziellen Konsequenzen der Behandlung zum Beispiel von Fibromyalgie mit verschreibungspflichtigen Medikamenten, die kurzfristige Linderung verschaffen, indem sie die Schmerzwahrnehmung dämpfen, aber nichts gegen die zugrunde liegende SIBO unternehmen, die die Erkrankung verursacht hat?

Die Konsequenzen einer unbehandelten SIBO lesen sich wie eine Beschreibung des gesundheitlichen Verfalls, der das moderne Älterwerden definiert, und der gängigen, weitverbreiteten Krankheiten, die den beruflichen Alltag der meisten Ärzte prägen – die die gesundheitlichen Probleme ihrer Patienten mit dem einen oder anderen Medikament oberflächlich behandeln. Eine unbehandelte SIBO kann zu einer Autoimmunerkrankung wie rheumatoider Arthritis oder Lupus führen, das Risiko für koronare Herzkrankheiten erhöhen und dazu führen, dass eine Insulinresistenz bestehen bleibt oder sich verschlimmert, der Blutzuckerspiegel steigt, der Blutdruck steigt, die Leber verfettet und eine Divertikulitis und vielleicht sogar Kolonkrebs entsteht. Eine unbehandelte SIBO setzt Sie vielleicht auch einem höheren Risiko für neurodegenerative Erkrankungen aus. Mit anderen Worten: Es ist absolut fahrlässig, keine Schritte zu unternehmen, um SIBO zu behandeln und die Rückkehr zu einer gesunden Darmflora zu kultivieren.

Das menschliche Kolon ist zugegebenermaßen kein schöner Ort. Doch auch wenn es dort keine Blumen und zarten Düfte gibt (eher das genaue Gegenteil!), verrichtet es mehrere lebenswichtige Aufgaben. Hier wird beispielsweise Wasser aus der halbflüssigen Mischung der teilverdauten Nahrung resorbiert, die vom Dünndarm herabfließt. Der zurückbleibende halbfeste Abfall wird dann im muskulären Rektum aufbewahrt und gespeichert, bis er bei der nächsten Gelegenheit kontrolliert ausgeschieden werden kann und sich nicht versehentlich in einer geschäftlichen Besprechung oder im Straßenverkehr verabschiedet.

Das Kolon ist auch die Heimat von Billionen von Mikroben, und manche von ihnen sind uns wohlgesonnen, andere weniger. Manche Mikroben unterstützen den Verdauungsprozess, andere bringen Metaboliten hervor, von denen andere Mikroben profitieren, und wieder andere bilden Vitamine, die der Körper nutzen kann, und alle kämpfen mit anderen Arten um Nährstoffe und das nackte Überleben. Idealerweise dominieren wohlgesonnene Mikroben die Population in Ihrem Kolon und halten potenzielle Krankheitserreger in Schach, eine immerwährende Blutfehde um die Vorherrschaft in diesem 1,5 Meter langen Gebiet.

Wie bereits gezeigt, gibt es zahlreiche Faktoren, die das Gleichgewicht aus dem Lot bringen und dazu führen können, dass ungesunde Spezies die Oberhand gewinnen. Bei manchen Menschen proliferieren schädliche Bakterienarten aufgrund von, sagen wir, Glyphosat in einem Burrito oder einer mit Aspartam gesüßten Dose Diät-Cola. Wenn diese Mikroben im Darm bleiben, wo sie leben und sterben, und dort nützliche Arten dominieren, haben wir eine Situation namens kolonische Dysbiose. Sie erinnern sich vielleicht auch, dass das Kolon zwar durch eine doppellagige Mukusschicht geschützt wird, aber von sich vermehrenden, im Kolon lebenden fäkalen Enterobacteriaceae und anderen ungesunden Arten geschwächt werden kann, die die Darmwände überwinden und bakterielle und mykotische Abbauprodukte ins Blut schleusen. Diese Situation, die für Krankheiten wie Colitis ulcerosa, Divertikulitis und Kolonkrebs verantwortlich ist, ist schlimm genug.

Aber bei vielen Menschen wird es noch schlimmer, viel schlimmer. Einige gesundheitsschädliche Mikroben weigern sich, in ihrem angestammten Habitat zu bleiben, und steigen das 1,5 Meter lange Kolon hinauf, um die etwa 7 Meter zurückzulegen, die Ileum, Jejunum, Duodenum und Magen ausmachen – eine durchaus beachtliche Leistung für Mikroorganismen, die gegen die Schwerkraft ankämpfen und Körperbereiche besiedeln, die auf einen solchen Angriff nicht vorbereitet sind. Stellen Sie sich vor, ich stelle eine Leiter vor Ihnen auf und fordere Sie dazu auf, eine Höhe zu überwinden, die Ihrer Körperlänge entspricht – plus 7 Meter; Sie befänden sich dann auf dem Dach eines zweistöckigen Gebäudes. Wenn Sie keine Höhenangst haben, genießen Sie vielleicht sogar die Aussicht. Aber wie schaffen Mikroben einen solchen Kraftakt, wenn sie sich nicht an der malerischen Landschaft der Toskana oder prächtigen Bäumen und Bergen erfreuen können … sondern nur an Ihrem GI-Trakt?

Jede historische Epoche hatte eine gesundheitliche Bedrohung, die das Leben und die Gesundheit der Menschen in jenem Zeitalter definiert und geprägt hat. Seit Tausenden von Jahren, bis ins 20. Jahrhundert, war es die Syphilis, die sich auf so vielfältige Weise – in Form von Hautausschlägen, vergrößerten Lymphknoten, sogar Demenz – manifestierte, dass man sie nicht fassen konnte. Früher wurde diese sexuell übertragbare Krankheit für verschiedenste Probleme von verdorbenem Wasser bis hin zu Besessenheit verantwortlich gemacht, und man wendete nutzlose Behandlungsmethoden wie Arsen und Quecksilber an. Erst im 20. Jahrhundert identifizierte die Wissenschaft ein Bakterium als Ursache und löschte es durch Antibiotika nahezu vollständig aus. In anderen Zeiten gab es andere Seuchen wie die Pocken, Tuberkulose, Jodmangel und, ganz aktuell, das Corona-Virus.

Im Gegensatz zu Syphilis, den Pocken oder sogar COVID-19 ist SIBO eine von Menschenhand geschaffene Krankheit, vergleichbar mit den Typ-2-Diabetes- und Übergewichts-/Adipositas-Epidemien, die unsere heutige Zeit belasten. SIBO wird durch die Faktoren verursacht, die Sie umgeben, wie Herbizid- und Pestizidrückstände in Lebensmitteln oder Magensäureblockern, die Ärzte verschreiben. SIBO kann auch durch persönliche Verhaltensweisen verursacht werden, durch scheinbar harmlose Gewohnheiten wie den Konsum zuckerhaltiger oder zuckerfreier Limonade und sogar etwas so Vertrautes und Alltägliches wie Eiscreme oder Joghurt-Salatdressing.

Diese Faktoren sind größtenteils moderne Phänomene. 1950 gab es keinen mit Glyphosat gespritzten Mais oder Eiscreme mit Polysorbat 80 (E 433), und niemand nahm Statine, um seinen Cholesterinspiegel zu senken. Und heute gibt es mehr Fälle von Reizdarmsyndrom, Typ-1- und Typ-2-Diabetes, Hypertonie, Colitis ulcerosa und Morbus Crohn, Autoimmunerkrankungen, Hautausschlägen, Lebensmittelallergien und neurodegenerativen Erkrankungen als je zuvor.

Obwohl diese Zustände Sie vielleicht nicht bis nächsten Dienstag unter die Erde bringen oder eine akute Erkrankung hervorrufen werden, die einen dreiwöchigen Aufenthalt in der Notaufnahme erforderlich machen, können kolonische Dysbiose und vor allem SIBO zu zahlreichen gesundheitlichen Problemen führen, die Arztbesuche, Medikamente und Eingriffe nach sich ziehen, die die Symptome lediglich kaschieren – aber nie die eigentliche Ursache behandeln. Wir müssen daher viele althergebrachte Ansichten über Gesundheit und Krankheit hinterfragen und neu definieren. Viele Krankheiten, die modernen Menschen eigen sind, werden daher idealerweise *nicht* mit neuen Medikamenten behandelt, die beispielsweise einen Entzündungsweg blockieren oder den Blutzucker oder Blutdruck nach unten zwingen – also die Symptome behandeln –, sondern indem die eigentliche Ursache angegangen wird: ungesunde Veränderungen der Darmflora.

SIBO ist eine Invasion Ihres Dünndarms: Ungesunde Fäkalbakterien proliferieren im Kolon, dominieren nützliche probiotische Arten und steigen dann nach oben, um sich dort anzusiedeln, wo sie nicht hingehören, nämlich im Dünndarm. Diese marodierenden Wegelagerer zersetzen die dünne einlagige Mukusschicht, die den oberen GI-Trakt auskleidet und schützt. Die geschwächte Mukusschicht ebnet dann toxischen mikrobiellen Abbauprodukten den Weg, die über das Blut in andere Organe exportiert werden.

In der kurzen Zeit, in der Sie diesen letzten Absatz gelesen haben, haben Milliarden von Mikroben in Ihrem Darm das Zeitliche gesegnet. Es gibt natürlich keine Friedhöfe für diese Kleinstlebewesen. Sie leben ihr kurzes Leben ohne jegliches Bewusstsein, kollabieren und konkurrieren aber mit anderen Mikroben, bevor sie schließlich sterben; die Bestandteile ihrer »Leichen« werden in die Mischung aus Nahrung, Wasser, Enzymen, Galle und anderen lebenden wie toten Mikroben abgegeben, die sich im Darm befinden. Ein Teil dieser mikrobiellen Überreste gelangt ins Blut. Dieses Phänomen der Endotoxämie, das von Dr. Patrice Cani und französischen Kollegen 2007 beschrieben wurde, ist das wichtige fehlende Puzzleteil, das erklärt, wie Mikroben, die im GI-Trakt leben, zum Beispiel einen Hautausschlag im Gesicht (Rosacea), eine Entzündung der Schilddrüse in Form von Hashimoto-Thyreoditis oder die Muskel- und Gelenkschmerzen der Fibromyalgie auslösen können.[88] Das dominante Toxin, das im Blut transportiert wird, ist Lipopolysaccharid (LPS), ein Bestandteil der Zellwände von Enterobacteriaceae, die Hauptart der fäkalen bakteriellen Fehlbesiedlung und SIBO. Mit anderen Worten: Die Billionen von Mikroben der Enterobacteriaceae-Familie, die im GI-Trakt leben und sterben, können sich auf jedes andere Organ und Gewebe im Körper auswirken, wenn sie sterben, weil die Bestandteile, aus denen ihre Zellen bestehen, nämlich LPS, ins Blut abgegeben werden.

Menschen mit SIBO haben zehnmal mehr LPS im Pfortaderkreislauf, der das Blut vom GI-Trakt in die Leber schleust. Das sagt uns, dass die Leber durch die Nebenprodukte der bakteriellen Fehlsiedlung schwer in Mitleidenschaft gezogen wird, und diese Belastung trägt bei einer Fettlebererkrankung zu einer Leberentzündung bei, die sich zu einer Zirrhose (eine gefährliche Gewebeveränderung der Leber) entwickeln kann. Sie haben auch zwei- bis viermal mehr LPS im systemischen Blutkreislauf, der die Konsequenzen von SIBO auf andere Körperbereiche verteilt.

Eine mikroskopisch kleine Menge LPS, die man einer Labormaus spritzt, führt zu einer starken Entzündungsreaktion, die oft zum Tod des Tieres führt. LPS stammt aus den Zellwänden von Kolibakterien, Salmonellen und Pseudomonaden – ja: die SIBO-Arten, die nur im Stuhl vorhanden sein sollten. (Vielleicht kommen Ihnen die Namen dieser Mikroben bekannt vor, weil mehrere ihrer Stämme für Lebensmittelvergiftungen verantwortlich sind, beispielsweise weil der Burgerbrater im Schnellrestaurant nach dem Toilettengang seine Hände nicht gewaschen hat.) Sie und ich kommen in Kontakt mit mehr LPS, wenn Fäkalbakterien proliferieren und sich ihren Weg durch die 10 Meter des durchlässigen GI-Trakts bahnen.

Es hat sich außerdem gezeigt, dass es nicht nur die Abbauprodukte der Mikroben in und durch die Darmschleimhaut schaffen, sondern auch die Mikroben selbst. Untersuchen Sie Gallensteine nach Mikroben, und Sie werden sie dort finden. Untersuchen Sie Bauchspeicheldrüsenkrebs nach Mikroben, und Sie werden sie dort wahrscheinlich finden. Die Frage, in welchem Ausmaß Mikroben solche Krankheiten *verursachen*, muss aber erst noch geklärt werden. Aber so wie Fußspuren in der nassen Erde vor Ihrem Schlafzimmerfenster auf einen Einbruchsversuch hindeuten können, weist die Existenz von Mikroben in Bereichen, die weit von ihrem Herkunftsort – dem Kolon – entfernt sind, auf eine bakterielle und mykotische Fehlbesiedlung als Ursache hin. Doch wie gelangen Bakterien wie *E. coli* in Gallensteine, wenn die Gallenblase 7 Meter vom Kolon entfernt ist, in dem sie normalerweise leben? Die Besiedlung des oberen GI-Trakts durch SIBO-Bakterien könnte eine Erklärung liefern. Wie können Bakterien oder Hefepilze ins Gehirn gelangen? Die Invasion des Darms durch Mikroben, die die Darmwand zersetzen und ins Blut dringen, ist der wahrscheinlichste Weg. Dieses Phänomen ist so neu, dass es noch keine offizielle Bezeichnung dafür gibt: Bakterien- und Pilzarten, die keine direkte oder offenkundige Infektion verursachen, sondern sich in verschiedenen Organen niederlassen und potenziell Reaktionen auslösen, die sich in Form von Erkrankungen wie Bauchspeicheldrüsenentzündung, Gallensteine und Demenz äußern.

Woher wissen Sie, ob Sie die Entwicklung solcher Prozesse zugelassen haben? Gibt es konkrete Anzeichen dafür, dass unerwünschte Mikroben eine Strecke zurückgelegt haben, die zwei Stockwerken entspricht, um Teile Ihres GI-Trakts zu besetzen, die eine mikrobielle Wüste sein sollten und jetzt große Mengen an toxischem LPS abgeben? Gibt es in Ermangelung von Fuß- oder Fingerabdrücken vielleicht andere Hinweise, die Sie finden können und die für eine mikrobielle Invasion sprechen?

Sie können tatsächlich die Hinweise auf SIBO identifizieren, ich bezeichne sie als »verräterische Anzeichen«. (Dasselbe mache ich mit SIFO in Kapitel 7.) So wie eine Wasserlache in Ihrem Keller auf einen Rohrbruch hinweist, der zu massiven Schäden der Bausubstanz führen kann, können verschiedene Körpersignale auf ungesunde Bakterien im oberen GI-Trakt hindeuten.

Ein Problem ist jedoch nicht völlig klar: Wo endet die Dysbiose, also die Störung der Darmflora-Zusammensetzung im Kolon, und wo beginnt SIBO? Bei der Dysbiose hat eine Proliferation ungesunder Bakterienarten stattgefunden, die das Wachstum nützlicher Arten hemmen, aber noch nicht in den Dünndarm vorgedrungen sind. SIBO ist eine schwerere Form der kolonischen Dysbiose, bei der dieselben Arten proliferiert und aufgestiegen sind.

Es ist keine Alles-oder-nichts-Situation. Was ist, wenn nur die Bakterienpopulationen im Kolon gestört sind, diese aber trotzdem zu Divertikulitis und Kolonkrebs führen? Was ist, wenn die SIBO-Spezies im Kolon proliferieren und nur die 3 Meter ins Ileum aufsteigen – kann man dann bereits von SIBO sprechen? Veränderungen der Zusammensetzung der Bakterienarten wie auch die Strecke, die die Mikroorganismen auf ihrem Weg zurücklegen, sind daher wichtige Faktoren, die es zu berücksichtigen gilt. Die toxische Last ungesunder Bakterien ist bei SIBO größer als bei kolonischer Dysbiose, weil sich die schädlichen Spezies nicht über einen Bereich von 1,5 Metern ausbreiten, sondern 10 Meter in Beschlag nehmen. Die Last der Endotoxämie ist bei SIBO größer, weil viel mehr Bakterien betroffen sind und der Dünndarm aufgrund seiner dünneren Mukusschicht viel empfindlicher ist. Kolonische Dysbiose ist ein anomaler Zustand mit wichtigen gesundheitlichen Implikationen, aber SIBO stellt eine schlimmere Situation mit gravierenderen Konsequenzen dar.

Dysbiose, die auf das Kolon begrenzt ist, spricht normalerweise auf eine Ernährungsumstellung, ausgewählte Supplemente, die Zugabe vorteilhafter Mikrobiome aus fermentierten Lebensmitteln und einige andere Strategien an, die die Komposition der Bakterienarten so verändern, dass sie der menschlichen Gesundheit dienlich sind; auf diese Strategien werde ich noch eingehen. Aber betrachten wir jetzt zunächst, wie man entscheidet, ob eine Situation vorliegt, die schlimmer als eine Dysbiose ist – ob die Bakterien bereits gen Norden aufgebrochen sind und sich im Duodenum oder Magen niedergelassen haben, Endotoxämie verursachen und damit Maßnahmen zur SIBO-Behandlung notwendig machen.

Bei all diesem Durcheinander müssen Sie wissen, dass *Sie* es sind, der am Steuer sitzen sollte. Selbst wenn es nur um die Größe ginge, sollten Sie das Sagen haben, weil Sie schließlich viele Millionen Mal größer sind als die Mikroben, die Ihren Geist und Stoffwechsel beeinflussen. Aber Sie sollten die Regeln aufstellen, den *Lactobacillus*- und Clostridien-Spezies sagen, wer den Ton angibt, und den lästigen *Klebsiellen* und *Salmonellen* den Garaus machen und sie vor die Tür setzen, weil es schließlich um Ihren Körper geht. Im Kampf Mensch gegen Ameise sollte klar sein, wer die besseren Chancen auf den Sieg hat. Sofern Sie nicht das nachgiebigste und passivste Opfer sind, sollten Sie in der Lage sein, diese winzig kleinen Tierchen zu besiegen.

DIE VERRÄTERISCHEN ANZEICHEN VON SIBO

Werden Sie es merken, wenn Sie von einer Stechmücke gestochen werden?

Natürlich werden Sie es merken: Sie bekommen eine rote, pochende Hautschwellung, die wie verrückt juckt und Ihnen sogar den Schlaf raubt.

SIBO hat, wie ein Insektenstich, charakteristische Merkmale, die Ihnen signalisieren, dass sich Billionen von Mikroben über Ihren gesamten GI-Trakt ausgebreitet haben, sich rasant vermehren und Ihr Blut mit toxischen Nebenprodukten überschwemmen. Der obere GI-Trakt ist gegen Invasoren wie Salmonellen und Pseudomonaden schlecht gewappnet – Bakterienarten, die Ihr Kolon kennt, weil sie im Stuhl vorkommen, im oberen GI-Trakt aber Fremde sind. Sie zersetzen die dünne Mukusschicht des Dünndarms, geben eine Flut von Abbauprodukten ins Blut, und einige davon greifen die Darmwand an und lösen eine Entzündung aus.

Was sind nun die verräterischen Anzeichen für eine 10 Meter lange Infektion und eine körperweite Invasion der Nebenprodukte von SIBO? Die Liste ist lang und umfasst die folgenden Aspekte:

- **Lebensmittelunverträglichkeiten** – Diese äußern sich auf vielfältige Weise: Lebensmittelallergien, Intoleranz gegen präbiotische Ballaststoffe, FODMAPs (fermentierbare Oligo-, Di- und Monosaccharide und Polyole, im Grunde alle Zuckerarten und präbiotischen Ballaststoffe – siehe Infotext auf den Seiten 96–97), Zwiebeln, Knoblauch und Nachtschattengewächse (Auberginen, Tomaten, Kartoffeln, Paprikas) oder Lebensmittel, die eine Histaminausschüttung provozieren (Garnelen, gereifter Käse, Nüsse, Bohnen und viele andere), Fruktose, Sorbitol, Eier, Soja und andere Substanzen. Es ist nicht unüblich, dass Betroffene eine lange Liste mit Dingen aufzählen, die sie vermeiden müssen. Wenn sie etwas essen, das präbiotische Ballaststoffe enthält, beispielsweise Hülsenfrüchte, Wurzeln oder inulinhaltiges Gemüse wie Zwiebeln, treten innerhalb von 90 Minuten nach dem Verzehr Symptome wie Blähungen, Blähbauch, Durchfall oder Stimmungsänderungen wie Angstzustände, düstere Gedanken, Depression oder Wut auf. (Siehe Teil IV für eine Liste mit Lebensmitteln, die präbiotische Ballaststoffe enthalten.) Diese Reaktionen signalisieren das Vorhandensein von Bakterien in oberen Bereichen des GI-Trakts, die in den ersten 90 Minuten des Verdauungsvorgangs erreicht werden können; diese Zeit reicht aber nicht aus, um das 7 Meter weiter unten liegende Kolon zu erreichen. Genauso deuten solche Reaktionen auf jede Form von Zucker in starkem Maß auf SIBO (und SIFO) hin. Auch Kinder können unter Lebensmittelunverträglichkeiten leiden, sodass sie oft nur wenige Dinge vertragen und essen können. Der Verzicht auf problematische Lebensmittel ist *keine* Lösung, obwohl er kurzfristig helfen kann, Symptome zu lindern; die Behandlung des mikrobiellen Desasters, das die Lebensmittelunverträglichkeiten überhaupt erst verursacht hat, wird mit größerer Wahrscheinlichkeit zu bedeutsamen langfristigen Lösungen führen. Die meisten Lebensmittelunverträglichkeiten sind ein Ausdruck für SIBO mit einer erhöhten Darmdurchlässigkeit, die dazu führt, dass Stoffwechselprodukte von Mikroorganismen und der Nahrung ins Blut gelangen, die

Immunreaktionen auslösen, welche irrtümlicherweise als Lebensmittelunverträglichkeiten gedeutet werden. Das hält wohlmeinende Menschen nicht davon ab, alles Mögliche zu unternehmen, um problematische Lebensmittel zu vermeiden, allerdings sind viele dieser Strategien unmöglich dauerhaft umsetzbar. Das bedeutet auch, dass viele Unverträglichkeitstests in Wirklichkeit nur indirekte Methoden zur Identifikation von SIBO sind. Man muss Lebensmittelunverträglichkeiten als das sehen, was sie wirklich sind: SIBO.[89]

- **Fettmalabsorption** – Wenngleich es viele Faktoren gibt, die die Verdauung von Nahrungsfetten beeinträchtigen können, ist SIBO die gängigste Ursache bei Menschen, die nicht hospitalisiert oder akut erkrankt sind und keine Schäden an der Bauchspeicheldrüse oder Gallenblase haben. Man kann eine Fettmalabsorption daran erkennen, dass nach dem Stuhlgang Fettaugen im Toilettenwasser sichtbar sind oder sich Fettschlieren im WC-Becken auf Höhe der Wasseroberfläche bilden.
- **Chronische oder wiederkehrende Hautausschläge** – Vielleicht haben Sie schon einen Hautarzt aufgesucht, weil sie an Ekzemen, Rosacea oder Psoriasis leiden, und vielleicht haben Sie Cortisonsalben oder Medikamente mit Nebenwirkungen wie Hautpilzbefall, Atemwegsinfekten und sogar Lymphdrüsenkrebs eingenommen, die extrem teuer sein können (10.000 bis 50.000 US-Dollar bzw. ca. 9.600 bis 48.000 Euro pro Quartal sind keine Seltenheit – im Ernst). Sie nehmen das Medikament nach Vorschrift ein, stellen aber fest, dass der Hautausschlag zurückkommt oder gar nicht erst verschwindet. Dann ist es an der Zeit, SIBO als Ursache in Betracht zu ziehen (wie auch SIFO, die in Kapitel 7 besprochen wird).[90]
- **Spezifische Erkrankungen mit einer hohen Wahrscheinlichkeit von SIBO** – Übergewicht oder Adipositas, Prädiabetes oder Typ-2-Diabetes, Autoimmunerkrankungen, Fettleber, Fibromyalgie, Reizdarmsyndrom, Restless-Leg-Syndrom, chronische Stuhlverstopfung, Rosacea, Psoriasis oder das Vorliegen einer neurodegenerativen Erkrankung wie Parkinson oder Alzheimer-Demenz signalisieren mit einer hohen Wahrscheinlichkeit – von 50 Prozent und mehr –, dass SIBO eine tragende Rolle bei der Entstehung oder zumindest Verschlimmerung der Erkrankung spielt.[91]

- **Magensäureblocker und Entzündungshemmer** – Die Einnahme magensäurehemmender Medikamente wie Omeprazol, Pantoprazol oder Ranitidin erhöht die Wahrscheinlichkeit von SIBO erheblich, und je länger man das Medikament nimmt, umso größer ist die Wahrscheinlichkeit von SIBO.[92] Genauso erhöht die Einnahme nichtsteroidaler Antirheumatika wie Ibuprofen, Naproxen oder Diclofenac, vor allem über einen Zeitraum von Wochen oder Monaten, die SIBO-Wahrscheinlichkeit.[93]
- **Mangel an Magensäure** – Vorerkrankungen wie eine Magenschleimhautentzündung aufgrund von *H. pylori* oder Hypochlorhydrie (verminderte Bildung von Salzsäure im Magen) stellen die Weichen für SIBO. So wie die Verwendung von Magensäureblockern erhöht ein Mangel an Magensäure aufgrund einer *H.-pylori*-Infektion oder Autoimmungastritis – Zustände, die durch eine längere Verweildauer der Nahrung im Magen oder Unbehagen nach dem Konsum von Protein wie Fleisch gekennzeichnet sind – die Wahrscheinlichkeit einer bakteriellen Fehlbesiedlung. SIBO kann in dieser Situation gravierend sein und auch den Magen schwer befallen.[94]
- **Opioidkonsum in der Vergangenheit** – Weil Opioide die Darmaktivität verlangsamen, öffnen sie SIBO Tür und Tor.[95] Wie es der Zufall will, verlangsamen die Opioidpeptide, die bei der Verdauung des Weizenproteins Gliadin entstehen, ebenfalls die Darmaktivität und begünstigen SIBO, ein Problem, auf das ich später noch eingehen werde.
- **Hypothyreose** – Weil der Mangel an Schilddrüsenhormonen die Darmaktivität verlangsamt, begünstigt eine Schilddrüsenunterfunktion die Proliferation ungesunder Bakterienarten. SIBO wurde bei über 50 Prozent der Patienten mit einer diagnostizierten Schilddrüsenunterfunktion festgestellt, auch wenn sie Schilddrüsenhormone einnahmen (was wahrscheinlich bedeutet, dass sich SIBO schon vor der Einnahme der Schilddrüsenhormone entwickelt hat). Es gibt auch vorläufige Beweise, dass bereits die Einnahme von Levothyroxin zur Kompensation des nicht in ausreichender Menge vorhandenen T4-Schilddrüsenhormons ohne eine entsprechende Berücksichtigung des T3-Hormons zur Entwicklung von SIBO beitragen kann.[96]
- **Bauchoperationen in der Vergangenheit** – Jede Operation, die zu einer Veränderung der normalen Anatomie führt wie Magenbypass,

Gastrektomie, Cholecystektomie oder Kolektomie, begünstigt SIBO. Selbst Gallensteine und eine vorangegangene Pankreatitis sind mit einem hohen SIBO-Risiko assoziiert.[97]

Diese Liste ist keineswegs vollständig, sondern stellt nur die gängigsten Krankheitszustände vor, die stark mit SIBO assoziiert sind. Wenn keiner der genannten Punkte auf Sie zutrifft, könnten Sie trotzdem von SIBO betroffen sein, wie wir noch sehen werden.

FODMAPs: Den Boten töten

Ihr Buchhalter informiert Sie, dass Ihre Steuerrückzahlung deutlich höher ausfällt als erwartet und das Finanzamt Geld von Ihnen will. Sie verlieren die Beherrschung und brüllen Ihren armen Buchhalter an. Das nennt sich »den Boten töten«. Ihr Buchhalter kann nichts dafür, dass Sie mehr Steuern zahlen müssen – er ist einfach nur der beklagenswerte Überbringer schlechter Nachrichten.

Was sollen wir nun von den Menschen halten, die die Meinung vertreten, dass sie keine Lebensmittel vertragen, die unter die Kategorie der fermentierbaren (also von Mikroben fermentierten) Oligosaccharide, Disaccharide, Monosaccharide (drei Arten von Zucker) und Polyole (auch bekannt als Zuckeralkohole) fallen, kollektiv bekannt als FODMAPs? Sie leiden an Blähungen, Blähbauch, Krämpfen und Durchfall, wenn sie Lebensmittel mit den Zuckerarten konsumieren, die die Mikroben fermentieren. Das kann ein Problem bei Menschen sein, bei denen Reizdarmsyndrom (IBS für *Irritable Bowel Syndrome*) oder eine entzündliche Darmkrankheit wie Colitis ulcerosa und Morbus Crohn diagnostiziert wurde. Betroffenen wird daher oft geraten, auf FODMAP-haltige Lebensmittel wie Obst, Zucker, Sorbitol, Hülsenfrüchte und Milchprodukte zu verzichten; solch drastische Einschränkungen können die Symptome verringern.

Aber sind diese Lebensmittel wirklich das Problem, oder sind sie nur der »Bote«? Gibt es etwas anderes, das an den Verdauungsbeschwerden schuld ist? Schließlich sind viele Fälle von IBS in Wirklichkeit SIBO, und viele Menschen mit chronisch-entzündlichen Darmerkrankungen haben ihren Zustand durch SIBO verschlechtert, wenn nicht gar verursacht. Ich würde daher einwenden, dass das Problem nicht die FODMAPs sind; das Problem sind die Mikroben, die sich bei SIBO im gesamten GDI-Trakt ausgebreitet haben bzw. bei Dysbiose im Kolon; sie verstoffwechseln diese Speisen und verursachen dadurch die unangenehmen Symptome.

Indem man FODMAPs meidet, hungert man die Bakterien aus – gute und schlechte gleichermaßen –, denen die Nahrungsgrundlage entzogen wird. Wenn man Mikroben aushungert, verändert sich die Zusammensetzung des Mikrobioms; manche Arten sterben aus, während wichtige nützliche Arten wie *Bifidobacterium longum* (das eine große Rolle für die Regulierung der Stimmung spielt) und *Faecalibacterium prausnitzii* (der größte Produzent von Butyrat, eine Fettsäure, die die Darmschleimhaut heilt und ernährt) schwinden. Es ist zwar gut, wenn die Zahl der SIBO verursachenden Spezies abnimmt, aber es ist kontraproduktiv, wenn nützliche Arten dezimiert oder vollständig eliminiert werden.[98] Und wir sind bereits darauf eingegangen: Eine verloren gegangene Spezies kann sich nicht von selbst erholen, weil sie nicht mehr existiert.

So wie die Einnahme von Aspirin bei Kopfschmerzen ist die Vermeidung von FODMAPs eine Strategie zur Behandlung des Symptoms, aber die eigentliche Ursache bleibt unberührt und kann die Situation Ihres Mikrobioms langfristig sogar verschlimmern. Wenn man das Übel an der Wurzel – Dysbiose und SIBO – packt, steigt die Wahrscheinlichkeit, dass man früher oder später wieder herzhaft in einen Apfel beißen oder Linsensuppe essen kann.

WER HAT SIBO?

SIBO und SIFO sind Zustände, die sich durch Gewohnheiten und/oder Faktoren des Alltags entwickelt haben. Diese Krankheiten entstehen unabhängig von ethnischer Herkunft, Geschlecht, Alter und politischer Orientierung. Selbst eine ansonsten gesunde Lebensweise muss keinen zwangsläufigen Schutz bieten, weil die Faktoren, die zu einer bakteriellen und mykotischen Fehlbesiedlung führen, so allgegenwärtig sind.

SIBO ist so weitverbreitet, dass Sie in jedem Klassenzimmer, Büro oder bei jedem sozialen Anlass mit großer Wahrscheinlichkeit auf einige oder viele Menschen stoßen werden, die an diesem Zustand leiden. Und natürlich könnten auch Sie dazugehören. Während viele Schlagzeilen die Volkskrankheiten Übergewicht und Adipositas anprangern, ist die SIBO-Epidemie mindestens genauso groß, und sie betrifft genauso viele oder vielleicht sogar noch mehr Menschen. Aber es wird selten darüber geredet. Sie können überall Anzeichen für SIBO erkennen: Menschen mit Hautausschlag im Gesicht (Rosacea), Bauchfett (Adipositas) oder geschwollenen und entstellten Gelenken (rheumatoide Arthritis). Die Anzeichen und Symptome sind aber oft auch versteckt und fallen in der Öffentlichkeit nicht auf, beispielsweise akuter Stuhldrang (Reizdarmsyndrom) oder der Verzicht auf gängige Lebensmittel, die unangenehme Reaktionen hervorrufen.

Schauen wir uns also an, welche Krankheiten darauf hinweisen, dass SIBO vorliegt. Klinische Studien bringen verschiedene Krankheiten mit SIBO in Zusammenhang, obwohl die Forschungsergebnisse aufgrund der Entwicklung der Testmethoden variieren (ältere Identifikationsmethoden neigen dazu, SIBO zu unterschätzen). Zu den mit SIBO assoziierten Krankheiten zählen:

- **Adipositas** – SIBO wurde bei 23 bis 88,9 Prozent der krankhaft Übergewichtigen dokumentiert. Allein dies deutet auf eine potenziell gewaltige Zahl von SIBO-Betroffenen hin; wenn man bedenkt, dass 70 Millionen Amerikaner von Fettleibigkeit bzw. Adipositas betroffen sind, heißt das, dass 16 bis 62 Millionen von ihnen an SIBO leiden.[99] Und dabei werden nicht einmal die weiteren 60 Millionen Amerikaner berücksichtigt, die »nur« übergewichtig und nicht adipös sind.

- **Diabetes** – Die Wahrscheinlichkeit von SIBO bei Typ-1- und Typ-2-Diabetes liegt zwischen 11 und 60 Prozent.[100] Mit 34 Millionen Typ-2-Diabetikern und 1,3 Millionen Typ-1-Diabetikern gibt es somit einige Millionen Diabetiker, die auch SIBO haben.
- **Reizdarmsyndrom (IBS)** – Die Schätzungen schwanken, aber generell testen 35 bis 84 Prozent der IBS-Betroffenen positiv auf SIBO.[101] Bei 30 bis 35 Millionen Amerikanern wurde IBS diagnostiziert, und man nimmt an, dass es genauso viele Betroffene ohne Diagnose gibt. Wenn es also insgesamt 60 bis 70 Millionen Menschen mit IBS gibt, heißt das, dass weitere 21 bis 50 Millionen Amerikaner mit SIBO dazugerechnet werden können.
- **Chronisch-entzündliche Darmerkrankungen** – Etwa 22 Prozent der 3 Millionen Menschen mit Colitis ulcerosa oder Morbus Crohn haben ebenfalls SIBO.[102]
- **Fettleber** – Nichtalkoholische Fettleber ist eine Erkrankung, die heute schätzungsweise die Hälfte der Bevölkerung in den USA betrifft und mit einer 40- bis 60-prozentigen Wahrscheinlichkeit mit SIBO einhergeht.[103] Das bedeutet, dass etwa 75 Millionen der amerikanischen Erwachsenen mit einer Fettleber auch SIBO haben.
- **Autoimmunerkrankungen** – Es handelt sich hierbei um eine lose Sammlung von Krankheiten wie systemische Sklerose, rheumatoide Arthritis, psoriatische Arthritis und Typ-1-Diabetes, die unterschiedlich stark mit SIBO assoziiert sind. Vorläufige Studien legen nahe, dass etwa 40 Prozent der Menschen mit einer Autoimmunerkrankung von SIBO betroffen sind.[104]
- **Hautausschläge** – Rosacea, Psoriasis und Ekzeme sind bei 40 bis 50 Prozent der Menschen, die an diesen Krankheiten leiden, mit SIBO in Verbindung gebracht worden, das heißt, dass weitere 6 Millionen Amerikaner SIBO haben.[105] Vor allem bei Rosacea-Patienten ist die Wahrscheinlichkeit von SIBO um das Zehnfache erhöht.[106]
- **Parkinson-Krankheit** – Es gibt in den USA 1 Million Menschen mit dieser neurodegenerativen Krankheit, welche die Lebensqualität massiv einschränkt, und 25 bis 67 Prozent von ihnen haben SIBO.[107]
- **Alzheimer-Demenz** – Die Beweise sind noch vorläufig, aber bei Alzheimer-Patienten ist die Wahrscheinlichkeit von SIBO um das Fünffache erhöht.[108]

- **Restless-Leg-Syndrom** – Diese Erkrankung sorgt für eine Beeinträchtigung der Tiefschlafphase, die sich erheblich auf die psychische, emotionale und metabolische Gesundheit auswirkt, und sie geht bei bis zu 100 Prozent der Betroffenen mit SIBO einher.[109]
- **Depressionen und Angstzustände** – Neuere Belege zeigen, dass viele der 60 Millionen US-Amerikaner, die an diesen psychischen Störungen leiden, einen deutlich erhöhten LPS-Spiegel im Blut haben; abgesehen davon weisen sie noch andere Werte auf, die auf eine erhöhte Darmdurchlässigkeit und damit auf SIBO hindeuten.[110]

Es lässt sich nur schwer bestimmen, wie viele US-Amerikaner von SIBO betroffen sind, weil die Schätzungen je nach Testmethode variieren und die Betroffenen oft mehreren Gruppen zugehörig sind: Manche Menschen mit Adipositas haben beispielsweise auch Typ-2-Diabetes, Fettleber und Psoriasis. Aber ich glaube, dass wir uns auf jeden Fall einig sein können, dass SIBO alles andere als selten ist. Es ist mit Sicherheit keine »seltene Erkrankung« wie das Kasabach-Merritt-Syndrom (eine seltene Erkrankung, die bei Säuglingen auftritt) oder Morbus Whipple (eine seltene Infektionskrankheit), die selbst den besten Ärzten entgehen können. Ich glaube vielmehr, dass eine ungefähre Rechnung ausreicht, um eine Vorstellung davon zu bekommen, dass die Zahl der SIBO-Betroffenen überwältigend ist. Selbst wenn wir den bei Adipositas genannten unteren SIBO-Schätzwert von 23 Prozent anwenden, bedeutet das immer noch, dass 16 Millionen Menschen an SIBO leiden (und wahrscheinlich nichts davon wissen). Bei den 60 bis 70 Millionen Menschen mit IBS bedeutet der untere Schätzwert von 35 Prozent, dass es 21 Millionen US-amerikanische Erwachsene mit SIBO gibt. Wenn die Hälfte der 200 Millionen Erwachsenen in den USA eine Fettleber haben, kommen mindestens 40 Millionen weitere SIBO-Fälle hinzu. Wenn man diese Zahlen addiert, wird man schnell feststellen, dass über 100 Millionen Menschen in den USA von SIBO betroffen sind, ungefähr jeder dritte Amerikaner.

Und zu dieser Zahl kann man noch die vielen Menschen mit stiller SIBO addieren, das heißt, dass ihre bakterielle Fehlbesiedlung (noch) nicht von Symptomen begleitet wird. Wir sehen dieses Phänomen in nahezu jeder klinischen Studie, bei der Menschen mit einer Erkrankung einer mutmaßlich »gesunden Kontrollgruppe« gegenübergestellt werden. In einer klinischen Studie über Menschen mit Reizdarmsyndrom stellte sich zum Beispiel heraus, dass 30 Prozent der 150 Teilnehmer der gesunden Kontrollgruppe positiv auf SIBO getestet wurden.[111]

Unter einem praktischen Gesichtspunkt ist es hilfreich zu wissen, dass manche Krankheiten so konsequent mit SIBO assoziiert sind, dass jemand mit einer solchen Krankheit mit sehr großer Wahrscheinlichkeit eine bakterielle Fehlbesiedlung aufweist, die diese Krankheit verursacht oder verschlimmert; sie sind daher ein deutliches Warnsignal für SIBO. Reizdarmsyndrom, Fibromyalgie, Restless-Leg-Syndrom und Fettleber fallen in diese Kategorie. Aber es gibt immer mehr Beweise, dass SIBO die verschiedensten Krankheiten verursacht oder verschlimmert, unter anderem autoimmune, neurodegenerative, metabolische und atherosklerotische Erkrankungen.

Es ist nicht unüblich, dass Menschen, die nicht wissen, dass sie SIBO haben, über Jahre oder Jahrzehnte an diffusen Beschwerden leiden und Schmerzen, körperliche Beeinträchtigungen und frustrierende Arztbesuche hinnehmen, die zu medikamentösen Lösungen führen, die nur teilweise oder gar nicht wirksam sind. Trotz der vielen Beweise sind sich die meisten praktizierenden Ärzte dieser weitverbreiteten und tiefgreifenden Störung der menschlichen Gesundheit nicht bewusst. Die meisten konventionellen medizinischen Ansätze versäumen es, das Übel an der Wurzel zu packen: die Proliferation ungesunder mikrobieller Spezies, die ihre entzündungsfördernden Wirkungen in andere Teile des Körpers exportieren.

RIECHE ICH WASSERSTOFF IN DEINEM ATEM?

Um den Aufenthaltsort der Bakterien im GI-Trakt zu lokalisieren, benötigen wir weder Karte, Kompass noch GPS. Um zu bestätigen, ob SIBO vorliegt, müssen wir zunächst bestimmen, ob Horden von Bakterien im oberen GI-Trakt toben. Das war früher ein aufwendiger und schwieriger Prozess. Aber heute muss man nur sein Smartphone anschalten und einige Tipp- und Wischbewegungen machen.

Natürlich hat nicht jeder SIBO. Viele Menschen haben einfach eine Form von Dysbiose, das heißt, dass eine Proliferation unerwünschter Bakterien- und Pilzarten stattgefunden hat, die nützliche Spezies verdrängt, die Mukusschicht angegriffen und Endotoxämie verursacht haben; aber sie bleiben auf den Stuhl im Kolon beschränkt. Weil Störungen des modernen Mikrobioms so geläufig sind, kann man durchaus annehmen, dass *jeder* mit einer mehr oder minder stark ausgeprägten Dysbiose anfängt. Sie könnten eine Stuhlprobe abgeben und untersuchen lassen, um die Ausbreitung von Enterobacteriaceae-Arten wie *E. coli*, Salmonellen und *Campylobacter* zu dokumentieren (obwohl solche Analysen nichts darüber aussagen, *wo* im GI-Trakt diese Fäkalbakterien lokalisiert sind). Wenn es aber keine verräterischen Anzeichen von SIBO gibt und/oder Ihr SIBO-Test negativ ausfällt (mehr dazu in Kürze), werden Ihnen die einfachen Maßnahmen, die ich hier beschreibe – hierzu zählen ein starkes Probiotikum mit verschiedenen Bakterienspezies (oder ein selbst zubereitetes Probiotikum; ich werde Ihnen noch erklären, wie das geht), fermentierte Lebensmittel, präbiotische Ballaststoffe und einige andere leicht umsetzbare Methoden –, fast immer zu einem gesünderen Mikrobiom verhelfen.

Falls jedoch SIBO vorliegt, werden zusätzliche Anstrengungen notwendig sein. Bei SIBO sind Mikroben im GI-Trakt aufgestiegen. Ein Gastroenterologe kann zwar ein Endoskop einführen und aus dem oberen Darmbereich eine Probe entnehmen, um die vorhandenen Bakterien zu untersuchen, aber diese Methode ist fehlerhaft, weil sie invasiv ist, weil es problematisch ist, eine Flüssigkeitsprobe ohne Kontamination zu entnehmen, und weil sie nur schwere SIBO-Fälle identifiziert, bei der sich die Bakterien bereits weit oben im GI-Trakt befinden. Wenn die Bakterien weiter unten im Dünndarm sind und nicht vom Endoskop erreicht werden können, bleiben sie unbemerkt. In den meisten Fällen wird eine Kultur des Aspirats angelegt, aber die meisten SIBO-Spezies lassen sich nicht kultivieren, weil sie anaerob sind und sterben, sobald sie in Kontakt mit Sauerstoff kommen. Das bedeutet, dass frühere Studien (bis auf Arbeiten der letzten Jahre) die Inzidenz von SIBO unterschätzt haben, weil sie negative Ergebnisse hervorbrachten, obwohl eine Proliferation von Fäkalbakterien vorlag. Auch wenn Gastroenterologen die Endoskopie bevorzugen, zählt sie nicht unbedingt zu den anwenderfreundlichsten oder verlässlichsten medizinischen Verfahren, weil sie zu vielen »falschen Negativbefunden« führt, also zu negativen Testergebnissen, obwohl SIBO vorliegt.

Andere, weniger invasive Methoden nutzen die Fähigkeit der Bakterien, gasförmigen Wasserstoff (H_2) zu produzieren – etwas, das wir Menschen nicht gut können. Wenn kurz nach dem Konsum von Zucker oder präbiotischen Ballaststoffen viel H_2 im Atem festgestellt werden kann (man kann es nicht riechen; die Überschrift für diesen Abschnitt ist scherzhaft gemeint), ist anzunehmen, dass sich Bakterien außerhalb des Kolons ausgebreitet haben. Wir können dieses Phänomen daher als Barometer benutzen: Je schneller nach dem Konsum von Kohlenhydraten H_2 gebildet wird, das bei bakteriellen Zersetzungsprozessen entsteht, umso höher in den GI-Trakt muss die bakterielle Invasion bereits vorgedrungen sein. Nicht alle Lebensmittel werden in H_2 umgewandelt, Zucker und präbiotische Ballaststoffe aber schon.

Um herauszufinden, wie weit oben die Bakterien bereits sind, konsumiert man Zucker oder einen präbiotischen Ballaststoff, über den sich die Bakterien hermachen, wie Glukose, Laktulose, Inulin, eine Portion Hülsenfrüchte wie schwarze Bohnen oder eine rohe Speisekartoffel (Im Gegensatz zu gekochten Kartoffeln bestehen rohe Speisekartoffeln praktisch ausschließlich aus Ballaststoffen und Wasser. Hinweis: Rohe Kartoffeln nur in Maßen verzehren, gut schälen und keine Kartoffeln mit grünen Stellen oder Trieben essen!), bevor der Wasserstoffgehalt im Atem gemessen wird. Entsprechende Atemtests werden normalerweise in einem Labor oder Krankenhaus vorgenommen. Zunächst wird am Anfang eine Atemprobe genommen und dann im Abstand von jeweils 30 Minuten nach dem Konsum der Testnahrung. Je schneller ein hoher H_2-Gehalt nachweisbar ist, umso höher sind die Bakterien im GI-Trakt bereits aufgestiegen. Wenn das H_2 innerhalb der ersten 90 Minuten stark ansteigt, ist das eine Diagnose für SIBO. Weil es länger dauert, bis der Zucker oder Ballaststoff das Kolon erreicht – »Transitzeit« –, das 7 Meter vom Magen entfernt ist, ist die Identifikation von H_2, das 90 bis 180 Minuten nach der Nahrungsaufnahme erzeugt wird, zweideutig, weil es bedeuten kann, dass Bakterien weiter unten im Dünndarm das H_2 bilden oder dass es einfach von den im Kolon heimischen, nützlichen Mikroben produziert wird; in diesem Fall stellt es eine normale Reaktion dar.

Ihr Arzt kann Ihnen einen H_2-Atemtest verschreiben. Dieses Diagnoseverfahren erfordert einen Arzt, der weiß, wonach er sucht, und außerdem muss das Laborpersonal die Atemproben richtig entnehmen (was leider noch eine Seltenheit ist). Fragen Sie Ihren Arzt nach SIBO, aber wundern Sie sich nicht, wenn Sie auf Unwissenheit, Gleichgültigkeit oder Widerstand stoßen. »Herr Doktor, nach dem Essen leide ich an Blähungen und Völlegefühl. Kann es sein, dass ich SIBO habe?« Typische Antworten: »Ich weiß nicht, wovon Sie reden«, »Verschwenden Sie nicht meine Zeit«, »So etwas gibt es nicht«, »Haben Sie wieder bei Dr. Google recherchiert?«. Oder schlimmer noch, Ihr Hausarzt überweist Sie an einen Gastroenterologen, der die obligatorische obere Endoskopie und Kolonoskopie vornimmt und dann verkündet: »Die gute Nachricht ist: Sie haben weder ein Magengeschwür noch Kolonkrebs.« Sie fragen daraufhin: »Was ist mit meiner Frage nach SIBO?« Und dann gibt es wieder: »Ich weiß nicht, wovon Sie reden«, »Verschwenden Sie nicht meine Zeit«, »So etwas gibt es nicht«. Im besten Fall verschreibt er Ihnen ein Breitbandantibiotikum mit einer Wirksamkeit von 40 bis 60 Prozent, ohne allerdings ein Wort darüber zu verlieren, wie oder warum sich Ihr Zustand entwickelt hat, wie Sie die Wirksamkeit des Antibiotikums verbessern können, ob Ihre SIBO von einem Pilzbefall begleitet wird, wie Sie eine gesunde Darmschleimhaut wiederherstellen, die den Heilungsprozess verbessert, oder wie Sie Rückfälle verhindern können, die Ihre Anstrengungen zur Bekämpfung von SIBO untergraben, sodass Sie sich wahrscheinlich mit Ihrem stagnierenden Gewichtsverlust, Ihrer Autoimmunerkrankung, chronischen Schmerzen oder weiteren Antibiotikabehandlungen abfinden.

Keine Frage: Die Durchführung eines H_2-Atemtests ist aufwendig. Man muss sich mehrere Stunden in ein Labor oder eine Klinik begeben und eine Reihe von Atemproben abgeben. Oft folgt im Anschluss eine Antibiotikatherapie, und der gesamte Atemtest wird daraufhin wiederholt, um den Erfolg bzw. Misserfolg zu beurteilen, dann später ein weiteres Mal, falls Rückfälle erwartet werden. Jede Testrunde dauert mehrere Stunden und kostet einige Hundert Dollar. Sie können aber auch selbst zu Hause einen H_2-Atemtest mithilfe eines Testsets vornehmen, den Sie sich von einem Labor bestellen. Das ändert nichts an der aufwendigen Durchführung, das heißt Sie müssen über mehrere Stunden hinweg eine Reihe von Atemproben vornehmen. Ein Testset kostet im Durchschnitt zwischen 150 und 250 Dollar (130 und 220 Euro). (Siehe Anhang A für Bezugsquellen.)

SIBO: DAFÜR GIBT ES EINE APP

Zum Glück ist die Identifikation von SIBO durch die Untersuchung des H_2-Gehalts im Atem seit einiger Zeit deutlich einfacher und preisgünstiger geworden. Eine Innovation, die Sie als Endverbraucher auch ohne Hilfe Ihres Arztes benutzen können, um SIBO zu diagnostizieren, ist der sogenannte AIRE-Atemtester. Er wurde von dem irischen Ingenieur und Erfinder Dr.

Aonghus Shortt in Dublin entwickelt, um Menschen mit Reizdarmsyndrom eine FODMAP-arme Ernährung zu erleichtern, aber weil dieses Gerät H_2 im Atem entdeckt, kann es auch für die Identifikation von SIBO benutzt werden. (Ich habe mich mehrfach mit Dr. Shortt unterhalten, der mittlerweile die vielfältigen Einsatzmöglichkeiten seines wunderbaren Geräts erkannt hat; er und sein Unternehmen FoodMarble passen sich gerade an diese Erkenntnis an.) Sie blasen in den AIRE-Atemtester, der per Bluetooth mit Ihrem Smartphone verbunden ist, und der Wasserstoffgehalt in Ihrem Atem wird auf einer Skala von 0 bis 10 auf Ihrem Handydisplay angezeigt. Sie müssen das Gerät zwar kaufen (ca. 200 Dollar oder 180 Euro, Bezugsquellen in Anhang A), aber Sie können es immer wieder benutzen – eine große Kostenersparnis im Vergleich zur Durchführung in einem Labor, das für jeden Test mehrere Hundert Dollar berechnet. Sie können den Atemtester auch mit Familienangehörigen teilen. Bei dem neuen Modell hat man zusätzlich die Möglichkeit, Schwefelwasserstoff (H_2S) und Methan zu messen, die das Vorhandensein anderer unerwünschter Mikroben weit oben im GI-Trakt anzeigen, wenn sie schon bald nach dem Konsum eines Zuckers oder präbiotischen Ballaststoffs abgegeben werden. (Vor allem die Messung von H_2S ist weitgehend unbekanntes Terrain, mit deren Hilfe wahrscheinlich noch viel mehr SIBO-Fälle trotz vorheriger negativer Tests entdeckt werden können, eine sehr spannende Entwicklung.[112])

Als der AIRE-Atemtester 2019 erstmals für Endverbraucher erhältlich war und ich Interessierte aufforderte, den H_2-Gehalt in ihrem Atem zu messen, waren die Ergebnisse schockierend: Wie wir vermuteten, ist SIBO überall. Der AIRE entdeckte geschlechts- und altersunabhängig einen anormal hohen Wasserstoffgehalt im Atem. Früher dachte ich, dass dieser Zustand eine Ausnahme sei, aber jetzt wurde klar, dass er die Regel war, so normal wie Jeans oder Akne in der Pubertät.

Für alle jene unter Ihnen, die sich noch daran erinnern, wie die Behandlung von Diabetes vor den 1980er-Jahren aussah, als man den Blutzucker noch nicht mit einem kleinen Stich in den Finger messen konnte: Vielleicht erinnern Sie sich auch daran, wie Typ-1-Diabetiker noch vor ihrem 30. Lebensjahr an Nierenversagen starben, erblindeten und Gliedmaßen verloren, weil ihre Insulindosis auf Urinproben basierte, die den Blutzuckerspiegel nur indirekt maßen, eine grobe und extrem ungenaue Methode. Stellen Sie sich nur vor, wie gefährlich es war, ein dreijähriges Kind mit Diabetes zu haben, das bewusstlos wurde; man konnte nicht wissen, ob sein Blutzucker viel zu hoch war und das Kind in eine lebensbedrohliche diabetische Ketoazidose fiel oder ob er viel zu niedrig war und das Kind in den nächsten Minuten einem Hirnschaden erliegen würde – bis man einen Urintest machte. Wie furchtbar war diese Erfahrung, als es noch keine Stechhilfen zur Glukosemessung gab. Ihre Einführung veränderte das Leben von Diabetikern erheblich.

Genauso sind Wasserstoff-Atemtester eine enorme Hilfe für die Darmgesundheit. Mit ihnen lässt sich feststellen, ob Bakterien den oberen GI-Trakt besiedelt haben. Sie können Ihnen helfen, Ihren Erfolg oder Misserfolg im Kampf gegen SIBO zu dokumentieren und Rückfälle aufzudecken. Und so wie sich die Blutzuckermessung weiterentwickelt hat und es jetzt nichtinvasive Geräte gibt, die eine kontinuierliche Glukosemessung ermöglichen, wird sich die Identifikation von H_2 und anderen Messwerten im Atem entwickeln und uns die Gelegenheit geben, unsere Darmflora in den Griff zu bekommen. Aber weil der AIRE-Atemtester ursprünglich nur für eine FODMAP-arme Ernährung konzipiert und sein volles Potenzial anfänglich nicht erkannt wurde, werde ich im weiteren Verlauf dieses Buches ein einfaches Protokoll vorstellen und beschreiben, wie Sie es im Rahmen Ihrer SIBO-Behandlung nutzen können, um H_2 und andere Gase im Atem zu identifizieren. (In der aktuellen AIRE-Bedienungsanleitung wird die Anwendung bei SIBO noch nicht erwähnt.)

Bei vielen Menschen ist SIBO so wahrscheinlich, dass man gar nicht erst einen hohen H_2-Gehalt nachweisen muss, sondern aufgrund seiner eigenen Einschätzung gleich damit anfangen kann, SIBO und SIFO zu beseitigen. Wenn Sie zum Beispiel Fibromyalgie oder eine Fettmalabsorption haben, die sich bei jedem Stuhlgang bemerkbar macht, ist ein H_2-Atemtest für Sie wahrscheinlich nicht nötig, und Sie können gleich mit der SIBO-Behandlung anfangen. Ich werde später erläutern, wann solche empirischen Anstrengungen – Bemühungen, die auf Ihrer gut fundierten Beurteilung beruhen – angebracht sind und Sie immer noch auf den Pfad der Gesundheit führen können, indem Sie Ihrem Darm einen Neustart ermöglichen.

In naher Zukunft wird es andere Methoden geben, um SIBO und Endotoxämie zu identifizieren. Die direkte Messung des LPS-Spiegels im Blut zum Beispiel, die aktuell nur in der Forschung verwendet wird, ist eine einfache und vielversprechende Methode, um zu prüfen, ob eine erhöhte Darmdurchlässigkeit für LPS vorliegt, die behandelt werden muss.

Wie wär's mit ein wenig Prednison zu Ihrem Donut?

Hier einige tödliche Partnerschaften: Bonnie und Clyde, Thelma und Louise, das Weizenprotein Gliadin und Endotoxämie durch LPS.

Wenn man die Endotoxämie von SIBO mit der erhöhten Darmdurchlässigkeit kombiniert, die durch das Gliadin-Protein in Weizenprodukten ausgelöst wird, bekommt man eine Gleichung wie 2+2 = 7. (Ich werde die verheerenden gesundheitlichen Folgen eines Weizen- und Getreidekonsums in Teil IV thematisieren.) Diese beiden Situationen öffnen bereits für sich genommen der Darmdurchlässigkeit Tür und Tor und führen zu einer erhöhten Entzündungsreaktion, die den gesamten Körper betrifft. Wenn man sie jedoch zusammenführt, hat man eine besonders durchschlagende Methode, um zahlreiche geläufige Krankheiten zu provozieren.

Es ist bestens bekannt, dass das Weizenprotein Gliadin ebenso wie die verwandten Proteine in Roggen (Secalin), Gerste (Hordein) und Mais (Zein) ganz oben auf der Liste der menschlichen Ernährungsfaktoren stehen, die die Darmdurchlässigkeit anormal erhöhen und dazu führen, dass unverdaute Nahrungsbestandteile und bakterielle Abbauprodukte die Darmwand überwinden und ins Blut gelangen. Dieses Phänomen beschränkt sich nicht auf Personen mit Zöliakie oder Glutenunverträglichkeit; dieser Prozess vollzieht sich bei jedem, der es zulässt, dass ein Bagel, eine Brezel oder Semmelbrösel über den Mund ins Körperinnere wandern. Wir wissen jetzt, dass dieser Effekt für die Entstehung von Autoimmunerkrankungen wie rheumatoider Arthritis und Typ-1-Diabetes verantwortlich ist.[113]

Während jeder Prozess für sich – bakterielle Endotoxämie und der Konsum von Gliadin-Protein – stark entzündungsfördernd ist, ergibt ihre Kombination ein hochexplosives Duo, das für eine beeindruckende Anzahl von Krankheiten, Gewichtsprobleme und eine frühzeitige Alterung verantwortlich ist.

Während die LPS der Endotoxämie noch nicht klinisch gemessen werden können, ist man in der Lage, das Protein Zonulin (im Blut und Stuhl) zu messen, das mit dem Konsum von Weizen und Getreidekörnern zunimmt und eine höhere Darmdurchlässigkeit widerspiegelt.

Ein positiver Aspekt: Wenn die erhöhte Darmdurchlässigkeit durch Weizen + SIBO + SIBO-bedingte Endotoxämie die Folge einer dermaßen beängstigenden Kombination ist, wird die Umkehrung dieser Zustände eine enorm durchschlagende Wirkung haben.

DER MYSTERIÖSE FALL VON METHAN

Wer an Reizdarmsyndrom mit Durchfall (IBS-D) leidet, kennt das Phänomen des akuten Stuhldrangs nur allzu gut. Betroffene beschreiben oft, dass sie nur dann das Haus verlassen, wenn sie wissen, wo die nächste öffentliche Toilette ist. Es beeinträchtigt so alltägliche Aktivitäten wie den Gang zum Postamt oder den Besuch eines Restaurants. Konventionelle verschreibungspflichtige Medikamente für IBS-D erzwingen eine Verlangsamung der Darmperistaltik, um die Durchfallfrequenz zu verringern – versäumen es aber, die SIBO zu behandeln, die den Prozess verursacht. 90 von 100 Menschen mit IBS haben einen nachweislich höheren H_2- (oder H_2S-)Gehalt im Atem. Aber es gibt noch eine andere Form von IBS und SIBO, die sich in Verstopfung äußert; diese Varianten, die die verbleibenden 10 Prozent der IBS-Patienten betreffen, werden als IBS-C, methanogene SIBO oder Fehlbesiedlung durch methanbildende Organismen bezeichnet. Diese Formen sind normalerweise nicht mit mehr H_2 oder H_2S im Atem assoziiert, sondern mit einem höheren Methangehalt im Atem.

IBS-C und methanogene SIBO stehen mit kuriosen nichtbakteriellen Einzellern namens Archaeen in Verbindung. Weil Archaeen unter herkömmlichen Kultivierungsmethoden nicht wachsen, wurde die einzigartige Natur dieser Organismen, die im Meer und in der Erde leben, bis vor Kurzem völlig unterschätzt. Der Mikrobiologe Gary Olsen von der University of Illinois bemerkte: »Das Übersehen der Archaeen ist in etwa damit vergleichbar, dass man seinen Blick über einen Quadratkilometer afrikanische Savanne schweifen lässt und 300 Elefanten übersieht.«[114] Dasselbe gilt für die Archaeen im menschlichen GI-Trakt.

Archaeen stammen aus grauer Vorzeit und gehen Säugetieren, Dinosauriern und sogar Bakterien evolutionär voraus. Sie werden auch als »Extremophile« bezeichnet, weil sie in extremen Umgebungen überleben können, unter anderem in den brodelnden Geysiren des Yellowstone Nationalparks, auf dem Meeresboden unter extremen Druckverhältnissen, in der Salinität des Toten Meeres – und im menschlichen GI-Trakt.

Bei IBS-C wurde eine Fehlbesiedlung mit Archaeen wie dem *Methanobrevibacter smithii* identifiziert. Diese Mikrobe produziert Methan, das die Darmperistaltik (die Vorwärtsbewegung des Darms) verlangsamt und zu Verstopfung führt. Die Beseitigung oder Verringerung dieser Mikroben macht die Verstopfung rückgängig.

Wir wissen noch nicht viel über diese sonderbaren Lebewesen. So wie bei den Bakterien gibt es auch bei den Archaeen »gute« und »schlechte« Arten. Während manche Spezies mit Verstopfung assoziiert werden und chronisch-entzündliche Darmerkrankungen verschlimmern können, sind andere möglicherweise für das menschliche Mikrobiom von Nutzen. Das Gas Trimethylamin (TMA) zum Beispiel, das von Bakterien produziert wird, wurde mit einem höheren Risiko für kardiovaskuläre Krankheiten assoziiert (wenn es von der Leber zu Trimethylamin-Oxid, oder TMA-O, konvertiert wird; siehe Kapitel 4). Es gibt Arten von Archaeen, die TMA konsumieren und dadurch möglicherweise das kardiovaskuläre Risiko verringern, das durch diese Substanz entsteht.[115] So wie sich die Zusammensetzung der Darmbakterien beim modernen Menschen im Vergleich zu Jäger-und-Sammler-Populationen verändert hat, haben sich auch die Archaeen-Populationen verändert, wobei Bewohner der westlichen Hemisphäre geringere Zahlen aufweisen.[116] Die Implikationen dieser Abnahme sind noch nicht in vollem Umfang erfasst.

Um Methan zu bilden, *konsumieren* Archaeen-Arten Wasserstoff, dadurch können sie aber das Vorhandensein von Bakterien verschleiern, die H_2 produzieren und SIBO verursachen. Wenn wir im Atem Methan entdecken, wissen wir also, dass eine Fehlbesiedlung durch Archaeen vorliegt, und nehmen oft an, dass diese mit einer H_2-produzierenden SIBO einhergeht; das heißt also, dass eine Proliferation von H_2-produzierenden Bakterien *und*

Archaeen stattgefunden hat. (Das kann auch auf eine Fehlbesiedlung durch H_2S-bildende Mikroben zutreffen.)

Methan kann im Atem von Menschen gemessen werden, deren Darmtrakt von Archaeen fehlbesiedelt worden ist. Methan lässt sich mithilfe einer herkömmlichen Labormessung oder mit dem AIRE-Atemtester nachweisen. Ein hoher Methangehalt deutet darauf hin, dass die SIBO durch eine Archaeen-Fehlbesiedlung erschwert wird, selbst wenn kein hoher H_2-Gehalt festgestellt wird.

Zum Glück ist ein pflanzliches Antibiotikum, das wir bei IBS-D und SIBO anwenden (CandiBactin-Therapie), auch für IBS-C und methanogene SIBO wirksam. Der *Lactobacillus reuteri*, mit dem wir Joghurt herstellen, kann auch helfen, methanbildende Mikroorganismen zu unterdrücken. Mehr dazu später.

H_2S: Abwasserkanäle, faule Eier und der menschliche GI-Trakt?

Neben Wasserstoff und Methan gibt es ein drittes Gas, das im Atem messbar ist und die Anwesenheit unerwünschter mikrobieller Spezies offenbart: Schwefelwasserstoff oder H_2S.

H_2S ist ein interessanter Stoff: Es ist das Gas, das aus Abwasserkanälen steigt und dem Abwasser seinen charakteristischen Gestank verleiht, das Gas, das Stadtreiniger krank macht, wenn sie zu lange oder intensiv damit in Kontakt kommen. H_2S bildet sich auch bei faulen Eiern und verdorbenem Fleisch. Und es wird durch bestimmte Mikroben erzeugt, die – wenn sie im menschlichen GI-Trakt überproliferieren – eine andere Form von Dysbiose und SIBO erschaffen. Wenn der Stuhl oder die Blähungen ähnlich riechen, kann dies ein Hinweis auf eine ungesunde Proliferation schwefelbildender Mikroben sein.

Weil Tests für H_2S nicht großflächig verfügbar waren, blieb Schwefelwasserstoff über viele Jahre ein Forschungskuriosum, dessen Rolle bei der Entstehung von Krankheiten kaum zur Kenntnis genommen wurde. Aber vorläufige Beweise deuten jetzt darauf hin, dass viele Menschen mit allen Anzeichen und Symptomen von SIBO – Durchfall, Bauchschmerzen, IBS, entzündlichen Erkrankungen und anderen Störungen –, die negativ auf H_2 im Atem testen, in Wirklichkeit eine Form von SIBO haben, die durch H_2S-produzierende Mikroben dominiert wird.[117]

Das Problem: Auch andere Erkrankungen wie Emphyseme und Bronchitis können mit einer Überproduktion von H_2S in Verbindung stehen. Selbst Mundgeruch, der durch schwefelbildende Mikroben im Mund- und Rachenraum verursacht wird, kann den H_2S-Gehalt im Atem erhöhen.[118] Die »Regeln« für die Messung von H_2S und die Bestimmung ihrer Quelle sind daher noch vorläufig und befinden sich noch in der Entwicklung. Aber die vergleichsweise neue Verfügbarkeit eines kommerziellen H_2S-Tests, der von dem SIBO-Experten Dr. Mark Pimentel entwickelt wurde (siehe Anhang A) und ein neues Modell des AIRE-Atemtesters, mit dem sich H_2, Methan und H_2S nachweisen lassen, werden zu vielen neuen Erkenntnissen über diese neu entdeckte Form von SIBO führen.

Weil wir diese Form von Dysbiose und SIBO erst jetzt erkennen und noch nicht viele Erfahrungen gesammelt haben, gibt es noch keine einheitliche Meinung, wie man H_2S-bildende Mikroben wie *Desulfovibrio* am besten unter Kontrolle bringt oder vernichtet. Ein neues Gerät für Endverbraucher, das dieses Gas misst, bedeutet aber, dass unsere kollektiven Erfahrungen wahrscheinlich schneller effektive Lösungen hervorbringen werden als die Wissenschaft. Besuchen Sie regelmäßig meine Website, um auf dem neuesten Stand zu bleiben.

DIE JAGD AUF DAS MONSTER

Wir haben ein Monster, das in unserem 10 Meter langen GI-Trakt wütet. Das mikrobielle Äquivalent zu Dr. Frankensteins Monster zieht plündernd durch Ihr Dorf, tötet Vieh und versetzt die Dorfbewohner in Angst und Schrecken. Ich scherze nicht: So wie die Jagd auf ein Monster wird die Heilung dieses Durcheinanders kein Sonntagsspaziergang sein.

Wenn Sie unerwünschte Arten zurückdrängen und durch Mikroben ersetzen wollen, die Ihre Gesundheit unterstützen, müssen Sie Billionen von unerwünschten Mikroben beseitigen. Diese Massenvernichtung führt zu einer Flut von Trümmern bzw. Abfallprodukten, die Ihre emotionale und körperliche Gesundheit vorübergehend beeinträchtigen können, weil sterbende Mikroben ihre toxischen Komponenten freisetzen. Aber das Endergebnis kann die Wiederherstellung hervorragender Gesundheit, Schlankheit und sogar Jugendlichkeit sein, wenn Sie Ihrem Darm einen Neustart verschaffen und verschiedene Mikrobenarten kultivieren, die oft spektakuläre gesundheitliche Wirkungen haben.

Wenn Sie das Glück haben, dass sich Ihre Dysbiose auf das Kolon beschränkt, bessert sich diese Situation fast immer mit den einfachen Maßnahmen, die ich noch beschreiben werde. Kein SIBO zu haben ist zwar erfreulich, aber die Beschränkung der Dysbiose auf das Kolon ist nichts, was man auf die leichte Schulter nehmen sollte. Sie haben immer noch das Risiko, an Krankheiten wie Divertikulitis und Kolonkrebs zu erkranken, und wenn Sie diesen Zustand nicht beheben, kann Ihnen in Zukunft immer noch ein SIBO-Ausbruch drohen. Wenn Sie absolut davon überzeugt sind, dass Sie weder SIBO noch SIFO haben, können Sie gleich zu Kapitel 9 blättern.

Bei vorliegendem SIBO ist jedoch eine drastische Veränderung der Darmflora-Zusammensetzung notwendig. Die Beseitigung ungesunder Bakterienarten beginnt in der Regel mit Antibiotika. Normalerweise verwendet man zur Bekämpfung der bei SIBO im Übermaß vorhandenen Enterobacteriaceae-Spezies das verschreibungspflichtige Antibiotikum Rifaximin, das eine Wirksamkeit von etwa 40 bis 60 Prozent hat, kostspielig ist und normalerweise nicht von der Krankenkasse übernommen wird. Aber ich bin davon überzeugt, dass es eine bessere Alternative gibt: pflanzliche Antibiotika.

Ich war in Bezug auf pflanzliche Antibiotika zunächst skeptisch, weil sie normalerweise auf willkürliche, unwissenschaftliche Weise zusammengestellt werden. Man nehme ein pflanzliches Agens wie Oregano-Öl, das nachweislich gegen *Staphylococcus aureus*, *E. coli* und *Klebsiella* wirksam ist (Spezies, die bei SIBO überproliferieren), kombiniere es mit Berberin, einer pflanzlichen Verbindung, die in der ayurvedischen Medizin verwendet wird und SIBO-Mikroben wie *Pseudomonas*-Spezies supprimiert, sowie einer Reihe anderer Kräuter mit unterschiedlichen antibakteriellen Wirkungen, und schon hat man etwas, das man als pflanzliches Antibiotikum bezeichnen kann – auf diese scheinbar willkürliche Art sollten pflanzliche Antibiotika jedoch nicht kreiert werden.

Ich war daher überrascht, als die Johns Hopkins University Beweise vorlegte, die zeigten, dass zwei pflanzliche Antibiotika sogar *effektiver* waren als das bei SIBO üblicherweise verschriebene Rifaximin.[119] In dieser Studie war Rifaximin in 34 Prozent aller SIBO-Fälle in der Lage, SIBO zu beseitigen, während der Erfolg pflanzlicher Antibiotika 46 Prozent betrug (also der Anteil der Teilnehmer, deren H_2-Atemtest anschließend negativ ausfiel). Pflanzliche Antibiotika halfen auch Teilnehmern, die nicht auf Rifaximin ansprachen. Die allgemeine Erfolgsquote von Rifaximin war in dieser Studie geringer als in den meisten anderen Studien, was zeigt, wie schwierig es ist, SIBO auszulöschen – ganz gleich mit welcher Methode. Die beiden Therapien, die pflanzliche Antibiotika verwendeten und zu erfolgreichen Ergebnissen führten, waren eine Kombination aus Candibactin-AR und Candibactin-BR bzw. FC-Cidal und Dysbiocide (siehe Anhang A.) Natürlich können Sie Ihren Arzt um ein Rezept für Rifaximin (oder ein anderes konventionelles Antibiotikum) bitten, aber Sie haben auch die Option, eine dieser beiden Therapien mit pflanzlichen Antibiotika durchzuführen, die nicht verschreibungspflichtig, wirksamer als Rifaximin und 90 Prozent günstiger sind.

Keine Beerdigung notwendig

Ende des 19. Jahrhunderts beschrieben die europäischen Ärzte Adolf Jarisch und Karl Herxheimer ein Syndrom aus Fieber, Schüttelfrost, Herzrasen, emotionalem Stress und sogar Schock, das sich nach der Verabreichung eines Medikaments entwickelt, das Syphilis-Mikroben tötet, ein Phänomen, das als »Jarisch-Herxheimer-Reaktion« in die Geschichte eingegangen ist. Diese Symptome sind nicht auf das Die-Off (Absterbeeffekt) bei Syphilis beschränkt und können bei der Beseitigung jeder großen Infektion wie Lungenentzündung durch Pneumokokken oder Pyelonephritis (Nierenbeckenentzündung) durch *E. coli* auftreten.

Das Abtöten vieler Billionen schädlicher Mikroben bei SIBO und SIFO zur Kultivierung eines gesunden Darms kann eine milde Form der Jarisch-Herxheimer-Reaktion hervorrufen, die nicht so prägnant oder lebensbedrohlich, aber ebenfalls eine Die-Off-Reaktion ist. Sie stellt eine Form der Endotoxämie dar, die aufgrund der Flut bakterieller und mykotischer Abbauprodukte entsteht, die beim Tod der Mikroben freigesetzt werden und ins Blut gelangen können. Vielleicht erinnern Sie sich an die klinischen Studien, die ich in Kapitel 1 erwähnte, bei denen nicht depressiven Freiwilligen das Endotoxin LPS verabreicht wurde, das bei ihnen umgehend zu depressiven Symptomen führte – die Die-Off-Reaktion, die entsteht, wenn man ungesunde Mikroben tötet, ist sehr ähnlich. Das Abtöten von Mikroben wie *E. coli*, *Klebsiella* oder *Candida albicans*, die SIBO und SIFO verursachen, kann Reaktionen wie Angstzustände, depressive Verstimmungen, Gliederschmerzen, erhöhte Temperatur und Wut hervorrufen.

Sollten Sie im Rahmen Ihrer SIBO- und SIFO-Korrektur solche Phänomene an sich feststellen, ist das kein Grund zur Panik: Es bedeutet, dass Sie mit Erfolg Mikroben vernichten, die überproliferiert haben und Endotoxin abgeben. Schon bald werden sie verschwunden sein, und mit ihnen diese Nebenwirkungen.

Die mikrobielle Die-Off-Reaktion kann eine Herausforderung sein. Aber lassen Sie sich nicht aus Angst davon abhalten, die notwendigen Maßnahmen zu ergreifen, um Ihre Gesundheit zu verbessern. Im weiteren Verlauf des Buches werde ich mehrere Maßnahmen beschreiben, die Sie ergreifen können, um diese Reaktion möglichst zu minimieren.

Sie können auch ein spezielles probiotisches Joghurt herstellen (ich werde Ihnen erklären, wie das geht), den ich SIBO-Joghurt nenne, um SIBO in den Griff zu bekommen (siehe Infotext auf Seite 116.) Unsere Erfahrungen mit diesem Joghurt sind noch neu, aber schon viele Menschen haben ihren hohen H_2-Gehalt im Atem mithilfe dieses Joghurts beheben können, der unter anderem die Mikrobe *Lactobacillus gasseri* enthält - speziell den BNR17-Stamm –, die sich durch ein besonderes Fermentationsverfahren, auf das ich noch eingehen werde, rege vermehrt und im Endprodukt in großer Zahl vorhanden ist. *L. gasseri* ist insofern einzigartig, als es sich im oberen GI-Trakt ansiedelt (wo SIBO auftritt) und bis zu sieben Bacteriocine produziert (Sie erinnern sich: natürliche Antibiotika, die durch Bakterien gebildet werden). *L. gasseri* ist praktisch eine Bacteriocin-Bombe, die natürliche Antibiotika produziert, die gegen viele SIBO-Arten wirksam sind. Dieser SIBO-Joghurt kann einen Beitrag dazu leisten, SIBO rückgängig zu machen, und ist potenziell eine angenehmere, sanftere und köstlichere Methode. Sie müssen sich allerdings bewusst machen, dass unsere Erfahrungen mit den Resultaten noch vorläufig sind. (Ich plane eine klinische Studie, um die Effekte offiziell zu dokumentieren.)

Eine der Hürden, die wir bei der Korrektur von SIBO und SIFO überwinden müssen, ist die Fähigkeit der Bakterien und Pilze, einen schleimartigen Film oder »Biofilm« herzustellen, in dem sie sich verstecken können; sie werden so für die Immunreaktion des menschlichen Körpers unsichtbar und weniger anfällig für pflanzliche oder konventionelle Antibiotika. Es ist daher hilfreich, diesen Biofilm aufzulösen, damit die Antibiotika besser auf die schädlichen Bakterienarten einwirken können. Das Protokoll, das ich in Anhang B beschreibe, enthält als Biofilm-Disruptor N-Acetyl Cystein (NAC), eine Form der Aminosäure Cystein. NAC ist schon seit langem dafür bekannt, bei Mukoviszidose und Lungenentzündung wirksam und sicher zu sein, indem es als Spray inhaliert wird, das den dicken Schleim in den Atemwegen löst. Es ist auch bekannt dafür, den Erfolg von Antibiotika zu erhöhen, die verwendet werden, um einen *Helicobacter-pylori*-Befall im Magen zu behandeln: NAC kann die Wahrscheinlichkeit einer erfolgreichen Beseitigung um etwa 10 Prozent erhöhen, das heißt, die Wahrscheinlichkeit eines Behandlungserfolgs steigt von ca. 60 auf 70 Prozent.

Man sollte NAC als Biofilm-Disruptor aber nur für wenige Tage im Rahmen einer gezielten SIBO-Therapie anwenden. Ich zucke innerlich zusammen, wenn ich höre, dass manche Menschen NAC einnehmen, um ihre kognitive Leistung zu stärken, weil NAC das Gehirn-Antioxidans Glutathion verbessert – während es gleichzeitig die Darmschleimhaut angreift, eine potenziell gefährliche Praxis, die auf lange Sicht schädlich ist (wie auch der Konsum von Emulgatoren wie Polysorbat 80/Carboxymethylzellulose; siehe Kapitel 5).

Das alles klingt zugegebenermaßen ein wenig kompliziert, aber bleiben Sie dran. Ich werde den praktischen Teil des Programms in einfachen Schritten skizzieren. Ein stufenweiser Ansatz, der, wie ich glaube, ganz einfach in die Praxis umgesetzt werden kann. Ich werde zudem alle Details erklären, damit Sie die Logik dieses Ansatzes nachvollziehen können.

SIBO-Joghurt

Sehen wir uns diesen besonderen Joghurt einmal genauer an, der Ihnen helfen wird, SIBO zu beseitigen. Immer mehr Menschen haben mit seiner Hilfe ihren hohen H_2-Spiegel im Atem rückgängig machen können – sie konnten mit dieser Strategie also die wasserstoffbildenden Bakterien aus dem oberen GI-Trakt nach unten verdrängen. Die Ergebnisse sind noch vorläufig und noch nicht in vollem Ausmaß geprüft, aber reden wir an dieser Stelle über die zugrunde liegende Logik; ich glaube, Sie werden erkennen, dass alles Sinn ergibt.

Wie werden konventionelle kommerzielle Probiotika hergestellt? Probiotika-Hersteller entscheiden sich für die eine oder andere Bakterienart aufgrund von Belegen für eine positive Wirkung auf Menschen, beispielsweise eine festere Stuhlkonsistenz nach antibiotikabedingtem Durchfall. Sie wählen jedoch keine Arten, die für die SIBO-Bekämpfung nützlich wären. Erinnern Sie sich auch daran, dass die meisten kommerziellen Probiotika keine expliziten Angaben zu den enthaltenen Bakterienstämmen machen, Sie können also gar nicht wissen, ob die Mikroben überhaupt nützlich sind. (Stämme sind Subtypen von Mikrobenarten; eine Art umfasst also verschiedene Stämme, und verschiedene Stämme derselben Art haben unterschiedliche Merkmale, die in manchen Fällen den Unterschied zwischen Leben und Tod ausmachen können. Ich werde auf das Problem der Stammspezifizität noch näher eingehen.) Aus diesem Grund haben herkömmliche kommerzielle Probiotika im Rahmen einer SIBO-Behandlung und zur Verbesserung der Gesundheit bisher nicht überzeugen können.

Wie wäre es, wenn wir ein eigenes Probiotikum zur Bekämpfung von SIBO herstellen und dafür bestimmte Arten und Stämme verwenden würden, die konkrete nützliche Merkmale aufweisen wie:

- die Fähigkeit, den oberen GI-Trakt zu besiedeln – denn dort leben die SIBO-Arten schließlich
- die Fähigkeit, einen eigenen Biofilm zu bilden, der es ihnen ermöglicht, sich langfristig im oberen GI-Trakt niederzulassen und über einen längeren Zeitraum hinweg mit SIBO-Arten zu interagieren
- die Fähigkeit, Bacteriocine zu produzieren, natürliche Peptid-Antibiotika, die die bei SIBO vorhandenen Enterobacteriaceae-Arten supprimieren oder eliminieren

Überraschenderweise wurde diese relativ naheliegende Strategie bisher noch nicht erforscht. Gehen wir also selbst auf Forschungsreise.

Die Anhänger meines Programms haben die folgenden Arten und Stämme miteinander kombiniert:

1. *Lactobacillus gasseri* (Stamm BNR17), das den oberen GI-Trakt besiedelt und bis zu sieben Bacteriocine bildet
2. *Lactobacillus reuteri* (Stämme DSM 17938 und ATCC PTA 6475), das den oberen GI-Trakt besiedelt, einen Biofilm bildet und mehrere wirkstarke Bacteriocine produziert
3. *Bacillus coagulans* (Stamm GBI-30, 6086), das ebenfalls ein Bacteriocin produziert und bewiesen hat, dass es in

der Lage ist, Symptome des Reizdarmsyndroms zu reduzieren (das, wie Sie sich erinnern werden, praktisch ein Synonym für SIBO ist)

Wir greifen auf jeden Stamm einzeln zurück, weil es keine kombinierte Quelle gibt, und stellen einen Joghurt daraus her (indem wir alle drei Stämme gemeinsam fermentieren). Indem wir den Joghurt auf diese Weise herstellen, erhöhen wir die Bakterienzahl im Vergleich zu der der üblichen Probiotika-Produkte. Dann nehmen wir jeden Tag ca. 125 Gramm von diesem Joghurt zu uns und beobachten den H_2-Gehalt in unserem Atem: Wir messen den Wert am Anfang unseres Programms und dann vier oder mehr Wochen nach dem Joghurtkonsum. Unser Programm dauert länger als eine Behandlung mit herkömmlichen Antibiotika.

Erste Erfahrungen legen nahe, dass der SIBO-Joghurt eine gute Option ist, um H_2-positive SIBO zu beseitigen. Wenn Ihnen mulmig zumute ist, in die Welt der Antibiotika zu tauchen, ob diese nun auf pflanzlicher Basis oder konventionell sind, dann ist dieser Ansatz sicher einen Versuch wert. (Das Rezept findet sich in Teil III). Wie bei jedem Antibiotikum sollten Sie sich auf eine Die-Off-Reaktion einstellen, die mehrere Tage anhalten kann und sich in Form von Angstzuständen, depressiven Verstimmungen, Erschöpfung oder Schlafstörungen äußern kann. Diese Nebenwirkungen spiegeln die Flut toxischer Substanzen wie LPS wider, die aus Ihrem System gespült werden, wenn Sie ungesunde Bakterienarten aus Ihrem GI-Trakt befördern.

Lohnt es sich? Lohnt sich der Aufwand, die emotionale Achterbahnfahrt des mikrobiellen Die-Offs, die körperliche Herausforderung, etwas wiederherzustellen, das einem gesunden Mikrobiom ähnelt? Was ist mit den zusätzlichen Bemühungen, die ich noch besprechen werde, um Supermikroben wie

L. reuteri zu kultivieren, das eine jugendlich straffe Haut wiederherstellen kann, oder *Bacillus coagulans*, das Gelenkschmerzen bei Arthrose verringert und die Muskelerholung nach anstrengender Arbeit oder Sport beschleunigt, weitere Schritte, die wir unternehmen können, um unserem Darm zu einem Neustart zu verhelfen?

Auf jeden Fall. Ein Leben ohne Übergewicht oder Adipositas, ohne Typ-2-Diabetes oder Hypertonie, ohne Reizdarmsyndrom oder Fibromyalgie, ohne die Abhängigkeit von Medikamenten, die Ihnen Ihr Arzt verschreibt, um diese oder jene Krankheit zu »behandeln«, ein Leben mit einem schlanken Körper, einem geringeren Risiko für Krankheiten wie Kolonkrebs, hervorragender Gesundheit, schnellerer Regeneration, besserem Schlaf und mehr Leistungsfähigkeit im Alltag – ist es nicht das, worum es im Leben eigentlich geht? Sobald Sie Dysbiose und SIBO beseitigt haben, können Sie sich faszinierenden Fermentationsprojekten widmen, die Ihnen helfen können, Ihre Hautfalten zu verringern, jugendliche Kraft und Muskulatur wiederherzustellen und Empathie zu kultivieren.

Vergessen Sie nicht die Pilze

Weil so viele Menschen mit SIBO auch SIFO haben – eine Dünndarmfehlbesiedlung durch Pilze – und weil die Beseitigung von SIBO vorübergehend das mikrobielle Gleichgewicht auf eine Weise stören kann, die eine Proliferation von Pilzen begünstigt, lohnt es sich, nicht nur SIBO zu bekämpfen, sondern sich auch um einen eventuell vorhandenen Pilzbefall zu kümmern. Ich persönlich vertrete die Auffassung, dass jede SIBO-Behandlung durch eine SIFO-Behandlung ergänzt werden sollte. Die Anzeichen für einen Pilzbefall, auf den wir im nächsten Kapitel eingehen, sollten Sie zu dieser Maßnahme veranlassen. Bei manchen Menschen ist SIFO ein größeres Problem als SIBO, und in diesen Fällen können konzentriertere antimykotische Maßnahmen erforderlich sein.

Widmen wir uns nun also einer weiteren Klasse von Mikroorganismen, die bei indigenen Völkern zwar vorhanden sind, sich aber bei uns krankhaft vermehrt haben, weil sie – so wie ungesunde Bakterienarten – im GI-Trakt aufgestiegen sind und andere Körperteile befallen haben. Diese Mikroben sind omnipräsent, sie kommen in der Luft, im Wasser, in der Erde und praktisch auf allen Oberflächen vor, auch in allen Ecken und Winkeln des menschlichen Körpers. Und mehrere Arten haben sich weiterentwickelt und besiedeln nun die besondere Umgebung des menschlichen GI-Trakts. Gehen wir nun also auf das Thema Pilze ein.

7

SIFO: IM DICKICHT DES PILZDSCHUNGELS

Bakterien sind mit Abstand die größte Klasse von Mikroben, die in Ihrem GI-Trakt leben. Aber es gibt noch eine andere Gruppe von Mikroorganismen, die zwar ruhig und friedlich bleiben können, aber wie Bakterien proliferieren und Ihren GI-Trakt terrorisieren können: Pilze.

Pilze gibt es überall: in der Luft, im Wasser und in der Erde; auf Oberflächen in Ihrem Haus, auf Küchenutensilien. Nach einem Frühlingsregen können über Nacht Fliegenpilze in Ihrem Garten sprießen, eine sichtbare Form von Pilzen, die unter der Erde leben. Pilze können als Schimmel auf altem Brot oder an den Wänden eines feuchten Kellers in Erscheinung treten. Sie können sie als Champignons im Salat oder als Pfifferlinge in einer pikanten Soße genießen. Und man findet sie in den verschiedensten Ecken, Winkeln und Organen des menschlichen Körpers, von den Atemwegen bis zu den Fingernägeln. Pilze können sich auch im GI-Trakt aufhalten und Mund, Zunge und den gesamten Bereich vom Rachen bis zum Rektum besiedeln. Trotz ihrer Allgegenwärtigkeit machen Pilze normalerweise weniger als ein Prozent aller Mikroben im menschlichen Körper aus.

Bis vor Kurzem dachte man, dass nur wenige Pilzarten im menschlichen GI-Trakt heimisch sind. Wie bei den Bakterien wurde mithilfe neuerer Methoden, die auf Genkarten basieren, eine überraschend große Vielfalt an Pilzarten entdeckt, die den gesamten GI-Trakt besiedeln. Zuletzt wurden beinahe 200 Pilzarten identifiziert – ein »mykotischer Dschungel« bzw. ein komplexes System aus Pilzmikroben im Darm –, die miteinander, mit Bakterien und mit Ihnen interagieren.[120] Pilzmikroorganismen sind hundertmal größer als Bakterien; im Vergleich zu den winzigen Mikroben sind sie Riesen.

Eine Reihe von Pilzarten sind normale Bewohner, sie leben dort seit Ihrer Kindheit, vielleicht sind sie im komplexen Geflecht der GI-Mikroben sogar nützlich. Obwohl die Menge und Spezies individuell verschieden sein können, hat jeder Mensch Pilze im Körper. Wie ihre bakteriellen Nachbarn können Pilze bei einer Störung der normalen mikrobiellen Ordnung im GI-Trakt überproliferieren, aufsteigen, ihre toxischen Nebenprodukte exportieren und sich auf andere Körperteile ausbreiten, wenn sie die Gelegenheit dazu bekommen. Vor allem die Verwendung von Antibiotika ist bekannt dafür, eine Pilzproliferation auszulösen.[121] Hefepilze wie *Candida albicans* und *Candida glabrata* können sich nach einer Antibiotikatherapie mit Azithromycin gegen eine Hals- oder Nebenhöhlenentzündung unentdeckt vermehren. Eine Pilzproliferation kann die unterschiedlichsten Körperstellen betreffen und äußert sich oft als roter, juckender Hautausschlag unter den Armen, am Hals, in der Leiste oder in der Vagina. Eine Pilzproliferation im GI-Trakt wird praktisch immer von solchen äußeren Symptomen begleitet.

Pilze sind bekannt dafür, gefährliche Infektionen von Körperimplantaten wie Knieprothesen, Herzklappen oder Dauerkathetern zu verursachen, und sie greifen vor allem Menschen mit einem geschwächten Immunsystem an. In diesen Fällen hat eine Pilzinfektion verheerende Folgen und macht eine längere Behandlung mit starken Antimykotika erforderlich, die intravenös verabreicht werden müssen. Die Sterblichkeitsrate von Menschen mit einer solchen Pilzinfektion beträgt beinahe erschreckende 30 Prozent, weil Pilze sehr destruktiv sind, wenn sie außer Kontrolle geraten, und weil intravenös verabreichte Antimykotika wie Amphotericin B (das Ärzte als »Amphoterrible« bezeichnen) toxisch sind. Pilzinfektionen darf man also keinesfalls auf die leichte Schulter nehmen.

C. albicans ist der gängigste Pilz im menschlichen Körper und ein Opportunist. Wenn man ihm auch nur den Hauch einer Chance gibt, wird er sich vermehren, einen schützenden Biofilm bilden (das heißt einen Belag aus Schleim und anderen Elementen), und er kann überaus hartnäckige Infektionen verursachen, die sich nur schwer beheben lassen, weil der zähe Biofilm den Organismus für Antimykotika weniger empfänglich macht. Das erklärt zum Beispiel, warum es praktisch unmöglich ist, einen *Candida*-Befall künstlicher Herzklappen oder Hüftprothesen mit Anti-Pilz-Medikamenten zu beseitigen. (Deshalb muss die Prothese fast immer operativ entfernt werden.)

Pilze und Bakterien können auch zusammenarbeiten; eine bakterielle Besiedelung kann einen Pilzbefall begünstigen und umgekehrt. Dieses Phänomen zeigt sich zum Beispiel bei einem Harnwegsinfekt, wenn *Escherichia-coli*-Bakterien in die Blase gelangen und einer Pilzinfektion den Boden bereiten. Eine Lungenentzündung bei Menschen, die auf ein Beatmungsgerät angewiesen sind, kann mit einer *Candida*-Spezies ihren Anfang nehmen, die es *Pseudomonas*-Arten erlaubt, sich anzuschließen.[122] Es gibt auch Fälle, in denen Pilze mit Bakterien wie Streptokokken und Staphylokokken »kollaborieren«, die kombiniert besonders aggressiv sind und vernichtende Infektionen verursachen.[123]

Lassen wir solche schweren Candida-Infektionen außen vor, die im Krankenhaus behandelt werden müssen, und konzentrieren wir uns auf gängigere, mildere Formen einer Fehlbesiedlung durch Pilze. Schließlich kolonisieren Pilzarten Säuglinge normalerweise in den ersten Wochen nach der Geburt und bleiben dann in unterschiedlichem Ausmaß für den Rest des Lebens erhalten. Wie der Tod, Steuern und gelegentlicher Beziehungsstress sind Pilze ein unvermeidlicher Teil des menschlichen Lebens.

Man muss keine Prothese haben, damit Pilze Unheil anrichten können. Pilzspezies, die unseren GI-Trakt und andere Körperteile besetzen, führen ein beschauliches Leben, ohne gesundheitliche Probleme zu bereiten, bis Antibiotika, Cortison, zu viel Zucker, Alkohol oder Magensäureblocker – also dieselben Substanzen, die für die Entstehung von SIBO verantwortlich sind – zu einer Proliferation der Pilze führen.[124] Jede Krankheit, bei der sich die Darmschleimhaut entzündet, wie Dysbiose, SIBO, Morbus Crohn, Colitis ulcerosa und vermutlich auch Reizdarmsyndrom, erschafft Bedingungen, die für die Pilzproliferation günstig sind.

Dies äußert sich in den meisten Fällen als eine Vermehrung von *C. albicans* im Kolon. Um zu entscheiden, ob Pilze friedliche Mitbewohner sind oder zu gesundheitlichen Problemen führen, muss man wissen, ab welcher Menge Pilze ein gesundheitliches Problem verursachen – kein leichtes Unterfangen. Weil etwa die Hälfte aller gesunden Menschen bis zu 10.000 CFU/ml von *C. albicans* im Stuhl hat, wurde eingewendet, dass nur dann von einem Pilzbefall die Rede sein kann, wenn in einer Stuhlprobe über 100.000 CFU/ml nachweisbar sind (CFU steht für »colony-forming units« oder »koloniebildende Einheiten« und stellt die Zahl der lebenden Mikroorganismen in einer Probe dar). Diese oder ähnliche Messungen werden berichtet, wenn man eine Stuhlprobe untersuchen lässt. Solche Messungen sind allerdings fragwürdig, weil unklar ist, ob die Anzahl der Pilze, die sich bei gesunden Menschen nachweisen lassen, ein verlässlicher Maßstab ist, weil »normale« Menschen im 21. Jahrhundert kein wirklich gesundes Mikrobiom mehr haben. Pilze können wie schädliche Bakterien aufsteigen und den gesamten GI-Trakt besiedeln. Wenn eine Probe des Inhalts des oberen GI-Trakts untersucht wird, beispielsweise Flüssigkeit aus dem Zwölffingerdarm, die durch eine Endoskopie entnommen wird, wird normalerweise ein Referenzwert über 1.000 CFU/ml (viel weniger, als man im Stuhl erwartet) verwendet, um eine Dünndarmfehlbesiedlung durch Pilze zu identifizieren.[125]

Der gewohnheitsmäßige Überkonsum von Zucker – ein Phänomen, das erst in den letzten 100 Jahren aufgetreten ist – ist ein besonders gängiger Faktor, der Pilzarten einlädt, sich zu vermehren und im GI-Trakt aufzusteigen. Pilzspezies sind begeisterte Konsumenten von Zucker, der ihnen in Form von Erfrischungsgetränken, Fruchtsäften, Süßigkeiten und Frühstücksflocken zugeführt wird und sie gedeihen lässt. Ja, das Spar-Menü bestehend aus Hamburger, Pommes frites und einem halben Liter Limonade ist eine offene Einladung zur Pilzproliferation, ebenso auch das kohlenhydratreiche Frühstück mit süßem Müsli und Orangensaft. Pilze gedeihen auch bei Menschen, die viel Zucker im Blut und Gewebe haben, und das erklärt, warum Diabetiker oft unter Pilzinfektionen leiden; bei Menschen, die insgesamt zu viel Zucker im Körper haben, sind nicht selten verschiedene Bereiche von Pilzinfektionen betroffen. Diabetiker und krankhaft Übergewichtige haben außerdem andere Pilze als schlanke Nichtdiabetiker.[126] Je schlechter die Kontrolle des Blutzuckers, umso höher der Zuckerspiegel im Blut und Gewebe, umso mehr gerät das Körpergewicht außer Kontrolle, und umso umfassender und problematischer ist die Pilzinfektion.[127] Wenn man einen hohen Zuckerkonsum mit einer Störung der Bakterienpopulation kombiniert, ist die Wahrscheinlichkeit sehr hoch, dass Pilze das Mikrobiom in Chaos versetzen.

Gleich und Gleich gesellt sich gern

Wie schon erläutert ist die bakterielle Dünndarmfehlbesiedlung, SIBO, ein überraschend gängiges Phänomen. Vielleicht gehen Sie regelmäßig zu Ihrem Hausarzt, unterziehen sich im Abstand von einigen Jahren einer Darmspiegelung, lassen einen Pap-Abstrich machen und kontrollieren Ihren Blutdruck, um gängige Krankheiten wie präkanzeröse Polypen, Gebärmutterhalskrebs und Hypertonie rechtzeitig zu erkennen. So gängig diese Krankheiten sein mögen, SIBO ist viel gängiger als Kolonkrebs, Gebärmutterhalskrebs oder Hypertonie zusammen. Aber ich wäre sehr überrascht, wenn Ihr Arzt Sie auf SIBO untersuchen würde – selbst wenn Sie Krankheiten wie IBS oder Fibromyalgie haben, die praktisch Synonyme für SIBO sind, und selbst wenn Sie über Symptome wie Blähungen, akuten Stuhldrang oder unruhige Beine klagen. Vielleicht haben Sie sich einer Darmspiegelung unterzogen, ohne dass eine Fehlbesiedlung durch Bakterien oder Pilze erwähnt wurde, weil diese Zustände nicht mit einem Endoskop erkannt werden können. Aber sie sind überall, direkt unter der Nase Ihres arglosen Arztes.

So wie die Identifikation von SIBO in der konventionellen Gesundheitsversorgung sträflich vernachlässigt wird, wird auch SIFO ignoriert. Es ist sehr selten, dass ein schulmedizinisch ausgebildeter Hausarzt den Verdacht hat, dass Ekzeme, Abgeschlagenheit, Gelenkschmerzen oder sogar kognitive Beeinträchtigungen auf einen Pilzbefall des GI-Trakts zurückgeführt werden können. Obwohl SIFO nicht so weitverbreitet ist wie SIBO, gibt es vermutlich immer noch Dutzende Millionen Menschen, die nicht wissen, dass sie an dieser Krankheit leiden, die sich auf vielfältige Weise äußert.

Es kann knifflig, oft unmöglich sein, allein auf Grundlage der Symptome zwischen einer bakteriellen und einer mykotischen Fehlbesiedlung zu unterscheiden, weil sich die Wirkungen der beiden Mikrobenklassen überschneiden, obwohl deutlich mehr Bakterien vorhanden sind. In einer vor kurzem durchgeführten Studie über Patienten mit Bauchschmerzen unbekannter Ursache bestand bei vorliegendem SIBO eine 36-prozentige Wahrscheinlichkeit, dass auch SIFO vorlag, und eine weitere 24-prozentige Wahrscheinlichkeit, dass ausschließlich SIFO für die Symptome verantwortlich war.[128] Wie Sie sich vorstellen können, ist das Potenzial für den gesundheitlichen Schaden des menschlichen Wirtes beachtlich, wenn SIBO *und* SIFO vorliegen – dann hat man es mit Horden von Bakterien und Pilzen zu tun, die sich über die gesamten 10 Meter des GI-Trakts ausgebreitet haben, sich fortwährend vermehren, sterben und in schwindelerregendem Tempo ihre toxischen Nebenprodukte freisetzen. Es ist auch oft nicht klar, ob der Pilzbefall die Ursache oder die Wirkung einer Krankheit ist. Ungeachtet dieser Henne-Ei-Problematik kann eine übermäßige Proliferation von Pilzen, für sich genommen oder in Kombination mit SIBO, zu erheblichen gesundheitlichen Problemen führen.

Eine Fehlbesiedlung durch Pilze hat oft dieselben Symptome und gesundheitlichen Konsequenzen wie SIBO, zum Beispiel:

- **Hautausschläge**, vor allem atopische Dermatitis und Ekzeme, die nicht oder nur unzureichend auf Cortisonsalben und andere Behandlungsmaßnahmen ansprechen.
- **Allergien** der Haut, Atemwege, Nebenhöhlen und anderer Schleimhäute, die unter anderem auf die Freisetzung von Pilzproteinen zurückgeführt werden können.
- **Auslösung oder Verschlimmerung von Autoimmunerkrankungen**; bei Kindern mit Typ-1-Diabetes ist die Wahrscheinlichkeit einer Darmbesiedlung durch Pilze beispielsweise viel wahrscheinlicher.
- **Bauchschmerzen, Blähungen und Durchfall**; diese Symptome ähneln dem Reizdarmsyndrom.
- **Abgeschlagenheit, Stimmungsschwankungen**; wenn Sie grundlos erschöpft sind oder starken Stimmungsschwankungen unterliegen, die spontan auftreten oder keinem Muster folgen, sind dies Gründe, einen Pilzbefall zu vermuten.[129]

Heißhunger auf Süßes, ein ständiges unstillbares Bedürfnis nach Süßigkeiten in jeder Form, ist ein weiteres kurioses und typisches Symptom von SIFO. Weil sich Pilze von Zucker ernähren, den sie entweder über die Ernährung oder das Körpergewebe (wie bei Diabetes) beziehen, muss man sich wundern: Wie schaffen es Pilze, menschliches Verhalten so zu steuern, dass es ihren eigenen Zwecken dienlich ist? Ein unheimlicher und zugleich faszinierender Gedanke.

Wenn diese SIFO-Zeichen vorhanden sind, kann man entweder Strategien anwenden, um die Pilzpopulationen zu verringern, oder man gibt eine Stuhlprobe ab, um herauszufinden, ob ein übermäßiger Pilzbefall vorliegt (siehe Anhang A für Testoptionen).

Pilze, die im GI-Trakt proliferieren, sind destruktive Bewohner, die aggressiv die schützende Mukusschicht zersetzen und die Darmzellen beschädigen.[130] Wie bei SIBO sind die vollständigen Implikationen von SIFO nicht auf die Pilze selbst begrenzt. Pilze geben auch toxische Komponenten ihrer

Zellwände (wie Beta-Glucans) ins Blut ab, ein Prozess, der der bakteriellen Endotoxämie bei SIBO ähnelt. Bei Krankheiten wie Lupus oder Colitis ulcerosa hat sich dieses Phänomen als wichtig herausgestellt.[131] Man begreift langsam, dass die gängige Kombination aus SIBO und SIFO einen Tsunami toxischer Abbauprodukte im System entfesselt, von denen viele ins Blut gelangen und entzündliche Wirkungen in entlegene Organe exportieren. Dieser Sturm aus Toxinen erklärt, wie sich eine Überproliferation von Bakterien und Pilzen im GI-Trakt als Rosacea und Juckreiz auf der Haut, als fibromyalgische Schmerzen im Bewegungsapparat und als Alzheimer-Demenz im Gehirn äußert.

Pilze, die den GI-Trakt und andere Körperregionen besiedeln, sind in der Regel schwerer zu beseitigen als Bakterien, weil sie eine außergewöhnliche Resistenz entwickeln können. Sie sind schließlich von der Natur aus dafür geschaffen, in extremen Umgebungen zu überleben, auf der Unterseite von Steinen in einem Fluss und in den Silikonfugen Ihrer Duschkabine. Pilze haben die Fähigkeit, Sporen und Biofilme zu bilden, die sie gegen antimykotische Wirkstoffe resistent machen, und sie können zwischen einzelligen Formen und Gemeinschaften aus hyphalen (strangartigen) Formen wechseln, die sich aggressiver ausbreiten. Um Pilzpopulationen zu verringern, müssen wir ihnen ein Schnippchen schlagen, indem wir mehrere Wirkstoffe gleichzeitig einsetzen, und zwar über einen Zeitraum von mehreren Wochen oder sogar Monaten – also deutlich länger als unser Kampf gegen SIBO. Zum Glück ist die neueste Generation von wirksamen Antimykotika schonend und preisgünstig, sodass sie relativ leicht zugängliche Heilmittel sind, um SIFO in den Griff zu bekommen.

So wie Bakterien, und nicht nur ihre Nebenprodukte, die Grenzen des GI-Trakts überwinden und sich in anderen Organen niederlassen können, können auch Pilze ihr Habitat wechseln – man entdeckt sie mittlerweile an völlig unerwarteten Orten, auf der Haut, in den Atemwegen, in der Vagina und sogar in der Rückenmarks- und Gehirnflüssigkeit. Mund und Nebenhöhlen sind voll mit Pilzen. Aber wann verwandelt sich ein harmloser Mitbewohner in einen Krankheitserreger, der auch das Gehirn befallen kann?

STURM IM GEHIRN

Eines der verstörendsten Beispiele für Pilzbefall beim Menschen stammt aus den Beobachtungen von Pilzen, die im menschlichen Gehirn entdeckt wurden. Untersuchungen von Dr. Ruth Alonso und Kollegen an der Autonomen Universität von Madrid haben gezeigt, dass die Gehirne junger Menschen, die bei Autounfällen und anderen traumatischen Ereignissen ums Leben kamen, frei von Pilzen waren. Die Gehirne älterer Personen ohne Hinweis auf Demenz offenbarten einen moderaten Pilzbefall. Die Gehirne von Demenzkranken wiesen dichte Pilzpopulationen auf, die sich auf das gesamte Gehirn ausgebreitet hatten. Wenn man das Blut und die Rückenmarksflüssigkeit Betroffener untersucht, wird man eine hohe Konzentration von Pilzproteinen und Pilz-DNA feststellen. Wenn man eine kleine Menge Pilze ins Blut einer Maus spritzt, wird sie alle Anzeichen von Demenz im Gehirn entwickeln.[132]

Machen wir weiter mit unserem Pilzpuzzle. Die Alzheimer-Forschung hat sich auf die Beta-Amyloid-Plaque konzentriert, die sich im Gehirn einer betroffenen Person akkumuliert. Pharmakonzerne haben daher Medikamente entwickelt, die die Bildung von Beta-Amyloid-Plaque hemmen. Wenn diese Medikamente menschlichen Subjekten verabreicht werden, wird die Plaque zwar reduziert, das Fortschreiten der Demenz aber *beschleunigt*, wobei das Gedächtnis und andere kognitive Fähigkeiten schneller abbauen als ohne die Einnahme des Medikaments. Es ist also klar geworden, dass die Hemmung der Akkumulation von Beta-Amyloid-Plaque nicht die Lösung für Alzheimer-Demenz ist.

Wenn wir diese Phänomene neu interpretieren, können wir mutmaßen, dass Beta-Amyloid-Plaque mit größerer Wahrscheinlichkeit eine *Reaktion* auf und nicht die Ursache von Demenz ist, eine Erkenntnis, die dazu geführt hat, diese Theorie und Jahrzehnte der Arbeit zu verwerfen. Neuere Forschung durch ein Team am Bostoner Massachusetts General Hospital und der Boston University deckte auf, dass Beta-Amyloid-Plaque starke antimykotische Eigenschaften hat – könnte die Akkumulation von Beta-Amyloid-Plaque also eine körperliche *Reaktion* auf einen Pilzbefall des Gehirns sein? Besteht die Lösung für Demenz darin, den Ursprung des Pilzbefalls zu behandeln (vorzugsweise möglichst früh)?[133]

Unabhängig von Alzheimer-Demenz gibt es mittlerweile neue Hinweise auf eine Verbindung zwischen einem Pilzbefall des GI-Trakts und des Gehirns und multipler Sklerose und amytropher Lateralsklerose (ALS). Es gibt sogar erste Berichte einer Remission von multipler Sklerose nach einer Stuhltransplantation – womit wir wieder bei der Macht des Normalen wären.[134] Warum sollte sich eine Krankheit zurückbilden, die das Zentralnervensystem betrifft, nachdem sich die Darmflora verändert hat? Pilze sind überall, bei vielen von uns auch im Gehirn.

Aber woher stammen diese Pilze eigentlich? Gibt es einen zentralen Ursprung, auf den die Pilzarten zurückgeführt werden können, die Haut, Intimbereich, Nebenhöhlen, Kopfhaut, Atemwege, Mund- und Rachenraum und Gehirn besiedeln? Während diese Probleme erst langsam differenziert werden, tippe ich angesichts der ersten positiven Erfahrungen mit Stuhltransplantationen auf den GI-Trakt. Das ruft einige unappetitliche Fragen hervor, beispielsweise wie und warum Pilze es schaffen, aus dem GI-Trakt in andere Körperregionen zu gelangen. Wir wissen zum Beispiel, dass Lebensmittel oder probiotische Nahrungsergänzungsmittel mit Milchsäurebakterien (*Lactobacillus*) nach dem Verzehr die Vagina erreichen und dort einen Pilzbefall verringern können.[135] Aber wie? Wie kommen die oral zugeführten Milchsäurebakterien über den GI-Trakt in die Vagina? Diese beiden Bereiche sind angrenzend, aber nicht direkt miteinander verbunden. Ich halte es für durchaus vorstellbar, dass im Darm lebende Mikroben durch Darmbewegungen nach außen gelangen und sich von dort verbreiten. Angesichts der neuen Erkenntnis, dass sich Pilze in verschiedenen Organen wie dem Gehirn niederlassen können, ist es durchaus möglich, dass sie sich verbreiten, indem sie den GI-Trakt durch die Darmwand verlassen und über das Blut in andere Organe gelangen. Das scheint eine faktische Gewissheit zu sein.

Das würde bedeuten, dass Pilze, die den oberen und unteren GI-Akt viele Jahre zuvor besiedelt haben, einen Pilzbefall im Gehirn vorbereiten, der sich in Form von Demenz und anderen neurodegenerativen Erkrankungen manifestiert. Könnte die Beseitigung eines Pilzbefalls im Darm ein Schlüssel sein, um kognitiven Abbau, Gedächtnisverlust und Unselbstständigkeit bei Alzheimer oder den progressiven körperlichen Verfall bei multipler Sklerose zu verhindern? Es wird auf jeden Fall mehr Forschung erforderlich sein, aber ich bin zuversichtlich, dass dieser Forschungszweig zu spannenden Lösungen führen wird.

Den wuchernden Dschungel zurückdrängen

Das Programm in Teil IV dieses Buches enthält sichere und wirksame Strategien, die einer Fehlbesiedlung durch Pilzspezies vorbeugen. Wenn jedoch bereits ein Pilzbefall vorliegt, können Sie eine Reihe pflanzlicher und probiotischer Präparate mit antimykotischer Wirkung verwenden. Es gibt natürlich verschreibungspflichtige Antimykotika, die Pilze töten. Ich werde mich jedoch auf Wirkstoffe konzentrieren, für die kein Rezept nötig ist, die relativ gut verträglich sind und über die gesamte Länge des GI-Trakts wirken. Das wird übrigens zu den größten Herausforderungen zählen: sicherzustellen, dass die Mittel, die wir verwenden, ihre Wirkung nicht nur im Magen und Zwölffingerdarm entfalten, sondern auch 6 Meter tiefer im Ileum und Kolon. Wir verwenden daher natürliche Substanzen, die mit größerer Wahrscheinlichkeit die Pilzpopulation im gesamten GI-Trakt reduzieren. Ich werde in Teil IV beschreiben, wie Sie Substanzen wählen, die für Sie geeignet sind. Hier ein kurzer Überblick.

Curcumin

Curcumin ist ein Bestandteil des Gewürzes Kurkuma und eine gute Option, weil es (selbst in sehr hoher Dosis) gut verträglich ist und gegen viele Pilzarten wirkt. Weil es minimal vom Körper resorbiert wird, bleiben etwa 99 Prozent der zugeführten Menge im GI-Trakt, wo Curcumin seine antimykotische Wirkung entfalten kann, bevor es über den Stuhl ausgeschieden wird. Ironischerweise wurden intensive Anstrengungen unternommen, die Resorption von Curcumin zu erhöhen, indem Zutaten wie Piperin (ein Alkaloid in schwarzem Pfeffer) und Bioperin (ein Extrakt von schwarzem Pfeffer) hinzugefügt oder Nanopartikel oder Liposome von Curcumin kreiert wurden. Weil es bei uns um die Bekämpfung eines Pilzbefalls geht, *streben wir keine Resorption an*, sondern wollen, dass das Curcumin im GI-Trakt bleibt. Wir suchen daher nach Präparaten, aufgelistet in Anhang A, die *keine* Zutaten enthalten, welche die Resorption erhöhen.

Eine schlechte Resorption führte auch dazu, dass Kritiker Curcumin in der Vergangenheit nicht ernst genommen haben, weil eine orale Einnahme bei pilz- oder bakterienbedingten Haut- oder Harnwegsinfekten nicht hilfreich ist. Aber diese Kritiker erkannten nicht, dass die schlechte Resorption vielleicht der Grund dafür ist, dass Curcumin ein so wunderbarer intraintestinaler antimikrobieller Wirkstoff ist, und warum Curcumin nachweislich Krankheiten wie Colitis ulcerosa in Remission bringt und Symptome des Reizdarmsyndroms lindert, obwohl es nur minimal resorbiert wird.[136] Die vielen Menschen, bei denen sich chronisch-entzündliche Erkrankungen wie Kniearthrose und Hautausschläge bessern, behandeln wahrscheinlich unwissentlich eine vorhandene SIBO und SIFO, mögliche Ursachen für ihre Erkrankungen, auch wenn sie Formen von Curcumin einnehmen, die nur minimal oder überhaupt nicht vom Körper resorbiert werden.

Weil Curcumin antibakterielle und antimykotische Eigenschaften besitzt, sollte man es nicht dauerhaft einnehmen. Nehmen Sie es nur in der Zeit, in der Sie daran arbeiten, die Pilzpopulation zu verringern – es geht dabei nicht um eine vollständige *Ausmerzung*, sondern um die Wiederherstellung eines gesunden, ausgewogenen Verhältnisses zwischen Pilzen und Bakterien im GI-Trakt.

Verstehen Sie Curcumin?

Lösen Sie das folgende kleine Rätsel, und Sie gewinnen vielleicht eine interessante gesundheitliche Erkenntnis.

Oral eingenommen wird fast gar kein Curcumin resorbiert. Wenn man zum Beispiel 100 mg einnimmt, scheidet man annähernd 99 mg über den Stuhl wieder aus. Die winzige Menge, die resorbiert wird, wird schnell von der Leber verarbeitet und dem GI-Trakt wiederzugeführt, um über den Stuhl ausgeschieden zu werden. Wenn 99 Prozent des oral aufgenommenen Curcumins durch das System laufen, ohne resorbiert zu werden, wie lassen sich dann so prägnante Auswirkungen wie die Verringerung von Entzündungsmarkern im Blut oder der Rückgang von Schmerzen und Schwellungen bei Arthrose erklären? Angesichts einer Reihe klinischer Versuche, die die Wirkungen von Curcumin analysieren, besteht wenig Zweifel, dass es tatsächlich solche entzündungshemmenden Wirkungen hat.[137]

Aber warum? Wie können die Schwellung und der Schmerz zum Beispiel bei Kniearthrose durch ein Agens verringert werden, das es nie aus dem GI-Trakt schafft und daher nicht im Kniegelenk wirken kann? Manche spekulieren, dass ein Metabolit von Curcumin ins Blut gelangt, aber es bleibt genau das: eine Spekulation.

Ich möchte eine weitere Spekulation äußern, die meiner Meinung nach mehr Sinn ergibt: Curcumin übt seine entzündungshemmende Wirkung nicht aus, indem es das Blut verlässt und ins Knie, in die Leber oder ein anderes Organ eindringt, und es entfaltet seine nützliche Wirkung auch nicht über einen Metaboliten. Vielmehr bleibt Curcumin im GI-Trakt und übt dort eine antibakterielle und antimykotische Wirkung bei Menschen mit Dysbiose, SIBO und SIFO aus, die die mit diesen Erkrankungen verbundene Endotoxämie verringert und damit im gesamten Körper vorliegende Entzündungen lindert. Wir wissen zum Beispiel, dass Curcumin eine moderate antibakterielle und antimykotische Wirkung im GI-Trakt entfaltet. Curcumin hat im Darm auch andere positive Wirkungen: Es stärkt die Darmbarriere, indem es die Aktivität des LPS-entgiftenden Enzyms alkalische Phosphatase verdoppelt; so bleibt die Integrität der Darmschleimhaut erhalten, die »Durchlässigkeit« der Darmzellen nimmt ab und die Produktion von Peptiden mit antimikrobiellen Eigenschaften nimmt zu.[138] Mit anderen Worten: Die positive Wirkung von Curcumin auf Knie, Hüfte oder Haut ist darauf zurückzuführen, dass es die durch Bakterien und Pilze ausgelöste Endotoxämie verringert, die eine Entzündung dieser Körperteile verursacht.

Sie könnten die Einnahme von Curcumin als therapeutischen Test betrachten: Wenn Sie gut auf Curcumin ansprechen, bedeutet das wahrscheinlich, dass Sie die Endotoxämie von SIBO und/oder SIFO verringert haben, die der Auslöser für die Entzündungsreaktion war. Das bedeutet auch, dass Sie diesen Zustand behandeln müssen, um die Konsequenzen der Entzündung und Fehlbesiedlung durch Bakterien und Pilze vollständig zu beheben; die Einnahme von Curcumin reicht in diesem Zusammenhang nicht aus.

Die Forschung wird in Zukunft vielleicht zu Modifikationen von Curcumin oder Curcumin-Metaboliten führen, um die Wirksamkeit zu erhöhen, aber wir werden seine schlechte Resorption verwenden, um seine Wirkungen auf den Darm zu unserem Vorteil zu nutzen. Curcumin ist eine Komponente, die in meinem Darm-Programm vorkommt; wir werden in Teil IV näher darauf eingehen.

Berberin

Es hat sich gezeigt, dass der traditionelle chinesische Pflanzenextrakt Berberin eine Reihe gesundheitlicher Vorteile mit sich bringt, unter anderem senkt es den Blutzucker und Entzündungsmarker. Aber wie Curcumin wird auch Berberin schlecht resorbiert, und durch die orale Zufuhr steigt seine Konzentration im Blut nur geringfügig an. Mit anderen Worten: Die vernachlässigbare Resorptionsrate von Berberin legt nahe, dass es eine Wirkung auf die Darmflora und/oder Darmbarriere hat, die möglicherweise erklärt, warum es einen solch überdimensionalen Nutzen bietet – nicht durch Resorption. Wie Curcumin hat Berberin eine antibiotische Wirkung auf gängige SIBO-Arten wie Staphylokokken, Streptokokken, Salmonellen, *Klebsiella* und *Pseudomonas* und eine antimykotische Wirkung auf SIFO-Arten wie *C. albicans*. Berberin erhöht auch die *Akkermansia*-Population, stärkt die Darmbarriere, erhöht die Butyrat-Produktion und verringert das Ausmaß bakterieller Endotoxämie.[139] Berberin kann daher hilfreich sein, wenn man SIBO und SIFO bekämpft, und kommt folglich im Rahmen unserer Therapie mit pflanzlichen Antibiotika zum Einsatz. Angesichts seiner antibiotischen Wirkung ist es wie bei Curcumin unklar, ob die Einnahme von Berberin außerhalb einer SIBO-/SIFO-Behandlung gesundheitlich unbedenklich ist.

Essenzielle Öle

Essenzielle Öle sind konzentrierte Phytochemikalien, die aus Pflanzen gewonnen werden und für die unterschiedlichsten Anwendungen beliebt geworden sind. Wir konzentrieren uns auf essenzielle Öle, die aus Kräutern und Gewürzen gewonnen werden, deren Verzehr nachweislich gesundheitlich unbedenklich ist, beispielsweise Zimt. Weil ich über die Jahre viele hanebüchene Behauptungen über die Wirksamkeit essenzieller Öle gehört habe, war ich zunächst skeptisch. Aber die Wissenschaft hat sich weiterentwickelt und zeigt, dass essenzielle Öle zu den stärksten antimykotischen Wirkstoffen gehören, die es gibt.

Essenzielle Öle enthalten eine Mischung aus natürlich auftretenden Terpenen und Terpenoiden (natürliche Pflanzenstoffe) mit einzigartigen Düften, die für viele Wirkungen verantwortlich sind. Das bereits erwähnte Curcumin ist reich an Terpenen. Außerdem sind essenzielle Öle fettlöslich und dadurch in der Lage, die Zellwände von Pilzen zu durchdringen. Sie greifen auch den Biofilm an, den Pilze erschaffen, um sich selbst zu schützen. Diese Wirkungskombination bedeutet, dass essenzielle Öle zu den effektivsten und zugänglichsten Substanzen zählen, die uns in unserem Kampf gegen Pilze zur Verfügung stehen.

Zu den wirksamsten verzehrbaren essenziellen Ölen gehören Zimtrinde, Nelke, Oregano und Pfefferminz. Zumindest in experimentellen Settings haben sich diese Öle als stärkere antimykotische Agenzien erwiesen als die konventionellen Antimykotika Amphotericin B und Fluconazol. Zimtöl hat die stärkste antimykotische Wirkung, während Nelkenöl reich an Eugenol ist, einer Substanz, die die schützenden Mukusbarriere des Darms verdickt – und auf diese Weise die Heilung des Darms unterstützt. Die essenziellen Öle können in kleiner Menge nützlich sein, zum Beispiel 1 bis 6 Tropfen (ungefähr 33–200 Mikrogramm) verdünnt in einem Esslöffel Oliven-, Avocado-, Fisch- oder einem anderen gesunden Öl (nur Öl, kein Wasser). (In Teil IV beschreibe ich, wie man klein anfängt und die Dosis allmählich steigert, um Nebenwirkungen zu minimieren.) Weil sie auch ätzend sein und die empfindliche Mund- und Darmschleimhaut angreifen können, dürfen essenzielle Öle *nie* unverdünnt eingenommen werden. Lösen Sie eine sehr kleine Menge in Speiseöl auf. Diese essenziellen Öle eignen sich weder für die Behandlung einer systemischen Infektion noch wurden sie für eine vaginale Anwendung ausreichend getestet.[140]

Saccharomyces boulardii

Die Pilzart *Saccharomyces boulardii*, eine Varietät von *Saccharomyces cerevisiae*, die für die Herstellung von Wein, Brot und Bier verwendet wird, ist als Probiotikum in Kapselform erhältlich und hemmt das Wachstum von Pilzen im Darm, indem sie mit ihnen konkurriert. 5 Milliarden koloniebildende Einheiten (CFU) pro Tag sind die Dosis, die am häufigsten verwendet wird. *S. boulardii* besiedelt den GI-Trakt nicht und ist nach wenigen Tagen wieder verschwunden, aber seine Anwesenheit wirkt einer Proliferation anderer Pilzarten entgegen.[141]

Bakterielle Probiotika

Obwohl die genaue Zusammensetzung des idealen Probiotikums zur Unterdrückung von *Candida* noch nicht definiert worden ist, gibt es mehrere Präparate, die diesen Pilz nachweislich verringern. Die Ergebnisse entwickeln sich langsam, teilweise ist die Anwendung eines Probiotikums über ein Jahr hinweg erforderlich. *Lactobacillus*-Arten, Stämme des *Lactobacillus rhamnosus*, vor allem der GG-Stamm, könnten gegen *Candida* besonders wirksam sein.[142]

Von den natürlichen Antibiotika auf pflanzlicher Basis, die wir im Kampf gegen SIBO verwenden, haben CandiBactin-AR und CandiBactin-BR eine gewisse antimykotische Wirkung, weil sie Oregano-Öl bzw. Berberin enthalten. Die Kombination aus FC-Cidal und Dysbiocide enthält Carvacrol, das in Oregano, Thymian und Dill vorkommt und ebenfalls eine gewisse antimykotische Wirkung hat. (Mehr hierzu in Kapitel 8, in dem ich genau darlegen werde, wie wir SIBO und SIFO in den Griff bekommen.)

Obwohl Pilze meistens in deutlich geringerer Zahl vorhanden sind als Bakterien, lassen sie sich schwer bekämpfen und erfordern normalerweise mehr als einen Wirkstoff, der über einen längeren Zeitraum hinweg eingenommen werden muss, normalerweise für vier Wochen oder länger. Bei einem gemeinsamen Auftreten von SIBO und SIFO ist es nicht selten, die SIBO-Komponente zwei Wochen mit einem pflanzlichen Antibiotikum zu behandeln, gefolgt von vier bis acht Wochen SIFO-Therapie mit einem Antimykotikum, um Hautausschläge, Heißhunger auf Süßes usw. zu lindern und vielleicht sogar das langfristige Risiko für Alzheimer-Demenz zu verringern.

Viele Menschen beschreiben eine Konstellation aus Abgeschlagenheit, erhöhter Temperatur und Unwohlsein, wenn sie ihren Pilzbefall behandeln. Diese Wirkungen sind vermutlich darauf zurückzuführen, dass durch das Absterben der Pilze ihre toxischen Komponenten freigesetzt werden. Dieses Phänomen scheint immer einzutreten, ganz gleich welche Antimykotika man verwendet, und kann daher nicht als Nebenwirkung eines bestimmten

Wirkstoffs gelten, sondern als Folge des mykotischen Die-Offs. Sollten Sie sich entschließen, mit einem SIFO-Programm fortzufahren, werde ich Ihnen eine Methode vorstellen, um solche Die-Off-Effekte zu verringern. Wir gehen langfristig und langsam vor, fangen mit einem Antimykotikum an und steigern uns, bis wir schließlich drei Wirkstoffe gleichzeitig nehmen, um zu verhindern, dass die Pilze eine Resistenz entwickeln. Von allen Maßnahmen, die wir ergreifen, um ein gesundes Mikrobiom wiederherzustellen, könnte die Verringerung der Pilzpopulation der schwierigste Schritt sein.

Ich fordere jeden dazu auf, der in den SIBO-Kampf zieht, mehrere Taktiken anzuwenden, um das Wachstum von Pilzen zu unterbinden, weil die Dezimierung der Bakterienpopulationen, die ein notwendiger Aspekt der SIBO-Behandlung ist, manchmal einen Pilzbefall begünstigt. Wenn Sie bereits Anstrengungen unternommen haben, SIBO zu bekämpfen, und damit nur teilweise erfolgreich waren, sollten Sie einen Pilzbefall in Erwägung ziehen. Um Gewissheit zu erlangen und das Vorliegen von *Candida* oder anderen Pilzarten zu bestätigen, können Sie die in Anhang A aufgeführten Labordienste in Anspruch nehmen und eine Stuhlprobe abgeben. Je mehr Zeit vergeht und je mehr Erfahrungen ich mit diesen Problemen gesammelt habe, umso mehr komme ich zu der Schlussfolgerung, dass man zu Beginn eines SIBO-Programms immer Anstrengungen unternehmen sollte, nicht nur die Bakterien-, sondern auch die Pilzpopulation zu verringern. Weil die antimykotischen Agenzien, die heute verfügbar sind, gesundheitlich relativ unbedenklich und leicht zugänglich sind und weil der Kampf gegen SIBO manchmal zu einer Pilzproliferation führt, halte ich es für ratsam, immer auch Antimykotika zu nehmen, wenn man gegen SIBO vorgeht.

Angesichts der vielen Aspekte, die man berücksichtigen muss, scheint es ziemlich kompliziert zu sein, sein Mikrobiom wieder in den Griff zu bekommen. Wollen Sie zeigen, was Sie in *Neustart für den Darm* bereits gelernt haben? Dann gehen Sie zu Ihrem Hausarzt und verwickeln Sie ihn in ein Gespräch über Wasserstoff-Atemtests, das intraintestinale antimykotische Potenzial von Curcumin oder das in Nelkenöl enthaltene Eugenol und seine Wirkung auf die Darmbarriere. Wenn Ihr Arzt Sie verständnislos ansieht, unzusammenhängende Antworten stammelt oder etwas sagt wie »Oh, haben Sie wieder bei Dr. Google recherchiert?«, dann wissen Sie, wie weit Sie bereits auf Ihrer Reise durch Ihr Mikrobiom gekommen sind.

8 BEZWINGUNG DER FRANKENWAMPE: SIBO UND SIFO BEHANDELN

Keine wütenden Bauern werden hier ihre Mistgabeln zücken, um dieses Monster zu bezwingen. Wir werden allerdings konkrete Schritte einleiten, um der extrem lähmenden SIBO- und SIFO-Epidemie Herr zu werden, damit wir unsere Gesundheit, unser Gewicht und unser Älterwerden in den Griff bekommen. In diesem Kapitel werde ich die Logik hinter meinem Konzept beschreiben und erklären, mit welchen Maßnahmen wir SIBO und SIFO behandeln werden. (Die genauen Vorgehensweisen finden sich in Anhang B.)

Es ist eine Tatsache, dass praktisch jeder, der ein modernes Leben führt, eine mehr oder minder stark ausgeprägte Dysbiose hat. Wie viele von uns können schon behaupten, nie ein Antibiotikum genommen, nie mit Aspartam gesüßte Diätlimonade getrunken oder emulgatorhaltige Eiscreme gegessen zu haben? Wie viele von uns können immer noch von sich behaupten, normalgewichtig zu sein und niemals entzündungshemmende Schmerzmittel geschluckt zu haben? Die Zusammensetzung der Darmflora hat sich gesellschaftsübergreifend gewaltig verändert. Aber wenn Sie zu den Menschen gehören – und im Durchschnitt betrifft es jede dritte Person –, die Anzeichen für eine ernstere Störung der Zusammensetzung und Lage der Darmflora aufweisen, die charakteristische Merkmale von SIBO und SIFO sind, dann sind Sie hier genau an der richtigen Stelle.

Die gute Nachricht: Das Wissen und die Technologie, die Ihnen helfen, SIBO und SIFO erfolgreich rückgängig zu machen, haben sich in den letzten Jahren enorm weiterentwickelt. Selbst wenn Ihr Arzt keine Antwort darauf geben kann, warum Sie so viele unerklärliche Gesundheitsprobleme haben, erhalten Sie jetzt direkten Zugang zu einer Reihe von Hilfsmitteln, um diese Probleme zu beheben – selbst wenn die Ärzte nicht verstehen, was Sie zu erreichen versuchen.

Mit dem Buch, das Sie gerade lesen, haben Sie Zugang zu den neuesten Erkenntnissen über die Fehlbesiedlung durch Bakterien und Pilze. Sie sind in der Lage, sich pflanzliche Antibiotika zu besorgen, die mindestens genauso wirksam sind wie konventionelle Antibiotika, vielleicht sogar wirksamer, und die überdies sicherer und preisgünstiger sind. Sie haben außerdem die Möglichkeit, Ihren eigenen probiotischen Joghurt herzustellen, den Sie anstelle von Antibiotika verwenden können, um SIBO zu bekämpfen. Sie haben Zugang zu einem Atemtester, der Ihnen sagen kann, wo sich Bakterien in Ihrem GI-Trakt befinden und ob sie H_2, H_2S oder Methan bilden. Und Sie haben die Option, fermentierte Lebensmittel zuzubereiten, die spektakuläre gesundheitliche Vorteile bieten, sobald Sie keine SIBO und SIFO mehr haben.

Stellen wir zunächst einige Grundregeln für den Umgang mit SIBO und SIFO auf. Obwohl noch nicht alles als gesichert gilt, können wir uns bezüglich der folgenden Punkte sicher sein:

- Ganz gleich, ob Sie sich für konventionelle oder pflanzliche Antibiotika entscheiden, es sind gute Präparate verfügbar. Wenn Sie beim Gedanken an konventionelle oder pflanzliche Antibiotika innerlich zusammenzucken, können Sie alternativ dazu meinen SIBO-Joghurt anwenden. Manche Betroffene haben es bereits geschafft, SIBO auf diese Weise rückgängig zu machen, und ihr Behandlungserfolg ließ sich durch die Normalisierung des H_2-Gehalts im Atem nachweisen.
- Sie haben die Fähigkeit, den Erfolg oder Misserfolg Ihrer Anstrengungen zu messen, indem Sie regelmäßig prüfen, ob noch die verräterischen SIBO-Anzeichen vorliegen, wie gut Sie präbiotische Ballaststoffe vertragen und ob sich der Gehalt von H_2, H_2S und Methan in Ihrem Atem normalisiert hat.
- Oft ist es sinnvoll, parallel zu SIBO einen Pilzbefall zu behandeln, weil etwa ein Drittel der SIBO-Betroffenen auch an SIFO leidet. Deshalb verwenden wir im Rahmen unserer SIBO- und SIFO-Behandlung auch Curcumin, das antimykotische Eigenschaften hat. Wenn Sie davon überzeugt sind, SIFO zu haben, sollten Sie zuerst Ihre SIBO therapieren und sich dann mindestens weitere vier Wochen um die Be-

seitigung von SIFO kümmern, indem Sie Curcumin in Kombination mit verdünnten essenziellen Ölen einnehmen. Sie könnten SIBO und SIFO gleichzeitig und mit derselben Gewichtung behandeln, aber angesichts der möglicherweise auftretenden Die-Off-Reaktionen kann das für viele Menschen problematisch sein.

- Sie können dazu beitragen, häufige SIBO-Rückfälle zu verhindern, indem Sie nach der Beseitigung von SIBO den *Lactobacillus reuteri* (mit dem wir Joghurt zubereiten) in Ihren Speiseplan aufnehmen, um seine Fähigkeit zu nutzen, den oberen GI-Trakt zu besiedeln und Bacteriocine zu produzieren.
- Sie können jetzt SIBO-Rückfälle mit Atemtests und dem Wissen über die verräterischen Anzeichen erkennen.
- So spannend und interessant die Fermentationsprojekte auch sind – warten Sie damit, bis SIBO und SIFO tatsächlich vollständig verschwunden sind. Natürlich können Sie schon früher damit anfangen, aber Sie werden nur dann von den erwünschten Vorteilen profitieren, wenn der SIBO/SIFO-Prozess abgeschlossen ist.

Weil die Informationen für viele Menschen neu sind, sollten wir noch einmal durchgehen, wie Sie herausfinden können, ob SIBO und SIFO für Sie überhaupt ein Problem darstellen, das behandelt werden muss. Es gibt drei Arten, diese Reise zu beginnen, die ein Vorliegen von SIBO nahelegen oder beweisen:

1. Das Vorliegen verräterischer Anzeichen offenbart, dass sich die Population der Bakterienarten in Ihrem Darm verändert hat und einige von ihnen das Kolon verlassen haben, um den gesamten GI-Trakt zu befallen. Zu diesen Anzeichen zählen Fettaugen in der Toilettenschüssel, eine Intoleranz gegen präbiotische Ballaststoffe, wie sie in Hülsenfrüchten und Inulin vorkommen, andere Lebensmittelunverträglichkeiten, Reizdarmsyndrom, Fibromyalgie, autoimmune oder chronisch-entzündliche Erkrankungen. Die vollständige Liste finden Sie in Kapitel 6.
2. Bitten Sie Ihren Arzt um einen H_2-Atemtest, idealerweise in Kombination mit einem Test Ihres H_2S- und Methan-Spiegels.
3. Testen Sie sich selbst mithilfe des AIRE-Atemtesters. Das ist die beste Wahl, weil mit der neuesten Geräteversion nicht nur H_2, sondern auch H_2S und Methan getestet werden können.

Es ist in der Tat sinnvoll, gleich mit der Behandlung von SIBO anzufangen, wenn ein oder mehrere verräterische Anzeichen vorliegen, auch wenn Sie keinen Test machen, um Ihren Verdacht zu bestätigen. Ein solcher Test ist zwar nützlich, um den Erfolg Ihrer Bemühungen zu überprüfen und eventuelle Rückfälle zu beurteilen, aber viele Menschen haben derart verlässliche und wahrnehmbare Anzeichen und Symptome, dass ein empirischer Ansatz völlig ausreicht, das heißt also, dass Sie Ihre Entscheidung nach bestem Wissen und Gewissen treffen. Wenn Sie es sich aber leisten können, kann die Anschaffung und regelmäßige Verwendung eines AIRE-Atemtesters wirklich hilfreich sein.

Wir sind bereits darauf eingegangen, dass bei SIBO die Wahrscheinlichkeit eines Pilzbefalls 36 Prozent beträgt. Eine vorliegende SIFO äußert sich durch Hautausschläge (an Gesicht, Kopfhaut, Stirn, Nacken, Hals, Unterbrust, Leiste, Zehennägeln usw.), die ständig wiederkehren oder chronisch sind, Heißhunger auf Süßes und unerklärliche starke Stimmungsschwankungen. Sie können mithilfe einer ärztlich verordneten Stuhlanalyse herausfinden, ob SIFO vorliegt, aber ich finde, dass die meisten Menschen gut damit beraten sind, wenn sie nach bestem Wissen und Gewissen handeln, vor allem wenn man bedenkt, dass uns jetzt Antimykotika zur Verfügung stehen, die relativ gut verträglich sind.

Zur Anwendung des AIRE-Atemtesters

Wie bereits erwähnt, wollte der Erfinder dieses wunderbar nützlichen Geräts Menschen mit Reizdarmsyndrom helfen, sich FODMAP-arm zu ernähren, um Symptome wie Blähungen und akuten Stuhldrang zu lindern. Aber dieses Gerät hat tatsächlich das Potenzial, den H_2-, H_2S- und Methan-Gehalt im Atem zu messen, um die zahlreichen Lebensmittelunverträglichkeiten aufzudecken, die durch SIBO verursacht werden. Vielleicht verträgt eine betroffene Person Nachtschattengewächse, Nüsse, Hülsenfrüchte, Fruktose oder histaminhaltige Lebensmittel nicht, oder ihre Unverträglichkeit könnte durch einen Bluttest identifiziert werden (zum

Beispiel durch einen IgG-Antikörpertest). Aber beinahe alle Menschen mit Unverträglichkeiten bilden diese Gase nach dem Konsum entsprechender Lebensmittel, weil sie SIBO haben. Es kann daher nicht die Lösung sein, einfach auf ein bestimmtes Lebensmittel zu verzichten; man muss die SIBO behandeln, die die Unverträglichkeit verursacht. Machen Sie nicht den Fehler, vermeintlich schädliche Lebensmittel von Ihrem Speiseplan zu streichen, ohne die zugrunde liegende SIBO zu behandeln, die Ihr Risiko für langfristige Komplikationen wie Divertikulitis und Darmkrebs erhöht. Der AIRE-Atemtester kann auch dann eine erhöhte Konzentration dieser Gase identifizieren, wenn Sie keine Symptome von SIBO aufweisen – was erstaunlich häufig der Fall ist.

Ein offizieller Atemtest kann zugegebenermaßen ein ziemlicher Aufwand sein – die Vorbereitung am Vortag, die Abgabe der Atemproben im 30-Minuten-Takt über mehrere Stunden hinweg, das Warten auf die Ergebnisse. Wenn Sie den Test ohne ärztliche Unterstützung machen, machen Sie die Atemproben selbst und schicken Sie an ein Labor. Ein Testset kostet zwischen 150 und 250 Dollar (ca. 144 und 240 Euro). Wenn Sie den Weg über Ihren Arzt gehen, kommen in der Regel noch weitere Kosten hinzu. Ein Testset kann nur einmal benutzt werden. Wenn Sie also prüfen wollen, ob Sie nach einer Antibiotikatherapie kein SIBO mehr haben, müssen Sie den Test wiederholen. Das gilt natürlich auch, wenn Sie wissen möchten, ob Sie einen Rückfall erlitten haben: Auch dann müssen Sie ein weiteres Set kaufen.

Der AIRE-Atemtester ist ein enormer Fortschritt, weil er wiederverwendbar ist. Er kostet um die 200 Dollar (ca. 192 Euro), Sie können damit also langfristig Geld sparen und das aufwendige Testverfahren vereinfachen. Das Gerät ist extrem anwenderfreundlich: Sie schalten es an und starten die App auf Ihrem Smartphone. Sobald der Atemtester einsatzbereit ist, gibt er Ihnen die Anweisung, für 5 Sekunden in das Mundstück zu pusten, und nur wenige Sekunden später liegen Ihnen Ihre aktuellen H_2-, H_2S- und Methanwerte vor.

Dieser Atemtester ist vor allem deshalb so nützlich, weil sich damit ein zeitlicher Verlauf der Gasfreisetzung erzeugen lässt. Mit anderen Worten: Sie ermitteln vor dem Essen einen Ausgangswert, konsumieren ein Lebensmittel mit präbiotischen Ballaststoffen und testen sich dann in den folgenden 3 Stunden im Abstand von jeweils 30 bis 45 Minuten; Sie können mit dem Testen aufhören, sobald ein positiver Wert vorliegt. Diese Testmethode hilft zu beurteilen, ob Bakterien, die sich im Magen, Duodenum, Jejunum oder Ileum niedergelassen haben, also im oberen GI-Trakt, präbiotische Ballaststoffe in H_2 umwandeln. Wenn Sie innerhalb von 90 Minuten nach dem Konsum der Ballaststoffe positiv auf Wasserstoff testen, haben Sie SIBO. Ein positiver Test nach 90 bis 180 Minuten ist kein eindeutiges Indiz für SIBO, weil es schwierig ist, eine milde Form von SIBO im Ileum (ca. 3 Meter vom Magen entfernt) von einer kolonischen Fermentation zu unterscheiden, vor allem bei Menschen, bei denen das Essen schnell verdaut und in das Kolon transportiert wird. Gehen Sie in einem solchen Fall bei der Interpretation des Testergebnisses mit Bedacht vor. Genauso spricht eine Abgabe von H_2S und Methan innerhalb von 90 Minuten dafür, dass anormale Bakterien weit oben im GI-Trakt vorhanden sind; die »Regeln« für eine Beurteilung des H_2S-Gehalts im Atem (Welcher Wert gilt als anormal? Sollten wir für den Test anstelle von Ballaststoffen vielleicht Proteine verwenden, weil Proteine die Quelle von Schwefelwasserstoff sind? und so weiter) wurden jedoch noch nicht vollständig ausgearbeitet.

Der AIRE-Atemtester ist auch hilfreich, um zu prüfen, ob eine Behandlungsmaßnahme anschlägt. Während einer Antibiotikatherapie stellen Sie nach dem Konsum präbiotischer Ballaststoffe vielleicht zunächst einen durchgängig hohen H_2-Spiegel fest, der an Tag 6 oder 7 sinkt. Dies lässt sich als positive Reaktion auf die Antibiotikatherapie deuten, die die Zahl der gasbildenden Bakterien im Dünndarm dezimiert. Nachdem Sie SIBO erfolgreich behandelt haben, können Sie den AIRE-Atemtester verwenden, um eventuelle

Rückfälle zu identifizieren. Das ist wichtig, weil bei einem Rückfall nicht zwingend die ursprünglichen Symptome auftreten müssen. Wenn Ihr ursprüngliches Anzeichen für SIBO das Restless-Leg-Syndrom war, das nach der Beseitigung von SIBO verschwand, kann es also durchaus sein, dass Sie 6 Monate später Schlafstörungen und Angstzustände bekommen; in diesem Fall können Sie mithilfe des Atemtesters herausfinden, ob ein SIBO-Rückfall dafür verantwortlich ist.

ANWENDUNG DES AIRE-ATEMTESTERS

Um mit dem AIRE-Atemtester Ihre Atemgase zu prüfen, müssen Sie die folgenden Schritte durchlaufen.

Am Vortag

Konsumieren Sie in den 12 Stunden vor dem Atemtest nur Lebensmittel ohne präbiotische Ballaststoffe oder Zucker. Verzichten Sie also auf Hülsenfrüchte, Hummus und alles, was Inulin und Akazienfasern enthält, auf Obst, stärkereiches Wurzelgemüse, Zwiebeln, Knoblauch, Zucker oder Fruktose und alle Milchprodukte. Vermeiden Sie außerdem jede Form von Alkohol. Essen Sie nur fett- und proteinreiche Kost wie Eier, Rindfleisch, Geflügel, Fisch, Blattgemüse, Öle wie Olivenöl und nicht stärkehaltiges Gemüse (Spinat, Grünkohl, Blattsalat, grüne Paprika, Gurke, grüne Bohnen, Zucchini usw.).

Am Testtag

1. Schalten Sie den AIRE-Atemtester an.
2. Aktivieren Sie die AIRE/FoodMarble-App auf Ihrem Smartphone und folgen Sie den Anweisungen auf dem Display.
3. Pusten Sie in das Gerät, wenn Sie von der App die entsprechende Anweisung erhalten – das ist Ihr Ausgangswert.
4. Konsumieren Sie ein Lebensmittel, das präbiotische Ballaststoffe enthält, zum Beispiel zwei Teelöffel Inulin oder

Akazienfasern, die Sie in Ihren Kaffee oder Joghurt rühren, oder 20 g Hülsenfrüchte. Sie können auch andere Lebensmittel Ihrer Wahl verzehren, beispielsweise Eier, Speck, Wurst usw.

5. Wiederholen Sie den Test über einen Zeitraum von 3 Stunden im Abstand von jeweils 30 bis 45 Minuten, und notieren Sie Ihre Ergebnisse.

Interpretation der ermittelten Werte

Die AIRE-App zeigt eine Grafik an, bei der die Y-Achse in Zweierschritten von 0 bis 10 markiert ist, und jeder Strich steht für einen H_2-Anstieg um 5 Parts per Million (ppm). Ein Wert von 4 entspricht daher 20 ppm H_2, 8 entspricht 40 ppm und 10 entspricht 50 ppm oder mehr.

Nachdem Sie den präbiotischen Ballaststoff konsumiert haben, können Sie das Ergebnis wie folgt deuten:

- Ein Wert von 4 bis 6 deutet auf SIBO hin.
- Ein Anstieg um 4 Einheiten über der Baseline ist ebenfalls ein Indiz für SIBO, das heißt also, dass ein Ausgangswert von 2,0 auf 6,0 steigt.
- Jeder Wert über 6 ist ein zuverlässiges Indiz für SIBO. Je höher der Wert, umso wahrscheinlicher liegt SIBO vor.

Bei den meisten Menschen mit SIBO wird das Ergebnis offensichtlich sein, beispielsweise wenn der Ausgangswert nach 30 bis 45 Minuten von 1,2 auf 9,8 steigt. (Die Regeln für die Interpretation des H_2S- und Methan-Tests sind noch nicht verfügbar.)

Der Atemtester ist in seiner Handhabung zwar überaus praktisch, hat aber auch einige Nachteile:

1. Die Information, die mit dem Gerät mitgeliefert wird, beschreibt die Technologie ausschließlich in Bezug auf die Identifikation einer Intoleranz gegen FODMAP-haltige Lebensmittel. Mit anderen Worten: Wenn Sie einen

Apfel essen (der aufgrund seines Fruktosegehalts als FODMAP-reich gilt) und 30 Minuten später positiv auf H_2 testen, wird Ihnen FoodMarble raten, keine Äpfel mehr zu essen. Sicher sehen Sie das Problem, das mit dieser und ähnlichen Konversationen über FODMAPs verbunden ist: Sie behandeln nicht die Ursache, also SIBO oder schwere Dysbiose, die hinter der Unverträglichkeitsreaktion steht. Deswegen sage ich Betroffenen, dass eine FODMAP-arme Diät nur der Symptomlinderung dient, aber nichts dagegen unternimmt, die eigentliche Ursache zu beheben, ein gesundes Mikrobiom wiederherzustellen oder eine wichtige Entzündungsquelle zu beseitigen (SIBO). Halten Sie sich an die Bedienungsanweisung für das Gerät, aber ignorieren Sie die FODMAP-bezogenen Ernährungsratschläge.

2. Dieses Gerät ist für Einzelpersonen oder die Anwendung im Familienkreis gedacht – das Mundstück muss immer wieder verwendet werden, kann aber mit einem feuchten Tuch oder einem Stück Küchenpapier abgewischt werden. Der Hersteller rät eindringlich dazu, für die Reinigung keinen Alkohol zu verwenden, der die Silikonbeschichtung des Mundstücks angreifen kann. Sie können das Gerät natürlich mit Ihrem Partner bzw. Ihrer Partnerin oder Familienangehörigen teilen, aber es ist keine gute Idee, es zum Beispiel an Kollegen oder Nachbarn auszuleihen. Kaufen Sie einen Atemtester für jede Person oder Familie, die sich testen lassen will.

Im Folgenden finden Sie die Werkzeuge der SIBO- und SIFO-Behandlung inklusive der Beschreibungen, wie und warum diese Strategien nützlich sind. Das genaue Anwendungsprotokoll finden Sie in Anhang B.

PFLANZLICHE ANTIBIOTIKA

Obwohl viele Präparate auf pflanzlicher Basis mit ihrer Wirksamkeit gegen SIBO und SIFO werben, gibt es gegenwärtig nur zwei Mittel, deren Wirksamkeit offiziell bestätigt ist: CandiBactin-AR + CandiBactin-BR und FC-Cidal + Dysbiocide.[143] Andere Produkte können wirken, aber Sie müssen daran glauben, weil es (noch) keine Belege gibt. Im Rahmen unseres SIBO-/SIFO-Programms haben Sie zwei Optionen: Entweder nehmen Sie die empfohlenen Mittel 14 Tage ein oder so lange, bis die Werte auf dem AIRE-Atemtester trotz des Konsums präbiotischer Ballaststoffe mindestens 2 Tage in Folge sinken (und der H_2-Wert unter 4 liegt).

Sie haben die Wahl zwischen

- CandiBactin-AR: zweimal täglich 1 bis 2 Kapseln und
- CandiBactin-BR: zweimal täglich 2 Kapseln

oder

- FC-Cidal: zweimal täglich 1 Kapsel und
- Dysbiocide: zweimal täglich 2 Kapseln

Siehe Anhang A für Bezugsquellen für pflanzliche Antibiotika.

Der Umgang mit bakteriellem und mykotischem Die-Off

Das Zeitalter der Antibiotika brachte auch ein kurioses Phänomen namens Jarisch-Herxheimer-Reaktion ans Licht, die erstmals vor über einem Jahrhundert bei der Behandlung von Syphilis mit Antibiotika beobachtet wurde. Es wird gemeinhin als »Die-Off« bezeichnet. Zu den Symptomen zählen Fieber, Schüttelfrost, Hautausschlag und Stimmungsschwankungen – die Folgen davon, dass die Verabreichung eines antimikrobiellen Wirkstoffs zu einem Massensterben schädlicher Mikroben führt. Weil sich SIBO und SIFO als Proliferation von Mikroben über die gesamten 10 Meter des GI-Trakts manifestieren, kann dieselbe Reaktion auftreten, wenn man ein Mittel nimmt, um sie zu beseitigen. Diese Erfahrung kann vor allem bei der Behandlung von SIFO unangenehm sein.

Die Die-Off-Reaktion tritt normalerweise in den ersten Tagen der Therapie mit Antibiotika oder Antimykotika ein. Sollten Sie eine solche Reaktion feststellen, besteht kein Grund zur Panik. Bedenken Sie jedoch die folgenden Aspekte:

- Das mikrobielle Die-Off ist die natürliche Folge davon, dass die Infektion eingedämmt wird.
- Sie können bei Bedarf die Anzahl oder Dosis der eingenommenen Mittel reduzieren. Wenn Sie zum Beispiel eine erfolgreiche zweiwöchige Behandlung mit pflanzlichen Antibiotika hinter sich haben und jetzt mit Curcumin, Oregano- und Zimtöl gegen SIFO vorgehen wollen, dabei aber Angstzustände und depressive Verstimmungen feststellen, sollten Sie nur noch Curcumin und eine kleine Dosis Oregano-Öl einnehmen, beispielsweise 3 Tropfen, die Sie in einem Esslöffel Olivenöl verdünnen. Sie können nach einigen Wochen die Dosis Oregano-Öl erhöhen und wieder anfangen, Zimtöl einzunehmen; fangen Sie auch hier mit einer niedrigen Dosis von 2 bis 3 Tropfen pro Esslöffel Speiseöl an, steigern Sie sich allmählich auf 5 bis 6 Tropfen, und setzen Sie diese Therapie über mehrere Wochen fort. (Wir werden diese antimykotischen Strategien noch ausführlicher besprechen.) Damit ist die Die-Off-Reaktion schwächer und über einen längeren Zeitraum verteilt.
- Die Die-Off-Reaktion lässt sich ebenfalls durch Aktivkohle verringern (in den meisten Drogerien erhältlich). Nehmen Sie zweimal täglich 1.000 mg in Tablettenform oder ½ TL Pulver in 200 bis 250 ml Wasser ein. Meist tritt die Wirkung innerhalb von 15 Minuten ein und verringert Die-Off-Symptome.

Leider ist kein Antibiotikum oder Antimykotikum hundertprozentig wirksam. Das konventionelle Antibiotikum Rifaximin, das normalerweise bei SIBO eingenommen wird, hat zum Beispiel eine Wirksamkeit von nur 40 bis 60 Prozent. Obwohl die genannten pflanzlichen Antibiotika etwas besser abschneiden, können Sie keine vollständige Beseitigung des Bakterienbefalls gewährleisten.

Aus diesem Grund haben wir die Möglichkeit, weitere Strategien anzuwenden, um die Wahrscheinlichkeit eines Behandlungserfolgs zu erhöhen. Diese Strategien lassen sich in drei Kategorien einteilen: die Stärkung der Darmbarriere, die Zersetzung des mikrobiellen Biofilms und die Einnahme präbiotischer Ballaststoffe.

Stärkung der Darmbarriere

Wir sind bereits darauf eingegangen, dass Curcumin die Darmbarriere auf vielfältige Weise stärkt, und diese Stärkung trägt dazu bei, Endotoxämie zu verringern und sogar positiven Einfluss auf die Bakterien und Pilze zu nehmen, aus denen sich die Darmflora zusammensetzt. Wenn Sie Antibiotika oder Antimykotika nehmen, rate ich Ihnen ebenfalls zur Einnahme von Curcumin – fangen Sie mit einer Tagesdosis von zweimal 300 Milligramm an und steigern Sie sich auf maximal 600 Milligramm, ebenfalls zweimal täglich, bis Ihre Behandlung mit Antibiotika oder Antimykotika abgeschlossen ist. Nehmen Sie ein Curcumin-Präparat ohne Zusätze zur Verbesserung der Resorption, *weil wir diese nicht anstreben*. Die grundlegenden Nahrungsergänzungsmittel, Vitamin D und Omega-3-Fettsäuren aus Fischöl, werden ebenfalls Teil Ihres Programms sein (wir gehen in Teil IV noch darauf ein), und diese Supplemente werden Ihre Darmbarriere ebenfalls stärken.

Grüner Tee mit Nelken (Rezept auf Seite 294) enthält viele Wirkstoffe, die für unsere Ziele wichtig sind: Das Eugenol in den Nelken regt die Bildung von Darmmukus an, die Katechine im grünen Tee verbessern die Vernetzung der Mukusproteine und erzeugen eine gallertartige Konsistenz, und die Fructooligosaccharide (FOS; kurzkettige Fruktosepolymere oder -ketten) regen die Darm-Mikrobe *Akkermansia* an, die die Mukusbildung erhöht. Dieser Tee ist eine weitere wunderbare und schmackhafte Art, die Darmbarriere zu stärken.

Zersetzung des Biofilms

Sie können Ihre Antibiotikabehandlung durch die biofilmzersetzenden Eigenschaften von N-Acetylcystein (NAC) ergänzen, indem Sie zweimal täglich 600 bis 1.200 Milligramm NAC einnehmen. In Krankenhäusern wird N-Acetylcystein in inhalierbarer Form bei Patienten verwendet, die Probleme mit verschleimten Atemwegen haben, beispielsweise bei Mukoviszidose. Es wird auch Antibiotika zugesetzt, die dazu dienen, *Helicobacter pylori* zu beseitigen (die Mikrobe, die Magengeschwüre verursacht), die Wirksamkeit der Behandlung wird also durch die Zersetzung des Biofilms gesteigert, den diese Mikrobe bildet. Ich rate allerdings von einer dauerhaften Einnahme ab (diese Strategie wird manchmal empfohlen, um die Gehirnleistung zu verbessern und andere gesundheitliche Vorteile zu erzielen), weil die Zersetzung des Biofilms keine gesunde Praxis ist, sofern sie nicht im Kontext einer zielgerichteten SIBO- und SIFO-Behandlung erfolgt.

Einnahme präbiotischer Ballaststoffe zur Verhinderung von Sporenbildung

Manche Bakterien und Pilze können in den Zustand der Sporenbildung übergehen und dadurch resistent gegen Antibiotika werden. Dieser Prozess der Sporenbildung tritt vor allem auf, wenn Mikroben nicht genügend präbiotische Ballaststoffe erhalten. Die Aufnahme präbiotischer Ballaststoffe im Rahmen der SIBO- und/oder SIFO- Behandlung trägt zur Verhinderung der Sporenbildung bei, indem die Mikroben aktiv bleiben und stärker auf die verabreichten Antibiotika und Antimykotika ansprechen. Selbst wenn Sie wegen SIBO früher keine präbiotischen Ballaststoffe vertrugen, sollten Sie nach einigen Tagen der Antibiotikabehandlung in der Lage sein, sie wieder in Ihre Ernährung aufzunehmen. Präbiotische Ballaststoffe geben den nützlichen Bakterien in Ihrem Kolon Nahrung, mit der sie gedeihen und die Krankheitserreger überwältigen, gegen die Sie ankämpfen.

Erhöhen Sie Ihren Konsum an präbiotischen Ballaststoffen, sofern Sie sie vertragen, und peilen Sie eine Tageszufuhr von mindestens 20 Gramm an; verzehren Sie in diesem Zusammenhang Hülsenfrüchte, Knoblauch, Spargel, Lauch, Löwenzahnblätter, Jicama, rohe Speisekartoffel, grüne unreife Bananen, Inulinpulver, Pektin und Akazienfasern.

Kann ich meine SIBO nicht einfach ignorieren?

Sie müssen wissen, dass Sie es selbst in der Hand haben, das Vorliegen von SIBO und SIFO zu identifizieren und zu bestätigen. Und Sie können diese Zustände auch ohne fremde Hilfe behandeln, wenn Ihr Hausarzt sie ignoriert.

Aber könnten Sie nicht einfach auch sagen: »Das ist mir alles zu viel. Ich finde mich lieber damit ab«? Keine gute Idee. Wir wissen, dass ein Ignorieren des Zustands und das Hinnehmen bzw. Nichtbehandeln von SIBO/SIFO langfristig zu einem höheren Risiko für folgende Krankheiten führt:

- Typ-2-Diabetes
- Adipositas
- Fibromyalgie
- Reizdarmsyndrom
- Verschlechterung der Symptome bei Colitis ulcerosa, Morbus Crohn und Zöliakie
- Autoimmunerkrankungen
- Depressionen, Angstzustände
- Leberverfettung
- Divertikulose und Divertikulitis
- Kolorektales Karzinom (Darmkrebs)
- Neurodegenerative Erkrankungen – Alzheimer-Demenz, Parkinson-Krankheit, multiple Sklerose

Ja, die Behandlung von SIBO und SIFO ist mit einem gewissen Aufwand verbunden. Ja, möglicherweise werden Ihnen Die-Off-Reaktionen einige Tage lang zu schaffen machen, und ja, die Behandlung wird mit einem gewissen Kostenaufwand verbunden sein. Aber Sie haben großen Einfluss darauf, die Kontrolle über Ihre Gesundheit zu erlangen, und das hat weitreichende Konsequenzen für Ihr gesamtes weiteres Leben.

Können wir ein wirksames Probiotikum für die SIBO-Behandlung entwickeln?

Gehen wir ein wenig ausführlicher auf die Idee ein, ein Probiotikum zu finden, das wirksam gegen SIBO ist.

Wir können uns in unserem Kampf gegen SIBO nicht auf konventionelle Probiotika verlassen, weil sie nur begrenzt wirksam sind und SIBO normalerweise nicht rückgängig machen können. Ein hoher H_2-Gehalt im Atem, Lebensmittelunverträglichkeiten und Fibromyalgie beispielsweise verschwinden auch dann nicht, wenn man regelmäßig Probiotika konsumiert. Weil handelsübliche Produkte nicht zwingend Bakterienarten und -stämme enthalten, die im Kampf gegen SIBO nützlich sind, ist das auch nicht weiter verwunderlich.

Können wir spezifische Mikrobenarten und -stämme auswählen, die uns helfen, SIBO zu beseitigen, und sie vermehren, indem wir einen Joghurt mit ihnen zubereiten? Wir suchen nach Mikroben mit den folgenden Eigenschaften:

- Sie besiedeln den oberen GI-Trakt, weil SIBO bedeutet, dass Spezies aus dem Kolon aufgestiegen sind und den Dünndarm besiedelt haben (Fäkalisierung).
- Sie bilden Bacteriocine. Ein guter Kandidat produziert natürliche Peptid-Antibiotika, die vor allem wirksam gegen Enterobacteriaceae-Arten sind, die bei SIBO vorherrschend sind, ebenso auch gegen andere Spezies wie Streptokokken und Enterokokken.
- Sie unterstützen die Ausbreitung anderer gesunder Bakterienarten.
- Sie unterdrücken methanbildende Archaeen.

Würden solche Mikroben als Joghurt die Wirksamkeit einer probiotischen Behandlung erhöhen, um SIBO zu beseitigen? Könnten sie auch eine supprimierende Wirkung auf methanogene SIBO ausüben? Könnten wir auf diese Weise die Einnahme von Antibiotika vermeiden?

SIBO-JOGHURT: EIN VERSUCH

Seien Sie vorgewarnt: Es handelt sich hierbei um ein noch unvollendetes Projekt, dessen Resultate ich zu gegebener Zeit veröffentlichen werde. Aber eine wachsende Anzahl von Menschen hat es durch den regelmäßigen Verzehr dieses Joghurts bereits geschafft, ihren H_2-Atemwert zu normalisieren. (Ob dasselbe auf H_2S zutrifft, lässt sich noch nicht sagen, weil noch nicht genügend Erfahrungen vorliegen.) Die folgenden Bakterienarten und -stämme sind vielversprechende Kandidaten, die wir berücksichtigen sollten, um SIBO-Spezies zu verringern und zu beseitigen:

- *Lactobacillus reuteri* DSM 17938 und ATCC PTA 6475 (diese Stämme sind in einem Produkt namens »BioGaia Gastrus« enthalten): *L. reuteri* besiedelt den oberen GI-Trakt und bildet Bacteriocine, die gegen SIBO-Arten wirksam sind. An und für sich ist *L. reuteri* vermutlich nicht in der Lage, SIBO oder SIFO zu überwinden, aber seine Wirkung verstärkt sich möglicherweise, wenn andere Spezies vorhanden sind, die ebenfalls Bacteriocine bilden. Es hat sich auch gezeigt, dass *L. reuteri* Archaeen-Arten dezimiert, die bei methanogener SIBO dominieren.[144]
- *Lactobacillus gasseri* BNR17: *L.-gasseri*-Stämme besiedeln den oberen GI-Trakt und können nicht nur sieben verschiedene Bacteriocine produzieren, sondern nachweislich die Symptome des Reizdarmsyndroms verringern, das praktisch gleichbedeutend ist mit SIBO.[145]
- *Bacillus coagulans* GBI-30,6086: Mehrere Stämme von *B. coagulans* verringern nachweislich die Symptome des Reizdarmsyndroms. *B. coagulans* bildet ebenfalls ein Bacteriocin.[146]

Durch unsere selbst hergestellten Joghurts können wir bei einer Portion von 125 Gramm die Bakterienzahl auf 200 Milliarden CFU und mehr erhöhen, um die Wirksamkeit zu verbessern und das SIBO-supprimierende Potenzial des Ferments zu erhöhen. Wir fermentieren die vier Stämme der drei Bakterienarten gemeinsam, wir integrieren sie also in einen Joghurt.

Es ist wahrscheinlich, dass Sie sich den SIBO-Joghurt über einen Zeitraum von vier Wochen zuführen müssen, weil Probiotika nicht so wirkstark sind wie Antibiotika. Sie sollten sich trotzdem der Tatsache bewusst sein, dass der SIBO-Joghurt, wie jedes Antibiotikum, Die-Off-Effekte erzeugen kann.

Bedenken Sie außerdem: Nach vier Wochen des täglichen SIBO-Joghurt-Konsums sollten Sie zwei Wochen warten, bis Sie einen erneuten H_2-Atemtest machen, um den Rückgang der bakteriellen Fehlbesiedlung zu messen. *L. reuteri* kann, so wie unerwünschte Arten, im Dünndarm präbiotische Ballaststoffe in H_2 umwandeln. Wir müssen ihm daher die Gelegenheit geben, sich aus dem oberen GI-Trakt zurückzuziehen, bevor wir einen erneuten Test vornehmen. Sobald die H_2-Messung negativ ausfällt, können Sie den Konsum des *L.-reuteri*-Joghurts fortsetzen, um von seinen wunderbaren Vorteilen zu profitieren.

Sie finden das Rezept für den SIBO-Joghurt auf Seite 287, ebenso auch Bezugsquellen für die hierfür benötigten Bakterienstämme.

Nachdem Sie das SIBO-Probiotikum vier Wochen lang eingenommen haben, ist es ratsam, wieder ein starkes Breitband-Probiotikum einzunehmen (oder einen Joghurt, das mit einem Kefir oder Probiotikum mit vielen Spezies fermentiert wurde, siehe hierfür das Rezept in Teil IV) und fermentierte Lebensmittel und präbiotische Ballaststoffe zu essen, um eine gesunde Darmflora aufrechtzuerhalten.

VERRINGERUNG DES PILZBEFALLS

Bei den meisten Menschen mit einer mikrobiellen Fehlbesiedlung ist es die Überproliferation von Bakterien, SIBO, die Probleme bereitet. Bei vielen Betroffenen geht SIBO aber mit SIFO einher. Es ist auch wahrscheinlich, dass jeder, der an einem Pilzbefall leidet, in gewissem Ausmaß gestörte Bakterienpopulationen aufweist, die die mykotische Fehlbesiedlung erst ermöglicht haben. Wir können SIFO als Beleg für gestörte Bakterienpopulationen sehen, die normalerweise dafür gesorgt hätten, die Pilze im Griff zu halten; dadurch sind die Pilze außer Kontrolle geraten, so wie Archaeen, *Clostridium difficile* und andere Krankheitserreger in Erscheinung treten, wenn gesunde Bakterienarten nicht mehr den Ton angeben.

In den letzten Jahren ist eine Reihe wirksamer und relativ gut verträglicher Nahrungsergänzungsmittel mit moderaten oder starken antimykotischen Eigenschaften auf den Markt gekommen. Es gibt natürlich verschreibungspflichtige Antimykotika, die zum Beispiel *Candida*-Arten supprimieren. Aber es sind jetzt auch wirksame natürliche Mittel mit antimykotischen Eigenschaften verfügbar.

Die pflanzlichen Antibiotika, die wir im Rahmen unserer SIBO-Behandlung anwenden, haben nicht nur eine antibakterielle, sondern auch eine leicht antimykotische Wirkung. Ich bin außerdem davon überzeugt, dass wir im Rahmen unserer SIFO-Bemühungen immer Curcumin einnehmen sollten, das vorteilhafte antimykotische Eigenschaften hat und die Darmbarriere stärkt. Berberin ist eine gute Alternative zu Curcumin mit einer ähnlichen Wirkung auf Pilze und die Darmbarriere.

Die Verringerung des Pilzbefalls erfordert eine längere Behandlung als SIBO, die normalerweise vier Wochen oder länger dauert, weil Pilzspezies dazu neigen, einen schützenden Biofilm zu bilden und in einen Ruhezustand zu verfallen, in dem sie nicht so stark auf antimykotische Wirkstoffe ansprechen. Weil es langwierig und teuer ist, regelmäßig Stuhlproben untersuchen zu lassen, um das Ausmaß des Pilzbefalls zu messen, ist es hilfreich, wenn ein verräterisches Anzeichen oder SIFO-Symptom vorliegt, das man als Maßstab verwenden kann, um seine Reaktion auf die Behandlung zu beurteilen, zum Beispiel ein Hautausschlag, Heißhunger auf Süßes oder Stimmungsschwankungen. Die Gesamtdauer Ihrer SIFO-Therapie hängt davon ab, wie stark der Pilzbefall ist, aber Sie sollten mindestens vier Wochen einplanen.

Wenn Sie eine konzertierte Aktion planen, um SIBO und SIFO in einem Durchgang zu bekämpfen, schlage ich folgendes Vorgehen vor:

- Zwei Wochen CandiBactin-AR/BR + Curcumin oder zwei Wochen FC-Cidal/Dysbiocide + Curcumin.
- Statt Antibiotika auf pflanzlicher Basis können Sie über einen Zeitraum von vier Wochen auch den SIBO-Joghurt + Curcumin einnehmen.
- Sobald Sie die pflanzlichen Antibiotika oder den SIBO-Joghurt für die vorgeschriebene Dauer eingenommen haben, fahren Sie damit fort, vier Wochen oder länger Curcumin in Kombination mit einem oder zwei essenziellen Ölen auf Lebensmittelbasis einzunehmen (mehr dazu später).

Wenn Sie nur SIFO den Kampf angesagt haben, empfiehlt sich eine vierwöchige Behandlung mit Curcumin und essenziellen Ölen auf Lebensmittelbasis. Um ein optimales Ergebnis zu erzielen, sollten Sie mindestens zwei solcher Öle verwenden und die Dosis mit der Zeit steigern, um eine Pilzresistenz zu vermeiden.

Wir empfehlen folgende antimykotische Wirkstoffe:

Curcumin: Curcumin hat nicht nur eine antibakterielle Wirkung, sondern überzeugt auch als Antimykotikum, das gegen zahlreiche *Candida*-Arten und Stämme wirksam ist.[147] Es ist sogar wirksam gegen Spezies, die gegen herkömmliche Anti-Pilz-Medikamente resistent sind. Curcumin hat außerdem den Vorteil, gesundheitlich unbedenklich und praktisch nicht resorbierbar zu sein, deshalb verbleibt es im GI-Trakt und entfaltet dort seine konzentrierte Wirkung. Aus diesem Grund sollten Sie Produkte meiden, die mit Inhaltsstoffen oder einer Form von Manipulation werben, die die Resorption von Curcumin erhöht, beispielsweise durch den Zusatz von schwarzem Pfeffer, Piperin, Bioperin oder Nanopartikeln. Curcumin hilft auch, die Darmbarriere zu stärken – ein großer Vorteil, wenn Ihr Körper die Entzündungsreaktion der mikrobiellen Fehlbesiedlung verarbeitet. Wie bei allen antimykotischen Strategien empfiehlt sich zu Beginn eine niedrigere Dosis, um die Die-Off-Symptome zu minimieren; fangen Sie beispielsweise mit zweimal täglich 300 Milligramm an und steigern Sie die Dosis auf maximal 600 Milligramm, ebenfalls zweimal täglich eingenommen.

Berberin: Wie Curcumin zählt der schlecht resorbierte Pflanzenstoff Berberin aus unserer Sicht zu den besten gesundheitlich unbedenklichen und wirksamen antimykotischen Agenzien.[148] Es empfiehlt sich eine Dosis zwischen 300 und 500 Milligramm zwei- bis dreimal täglich. Wie bei Curcumin gilt: Wenn Sie ein Produkt kaufen, das sich aufteilen lässt, können Sie die Dosis in den ersten Tagen oder Wochen verringern, um den Die-Off-Effekt zu mildern. Curcumin und Berberin sind im Hinblick auf ihre antimykotische Wirksamkeit ungefähr gleichwertig, Sie haben also die freie Wahl.

Essenzielle Öle auf Lebensmittelbasis: Essenzielle Öle, konzentrierte Phytochemikalien, die aus Pflanzen gewonnen werden, erweisen sich als potente antimykotische Agenzien. Die Mischung aus Terpenen und Terpenoiden, die in diesen Ölen enthalten sind, ist fettlöslich und kann daher die Zellwände der Pilze zersetzen (es ist also nicht notwendig, ein zusätzliches Mittel zur Zersetzung des Biofilms einzunehmen). Zu den wirksamsten essenziellen Ölen zählen Zimt-, Nelken-, Pfefferminz- und Oregano-Öl, also Öle, die aus Gewürzen bzw. Kräutern gewonnen werden und daher verzehrbar sind. Diese Öle haben sich sogar als wirksamer erwiesen als die konventionellen Antimykotika Amphotericin B und Fluconazol, Medikamente mit starken Nebenwirkungen.[149] Von den genannten Ölen ist Zimtöl das potenteste. Jedes Öl ist bereits in kleiner Dosis wirksam und wird in einem Esslöffel Oliven-, Avocado-, Fisch- oder einem anderen gesunden Öl verdünnt, um den Pilzbefall im Darm zu reduzieren. Nehmen Sie ein essenzielles Öl *nie* unverdünnt ein. Essenzielle Öle sind auch in Kapselform erhältlich. (Sie eignen sich nicht für die Behandlung einer systemischen Infektion, außerdem sind diese Öle noch nicht ausreichend bezüglich einer vaginalen Anwendung getestet worden.) Ein oder mehr essenzielle Öle sollten ganz oben auf Ihrer Liste im Kampf gegen eine mykotische Fehlbesiedlung stehen. Ich habe gute Erfahrungen damit gemacht, die Öle sukzessive in das Anti-SIFO-Programm aufzunehmen, angefangen mit einer kleinen Menge von 1 bis 2 Tropfen in 1 Esslöffel Speiseöl; diese Dosis wird auf 4 bis 6 Tropfen gesteigert (maximal ungefähr 200 Mikrogramm, wenn Sie Kapseln verwenden), zweimal täglich. Fangen Sie langsam an, um eventuelle Die-Off-Reaktionen zu minimieren, und setzen Sie diese Therapie mindestens zwei Wochen fort; wahrscheinlich werden Sie länger brauchen. Wenn Sie bei der vollen Dosis angelangt sind, sollten Sie ein oder sogar zwei weitere essenzielle Öle hinzunehmen. Fangen Sie jedes Mal mit einer kleinen Dosis an und steigern Sie sich langsam. Sie können Ihre Speisen oder Getränke auch mit essenziellen Ölen abschmecken und zum Beispiel 1 bis 2 Tropfen Zimtöl in Ihren Lebkuchen-Kaffee geben (Rezept auf Seite 297). Marken wie NOW, Plant Therapy und DoTerra sind verlässliche Quellen für hochwertige Öle.

***Saccharomyces boulardii*:** Die Pilzspezies *S. boulardii*, ein Stamm der Hefe namens *Saccharomyces cerevisiae*, die für die Herstellung von Wein, Brot und Bier verwendet wird, kann als Probiotikum eingenommen werden, um im Darm vorhandene *Candida* durch Konkurrenz zu supprimieren. Eine Dosis von 5 Milliarden CFU pro Tag kann helfen. *S. boulardii* besiedelt nicht den Magen-Darm-Trakt und ist innerhalb von einigen Tagen verschwunden, wenn die Supplementierung eingestellt wird.[150]

Bakterielle Probiotika: Obwohl die genaue Zusammensetzung des idealen Probiotikums zur Suppression von *Candida* noch nicht bekannt ist, gibt es mehrere Präparate, die diesen Hefepilz nachweislich verringern; damit sich diese Wirkung entfaltet, ist etwa ein Jahr nötig. Stämme von *Lactobacillus rhamnosus* (GG-Stamm) könnten besonders wirksam sein.

Nach einer mehrwöchigen Anstrengung zur Verringerung einer *Candida*-Mykose können Sie Ihren Stuhl erneut testen lassen, um zu messen, ob und wie stark der Pilzbefall zurückgegangen ist. Alternativ können Sie Ihr Urteil auch von der Besserung vorhandener Symptome abhängig machen.

Viele Menschen beschreiben bei der Behandlung einer mykotischen Fehlbesiedlung eine Symptomkombination aus Abgeschlagenheit, erhöhter Temperatur, innerer Unruhe und Missstimmung. Hierbei handelt es sich vermutlich um Die-Off-Effekte, da das Absterben der Mikroben zu einer Abgabe ihrer vielen, potenziell toxischen Komponenten ins Blut führt, ähnlich wie das Die-Off bei der Behandlung von SIBO. Dieses Phänomen scheint immer aufzutreten, unabhängig von der Wahl des Anti-SIFO-Programms, und ist daher voraussichtlich keine Nebenwirkung der verwendeten Wirkstoffe, sondern eine Konsequenz des mykotischen Die-Offs.

Langfristig kann man seine Chancen verbessern und Maßnahmen ergreifen, um einen SIFO-Rückfall zu vermeiden, indem man die folgenden Lebensmittel in seinen Speiseplan aufnimmt. Sie alle besitzen antimykotische Eigenschaften:

- Nelken
- Oregano

- Thymian
- Zimt
- Cumin (Kreuzkümmel)
- Rosmarin
- Koriander
- Pfefferminze

Die essenziellen Öle, die aus diesen Gewürzen und Kräutern gewonnen werden, sind potenter als die in der Pflanze enthaltenen Öle, deshalb empfiehlt es sich, seine Speisen mit diesen Kräutern und Gewürzen abzuschmecken, um sich ihre essenziellen Öle in weniger potenter Form zuzuführen. Dies ist hilfreich für eine langfristige Prophylaxe.[151]

EIN DÉJÀ-VU: DIE VERHINDERUNG VON SIBO-RÜCKFÄLLEN

Stellen Sie sich vor, Sie behandeln Ihre SIBO mit den Strategien, die wir besprochen haben, und stellen nach jahrelangen Muskel- und Gelenkschmerzen, Bewegungseinschränkungen und Unselbstständigkeit eine deutliche Besserung fest. Aber sechs Monate später bemerken Sie hier und da in Ihrem Körper Symptome, die auf einen Rückfall hindeuten und von Angst- und Panikzuständen begleitet werden.

Die Gründe sind noch unbekannt, aber wenn man einmal SIBO hatte, besteht die Gefahr eines Rückfalls, wenn schädliche Enterobacteriaceae-Arten erneut überproliferieren und im GI-Trakt aufsteigen. Die Hälfte der Menschen, die konventionelle (pharmazeutische) Mittel verwenden, erleidet in den Monaten nach der Behandlung einen Rückfall, sofern keine vorbeugenden Maßnahmen ergriffen werden. Das gilt vor allem, wenn ein konventionelles Antibiotikum verschrieben wurde, weil Patienten fast nie Tipps zur Verhinderung eines SIBO-Rückfalls erhalten. Wir werden daher eine Reihe von Strategien vorstellen, die helfen, Rückfälle zu verringern oder ganz zu verhindern.

Weil es eine große Vielzahl von Bakterien-, Pilz- und Archaeen-Arten gibt, die sich im GI-Trakt wiederansiedeln können, können sich die Symptome eines SIBO-Rückfalls von den ursprünglichen Symptomen unterscheiden – einfach deshalb, weil andere Arten proliferieren können. Wenn Sie zum Beispiel ursprünglich Gelenksschmerzen und Hashimoto-Thyreoiditis hatten, könnte sich ein Rückfall in Form von Blähungen und Angstzuständen äußern. In einem solchen Fall wäre es nützlich, seinen H_2-Gehalt im Atem zu messen (falls möglich auch H_2S und Methan). Wenn jedoch dieselben SIBO-Symptome auftreten wie beim ersten Mal, können Sie auf eine zusätzliche Bestätigung verzichten und gleich mit einer weiteren Antibiotika-Runde anfangen; hier reicht das eigene Urteilsvermögen völlig aus.

Sie können Ihre Chancen auf einen langfristigen Erfolg erhöhen und Rückfälle verhindern, indem Sie folgende Maßnahmen ergreifen:

- Vermeiden Sie Faktoren, die das Mikrobiom beeinträchtigen. Zu diesen Faktoren, die in Kapitel 10 besprochen werden, zählen genveränderte und mit Glyphosat behandelte Lebensmittelprodukte, Magensäureblocker und Entzündungshemmer, Zucker, künstliche Süßungsmittel wie Aspartam, Emulgatoren und andere Substanzen, die Mikroben schaden. Diese Faktoren waren für die Störung der Darmflora verantwortlich, und wenn Sie nichts dagegen unternehmen, kann das auch wieder der Fall sein.
- Verwenden Sie ein wirkstarkes Probiotikum mit einigen Schlüsselarten und -stämmen, die in Teil IV vorgestellt werden. (Meine aktuelle Liste mit Empfehlungen zu kommerziellen Produkten findet sich in Anhang A.) Probiotika verhindern die Proliferation schädlicher Spezies, unterstützen die Mukusproduktion und enthalten Arten und Stämme, die Bacteriocine bilden, welche die Spezies von SIBO und SIFO supprimieren.
- Konsumieren Sie jeden Tag mindestens eine, besser mehrere fermentierte Speisen, die die Mukusproduktion im Darm erhöhen, die Proliferation anderer nützlicher Bakterienarten unterstützen und schädliche Spezies hemmen.
- Nehmen Sie jeden Tag präbiotische Ballaststoffe auf. Peilen Sie eine Tageszufuhr von mindestens 20 Gramm an und greifen Sie auf die Optionen zurück, die in Teil IV aufgelistet werden; idealerweise sollte jede Mahlzeit präbiotische Ballaststoffe enthalten. Wenn Sie sich um Ihre gesunden Bakterien kümmern und sie füttern, werden sie sich auch um Sie kümmern.
- Bereiten Sie den *L.-reuteri*-Joghurt zu. Fermentieren Sie dieses Milchsäurebakterium einzeln oder in Kombination mit anderen Kulturen. Die einzigartigen Merkmale von *L. reuteri*, unter anderem seine Fä-

higkeit, den oberen GI-Trakt zu besiedeln (wo SIBO und SIFO auftreten) und Bacteriocine zu bilden, tragen dazu bei, dem Wiedererstarken unerwünschter Mikroben entgegenzuwirken.

Diese Präventionsmaßnahmen sind zweifellos noch nicht endgültig. Aber mit diesen einfachen Schritten haben sich bereits mit großem Erfolg Fibromyalgie, Reizdarmsyndrom, viele Autoimmunerkrankungen und Übergewicht rückgängig machen lassen; die Resultate waren deutlich überzeugender als alles, was mit einer Ernährungsumstellung und Nahrungsergänzungsmitteln erreicht werden konnte.

Ursachen für SIBO-Rückfälle

Kann man alles richtig machen und trotzdem einen SIBO-/SIFO-Rückfall erleiden?

Leider ja. Die meisten Menschen sind dauerhaft beschwerdefrei. Es gibt aber auch Einzelfälle, bei denen die Fehlbesiedlung immer wieder zurückkehrt. Sollten Sie sich in dieser Situation befinden, sollten Sie die folgenden Probleme als mögliche Ursachen in Betracht ziehen:

- Hypochlorhydrie: Ein Mangel an Magensäure aufgrund von *H. pylori*, autoimmuner Gastritis oder Magensäureblockern zählt zu den häufigsten Ursachen für wiederkehrende SIBO. Ein Arzt, der sich mit diesen Themen auskennt, beispielsweise ein funktioneller Mediziner, kann Ihnen helfen, dieses Problem zu lösen, indem er beispielsweise Ihren Gastrin-Spiegel im Blut misst oder den pH-Wert Ihres Magens testet, bevor er Maßnahmen ergreift, um Ihren Magensäuregehalt zu normalisieren, zum Beispiel mithilfe von Betain-HCL, verschiedenen Essigsorten und kohlensäurehaltigem Wasser.
- H. pylori: Diese Mikrobe ist bei etwa 15 Prozent aller US-Amerikaner und etwa 50 Prozent der Weltbevölkerung

vorhanden. Ihr Vorliegen trägt zur Störung der Zusammensetzung der Darmflora bei.[152] Sie werden meist über eine Blutprobe, Atem- oder Stuhltests identifiziert und mit antibakteriellen Wirkstoffen bekämpft. (Siehe Anhang C für eine Behandlung mit natürlichen Präparaten, die bereits erfolgreich gegen *H. pylori* angewendet wurden.)

- Schilddrüsenunterfunktion: Jod ist ein Nahrungsergänzungsmittel, auf das wir noch in Teil IV eingehen werden. Ein anhaltender Jodmangel verlangsamt die Darmtätigkeit und regt SIBO an. Eine Schilddrüsenunterfunktion aus anderen Gründen, beispielsweise aufgrund einer autoimmunen Schilddrüsenentzündung, kann auch zu SIBO-Rückfällen führen. Wir vermuten außerdem, dass die Einnahme des Schilddrüsenhormons T4 (Levothyroxin) ohne gleichzeitige Behandlung des T3-Spiegels ebenfalls SIBO begünstigen kann.[153]
- Schlecht eingestellter Diabetes: Sie erinnern sich vielleicht, dass Bakterien und Pilze es mögen, wenn Ihr Körpergewebe stark mit Zucker angereichert ist. Chronischer Diabetes (Typ 1 oder Typ 2) kann auch zu Gastroparese führen, einer verzögerten Magenentleerung, und ist ein weiterer Faktor, der zu SIBO-Rückfällen beiträgt.
- Unangemessene Produktion von Galle oder Pankreasenzymen: Diese Zustände sind selten, werden aber häufig als Ursachen für SIBO-Rückfälle angeführt. Ich habe die Erfahrung gemacht, dass der Verzicht auf Weizen und Getreide bei den meisten Menschen eine langsame Enzymproduktion behebt, weil der Cholecystokinin-Blocker Weizenkeim-Agglutinin beseitigt wird, das die Freisetzung von Galle und Pankreasenzymen blockiert. Suchen Sie nach Hinweisen auf einen niedrigen Spiegel des Enzyms Elastase oder unverdaute Fette, die mit einer Stuhlprobe getestet werden können.
- Verlangsamte Peristaltik: Auch hier habe ich die Erfahrung gemacht, dass dieses Problem bei Menschen unüblich ist, die kein Getreide oder Weizen konsumieren und

sich daher nicht das Opioid-Peptid Gliadorphin zuführen, das die Darmaktivität beeinträchtigt. Wenn Sie vermuten, dass Sie eine langsame Motilität haben, obwohl Sie weder Weizen noch Getreide zu sich nehmen, können mehrere Wirkstoffe helfen, um die Peristaltik anzuregen, beispielsweise eine kleine Dosis Naltrexon, eine kleine Dosis Erythromycin und Ingwerwurzel.

- Dysfunktionales Immunsystem: Die genetisch bedingte Unfähigkeit, Antikörper für das intestinale Immunglobulin A zu produzieren (IgA; ein Antikörper, der eine entscheidende Rolle für die Immunfunktion von Schleimhäuten spielt), kann vereinzelt auftreten und SIBO begünstigen.
- Chronischer Stress: Eine hohe emotionale Belastung wie der Tod einer nahestehenden Person, die Pflege eines Angehörigen mit kognitiven Einschränkungen und andere anhaltende Stressphasen begünstigen SIBO-Rückfälle.
- Anatomische Varianten: Eine anormale Struktur des GI-Trakts wie blinde Säcke oder anomale Verbindungen, eine Magenverkleinerung, Kolektomie (operative Entfernung des Kolons) und andere Eingriffe können das Gleichgewicht des Mikrobioms beeinflussen. Eine anatomische Abweichung kann nur durch eine Untersuchung durch einen Gastroenterologen oder Internisten identifiziert werden.

Sie erkennen sicher, dass es für einige dieser Probleme keine schnelle und einfache Antwort gibt. Am besten finden Sie einen kompetenten Arzt, beispielsweise aus dem Bereich der funktionellen oder ganzheitlichen Medizin, der Ihnen hilft, diesen Fragen nachzugehen, falls Sie von ständigen SIBO-/SIFO-Rückfällen geplagt werden.

MASTER OF THE UNIVERSE

Nun ja, vielleicht werden Sie nicht der Herrscher *des* Universums, aber vielleicht werden Sie der Herrscher *Ihres* mikrobiellen Universums in den 10 Metern Ihres GI-Trakts und dadurch der Herrscher über Ihre Gesundheit. Sicher werden Sie mit Ihrem 5G-fähigen Smartphone, Millionen von Apps und sofortigem Zugriff auf alle weltweit verfügbaren Informationen den Sieg über Lebewesen erringen, die kleiner als eine Stecknadel sind. Sie können gewaltigen Einfluss auf viele Krankheiten wie Hypertonie oder Colitis ulcerosa nehmen, aber auch auf Ihre Gefühle, Befindlichkeit und Psyche, wenn Sie achtsam mit den zahllosen Mikroben umgehen, die Sie in sich tragen.

Alles im menschlichen Leben – Essen, Tag-Nacht-Rhythmus, Freundes- und Bekanntenkreis, Trinkwasser, Stressoren – *alles* wirkt sich auf die in Ihrem Körper lebenden Mikroben und ihre Verbreitung im GI-Trakt aus. Indem Sie den Details in Ihrem Leben Aufmerksamkeit schenken, können Sie großen Einfluss auf Ihr persönliches Mikrobiom nehmen.

Im nächsten Kapitel stellen wir viele Strategien vor, die Sie anwenden können, um Ihr Mikrobiom aufzubauen und Ihrem Darm zu einem Neustart zu verhelfen.

TEIL III

BAUCHENTSCHEIDUNG

9

TAKE A WALK ON THE WILD SIDE

Können wir all das ungeschehen machen, das unserer internen mikrobiellen Landschaft angetan wurde, vom Kaiserschnitt über die Einnahme überflüssiger Antibiotika bis hin zum Konsum verarbeiteter Lebensmittel, und ein Mikrobiom aufbauen, das mit statt gegen uns arbeitet? Und werden uns solche Veränderungen gesund und schlank machen und von den Fesseln moderner Krankheiten befreien? Könnten wir so gesund sein wie Menschen, die ihre Mahlzeiten jagen und sammeln, ihre Kinder zwei Jahre oder länger stillen und sich abends um das Lagerfeuer versammeln, um die erlegte Beute miteinander zu teilen? Obwohl indigene Völker sich verletzen, Infektionskrankheiten wie Malaria und Dengue-Fieber zuziehen und keine moderne medizinische Versorgung haben, erliegen sie nicht den zahlreichen chronischen Krankheiten, die uns in den Industrieländern plagen. Ich glaube, dass wir daraus einige wichtige Lektionen lernen können.

Wir modernen Menschen haben mit unseren Darmmikroben etwas grundlegend falsch gemacht und dabei ein schreckliches, heimtückisches Monster erschaffen, das in uns lebt und unsere Gesundheit terrorisiert. SIBO hin oder her, der moderne Mensch hat die Fülle an Bakterienarten dezimiert, die seinen GI-Trakt früher besiedelte, und hat auf diese Weise nützliche Spezies verloren, während sich gleichzeitig schädliche Opportunisten ausbreiten konnten. Zum Glück haben die meisten von uns noch nicht den Punkt ohne Wiederkehr erreicht – wir stehen aber kurz davor.

Natürlich wissen wir nicht alles über das Mikrobiom. Aber wir können immer noch einen Ansatz erarbeiten, der ihn wiederherstellt und – zum Beispiel – die Symptome von Fibromyalgie beseitigt, von akutem Stuhldrang und den Blähungen des Reizdarmsyndroms befreit, viele Phänomene des vorzeitigen Alterns rückgängig macht und sogar einige Symptome neurodegenerativer Erkrankungen lindert, während gleichzeitig eine Reihe weiterer Vorteile erzielt werden, beispielsweise ein beschleunigter Gewichtsverlust, tieferer Schlaf mit lebhaften Träumen, glattere und geschmeidigere Haut mit weniger Falten, verbesserte Stimmung, mehr Energie und befriedigendere Beziehungen.

Beginnen wir diesen Buchteil mit einigen Hintergrundinformationen über die Schritte, die Sie vornehmen können, um ein gesundes Mikrobiom aufzubauen, indem Sie Ihren inneren Primaten wieder zum Leben erwecken – Sie wissen schon, das Geschöpf, dessen Bedürfnisse in Ihren genetischen Code einprogrammiert sind.

LEGEN SIE IHREN DARMFLORA-GARTEN AN

Wie sieht ein gesundes Mikrobiom aus?

Sollten wir die Darmflora der Hadza in Tasmanien oder der Yanomami im Amazonas nachahmen, von Jägern und Sammlern, die von den Störungen des modernen Mikrobioms nicht betroffen sind? Die noch nie in Berührung mit verschreibungspflichtigen Antibiotika, mit Glyphosat behandeltem Getreide oder Schokoladeneis gekommen sind, dem Emulgatoren und Verdickungsmittel zugesetzt wurden, und die bakterielle Spezies haben, die uns fehlen, während wir Spezies erworben haben, die ihnen fast vollständig fehlen? Sind diese Unterschiede für uns von Nachteil, oder spiegelt das moderne Mikrobiom notwendige Anpassungen wider, um in einer Welt zurechtzukommen, die nicht aus Wald, Dschungel oder Bergen besteht?

Manche Veränderungen, die sich bezüglich der Komposition des Mikrobioms entwickelt haben, sind möglicherweise positive Anpassungen, die uns helfen, auf die Anforderungen unserer modernen Welt zu reagieren, aber andere sind vielleicht negative Folgen von beispielsweise Pflanzenschutzmitteln und Antibiotika. Doch wie können wir das eine vom anderen unterscheiden?

Niemand kennt alle Antworten. Aber wir können trotzdem eine Reihe von Strategien anwenden, um ein gesünderes Mikrobiom zu erschaffen, das in einer besseren Verfassung ist als das, was wir jetzt haben. Zuerst werden wir Strategien kennenlernen, um die Störfaktoren zu minimieren, die auf das moderne Mikrobiom einwirken, bevor wir konkrete Konzepte entwickeln, um überproliferierte schädliche Spezies zu vernichten und durch gesündere Spezies zu ersetzen. Wir werden tiefer eintauchen in die Welt von SIBO, SIFO und Endotoxämie und Maßnahmen einleiten, die unser Leben und unsere Gesundheit nachhaltig verändern können.

Um diese Ideen besser nachvollziehen zu können, vergleiche ich unsere Bemühungen zur Kultivierung eines gesunden Darmmikrobioms mit der Gartenpflege im Frühling. Sagen wir einmal, es ist April, und Sie möchten Ihren Garten bepflanzen. Sie fangen an, die Erde vorzubereiten: Sie entfernen zunächst Unkraut, heruntergefallene Äste und Steine. Als Nächstes säen Sie Erbsen, Karotten, Zucchini, Gurken und Tomaten aus. Dann gießen und düngen Sie die heranwachsenden Pflanzen und schützen sie vor Mäusen und Feldhasen, die ein Auge auf Ihr wertvolles Gemüse geworfen haben. Nach einigen Monaten werden Sie sich mit der richtigen Pflege einer reichen Ernte erfreuen, leckere Salate zubereiten und gesunde Beilagen für Ihre Mahlzeiten kochen können.

Das Anlegen eines »Mikrobengartens« ist sehr ähnlich. Wir werden »die Erde« vorbereiten, »Samen« säen und unseren inneren Garten anschließend »gießen und düngen«. Im Garten unserer Darmflora werden wir natürlich keine Zucchini ernten, sondern einfach unsere Anstrengungen aufrechterhalten, die Mikroben zu vermehren, die wir für unsere Gesundheit kultiviert haben.

Sprechen wir zunächst über die Vorbereitung der Erde oder wie wir die Störfaktoren beseitigen, die unseren Darmflora-Garten beeinträchtigen – das entspricht dem Entfernen von Ästen und Steinen am Frühlingsanfang, um Platz zu schaffen für einen üppigen Gemüsegarten.

HOLEN SIE IHRE SCHAUFEL

Als moderne Menschen haben wir unser Darmmikrobiom so stark beschädigt, dass wir vielleicht die biologische Entsprechung von Schaufeln, Spitzhacken und einem Bagger brauchen, um diesen Garten in Schuss zu bringen. Vielleicht werden Sie bildlich gesprochen tiefe Wurzeln ausgraben und viele Schubkarren mit Unkraut und Steinen wegschaffen müssen.

Was sind die »Wurzeln«, das »Unkraut« und die »Steine« Ihres Mikrobioms? Gehen wir sie nacheinander durch, und konzentrieren wir uns auf die Faktoren, die Sie verändern können. Wenn Sie oder eine Ihnen nahestehende Person vor 40 Jahren per Kaiserschnitt auf die Welt gekommen ist, können Sie das natürlich nicht ungeschehen machen. Wenn ein Babymilch-Hersteller Ihre Mutter damals überzeugte, künstliches Milchpulver sei besser als Muttermilch, und Sie als Baby deshalb nicht gestillt wurden, können Sie nicht in die Vergangenheit reisen und diesen tragischen Fehler ungeschehen machen. Oder wenn Ihnen im Laufe der Jahre für diverse Infekte mehrmals Antibiotika verabreicht wurden, können Sie heute nichts tun, um die Einnahme der Medikamente rückgängig zu machen. Und wenn Eiscreme Ihre Leibspeise ist, können Sie den Verzehr von Eisbechern oder -waffeln mit emulgatorhaltigem Vanilleeis nicht zurücknehmen.

Welche Faktoren können Sie jetzt korrigieren oder verändern, um Ihren Darmflora-Garten zu bestellen?

- **Meiden Sie Zucker:** Zucker ist für die Darmflora wie Brotwürfel für Enten und andere Vögel: Sie werden den Köder fressen. Wenn Sie zuckerhaltige Erfrischungsgetränke oder Snacks konsumieren, laden Sie die in Ihrem Darm lebenden Bakterien und Pilze gewissermaßen dazu ein, aufzusteigen und sich zu vermehren. Eine zuckerreiche Ernährung ist praktisch ein Garant für die Entstehung von SIBO und SIFO.
- **Meiden Sie künstliche Süßungsmittel:** Meiden Sie alle verarbeiteten Lebensmittel, die mit Aspartam, Sukralose oder Saccharose gesüßt sind. Hierzu zählen auch Getränke, Eiscreme, Frozen Yogurt, Kaugummi und andere Produkte mit diesen Zutaten.
- **Verzichten Sie auf verarbeitete Lebensmittel, die Emulgatoren enthalten:** Wir haben bereits erläutert, dass Polysorbat 80 (E 433) und Carboxymethylcellulose (E 466) nicht nur die Mukusschicht angreifen, sondern auch ungesunde Veränderungen der Darmflora-Spezies hervorrufen und die Darmdurchlässigkeit erhöhen, die zu gesteigertem Appetit, Gewichtszunahme und Entzündungen führt und uns für Autoimmunerkrankungen anfällig macht. Wir wissen noch nicht, in welchem Ausmaß dies auch auf weniger potente Emulgatoren wie Carrageen, 1,2-Propandiol und Lecithin zutrifft. Bis diese Details geklärt sind, halten wir uns an eine einfache Regel: Wir verwenden natürliche, unverarbeitete Lebensmittel wie Avocados, Eier, Blattgemüse

und andere Zutaten ohne künstlich Zusätze. Wenn Sie verarbeitete Lebensmittel kaufen, sollten Sie Produkte mit möglichst kurzer Zutatenliste wählen, die nur Dinge enthält, die Sie namentlich kennen. Kaufen Sie also zum Beispiel ein Salatdressing, das aus Olivenöl, Essig, Salz und Kräutern besteht und keine Emulgatoren, Verdickungs- oder Geliermittel verwendet. Kaufen Sie Eiscreme, die ausschließlich mit Sahne, Obst, Kakao oder anderen natürlichen Aromen hergestellt wurde und gesundheitlich unbedenkliche Süßungsmittel wie Mönchsfrucht oder Stevia enthält (ich werde später darauf eingehen, welche Zuckeralternativen sich nicht negativ auf die Darmflora oder das Körpergewicht auswirken), oder stellen Sie Ihre Eiscreme selbst her. (Ich werde Ihnen eine einfache Methode zeigen, die ganz ohne ungesunde Zusätze auskommt.)

- **Kaufen Sie Bioprodukte:** Sofern es Ihr Budget erlaubt und entsprechende Produkte verfügbar sind, sollten Sie Lebensmittel in Bio-Qualität kaufen. Obst und Gemüse aus biologischem Anbau enthalten mit geringerer Wahrscheinlichkeit Herbizide und Pestizide, die selbst in geringer Dosis der Darmflora schaden können, ganz zu schweigen von ihren Auswirkungen auf das endokrine und hormonelle System. Der Kauf von Bioprodukten bedeutet auch, dass Sie Ihre Exposition mit Glyphosat minimieren, ein Pflanzenschutzmittel mit antibiotischen Eigenschaften, mit dem genveränderte Feldfrüchte wie Mais und Soja behandelt werden. Der Verzehr biologisch angebauter Nahrungsmittel empfiehlt sich vor allem, wenn man bei Obst und Gemüse regelmäßig die Schale mitisst, beispielsweise bei Beeren oder Äpfeln; wenn die Schale nicht mitgegessen wird, beispielsweise bei Bananen und Avocados, ist es weniger wichtig. Kaufen Sie außerdem so oft wie möglich Fleisch aus biologischer Aufzucht, um sich nicht unwissentlich Antibiotika zuzuführen, die in der konventionellen Massentierhaltung von Geflügel, Rindern und Schweinen oder in der Fischzucht oft nachgewiesen werden können.
- **Trinken Sie nur gefiltertes Wasser:** Leitungswasser wird oft mit Chlor (oder schlimmer noch mit Chloramin, das nicht abgekocht werden kann) und Fluor behandelt, die sich negativ auf die Darmschleimhaut auswirken. Eine Kohle- oder Umkehrosmose-Anlage kann die meisten Schadstoffe aus dem Wasser entfernen. Es gibt mittlerweile auch

immer mehr Tischwasserfilter, die ihre Liste an gefilterten Schadstoffen erweitert haben und somit eine gute Alternative darstellen.

- **Vermeiden oder minimieren Sie den Konsum von Weizen und Getreide:** Angesichts der aktuellen Forschung können wir mit Zuversicht sagen, dass das Weizenprotein Gliadin und verwandte Proteine in anderen Getreidearten die Darmdurchlässigkeit erhöhen, sodass unverdaute Nahrungskomponenten, Mikroben und toxische Abbauprodukte ins Blut gelangen können. Das ist der Prozess, der viele, wenn nicht die meisten Autoimmunerkrankungen auslöst, unter anderem Typ-1-Diabetes und Arthrose. Die Kombination aus Weizen- bzw. Getreidekonsum und Endotoxämie bei SIBO und SIFO ist daher ein hochbrisanter Prozess, der aufgrund der Darmdurchlässigkeit zahlreichen Krankheiten Tür und Tor öffnet. Die Lösung? Essen Sie kein Weizen oder Getreide mehr. (Das ist die Botschaft meiner *Weizenwampe*-Buchreihe, die bereits die Gesundheit und das Leben von Millionen von Menschen verbessert hat.) Die Vermeidung von Weizen, Getreide (Roggen, Gerste, Mais, Hafer, Hirse und Reis) und Sojaprodukten reduziert Ihre Exposition mit Glyphosat außerdem enorm.
- **Trinken Sie wenig Alkohol:** Alkoholhaltige Getränke sind ein zweischneidiges Schwert: Sie enthalten einige gute Bestandteile (Polyphenole und Flavonoide, die zum Farbenspiel und Geschmack beitragen) und einige schlechte Bestandteile (Alkohol und Zucker), die ungesunde Bakterienarten und vor allem einen Pilzbefall kultivieren.
- **Setzen Sie NSAR und Magensäureblocker ab:** Bitten Sie Ihren Arzt diesbezüglich um Unterstützung. Bedauerlicherweise werden über 90 Prozent der Ärzte keine Hilfe sein und behaupten, es sei nicht möglich, dauerhaft auf diese Medikamente zu verzichten. Das stimmt einfach nicht. Die grundlegenden Strategien, die in diesem Buch artikuliert werden, reichen möglicherweise schon aus, damit viele oder sogar die meisten Betroffenen keine nichtsteroidalen Antirheumatika wie Ibuprofen und Naproxen mehr einnehmen müssen. Das Absetzen von Magensäureblockern wie Protonix (Pantoprazol) und Prilosec (Omeprazol) ist vielleicht komplizierter, aber nicht unmöglich; aber Sie und Ihr Arzt werden Problemen wie Hypochlorhydrie (verminderte Bildung von Magensäure), SIBO und anderen Einflussfaktoren nachgehen müssen.

Wenn diese Liste überwältigend scheint, müssen Sie sich vor Augen führen, dass eine Rückkehr zu echten, vollwertigen Lebensmitteln entscheidend ist. Entscheiden Sie sich für unverarbeitete, naturbelassene Zutaten wie Eier, Fleisch, Gemüse, Obst und Hülsenfrüchte, die Sie statt abgepackter Produkte mit Zutatenlisten kaufen, auf denen Dutzende von Zusätzen, Emulgatoren, Trennmitteln, Süßstoffen und andere Chemikalien stehen.

Sie sollten natürlich auch die Einnahme von Antibiotika auf ein Minimum reduzieren und ein Rezept nur dann einlösen, wenn es wirklich notwendig ist. Wenn Sie zum Beispiel einen grippalen Infekt oder eine gewöhnliche Erkältung haben und Ihr Arzt gibt Ihnen »nur zur Sicherheit« ein Rezept, falls sich Ihre Erkältung zu einer ausgewachsenen Atemwegsinfektion entwickelt, dann ist das kein guter Grund für die Einnahme eines Antibiotikums. Ein Antibiotikum ist in bestimmten Situationen durchaus sinnvoll, aber betrachten Sie dieses Medikament als ein seltenes notwendiges Übel und hinterfragen Sie jedes Mal seine Notwendigkeit.

Eine komplizierte Landschaft aus Faktoren hat das Mikrobiom des modernen Menschen dezimiert. Nicht alle Störfaktoren sind bis heute identifiziert worden. Aber wenn Sie sich an die obige Liste halten, werden Sie die wichtigsten Störfaktoren beseitigen oder verringern können. Nur dann können wir überhaupt darüber nachdenken, die »Mikrobensamen« auszusäen, die Ihnen fehlen, während Sie gleichzeitig die Mikroben beseitigen oder verringern, die für eine Gewichtszunahme, Hypertonie oder eine gestörte emotionale und psychische Verfassung verantwortlich sind.

SÄEN SIE DIE SAMEN AUS

Am besten wird Ihr GI-Trakt bepflanzt, wenn Sie über den Geburtskanal, also vaginal auf die Welt gekommen, mindestens zwei Jahre gestillt worden und bei einer Mutter und Familie mit einem reichen und gesunden Mikrobiom aufgewachsen sind. Leider können wir die negativen Konsequenzen der Entscheidungen nicht ungeschehen machen, die in unseren Anfangsjahren getroffen wurden, ebenso wenig wie zahllose andere Faktoren unserer Vergangenheit, auf die wir keinen Einfluss haben. Stattdessen sollten wir uns auf das konzentrieren, was wir im Hier und Jetzt kontrollieren können, um unser Mikrobiom neu zu säen.

Probiotika und fermentierte Lebensmittel sind die Eckpfeiler unseres Programms. Widmen wir uns zunächst der Welt der Probiotika.

Kommerzielle Probiotika sind Produkte, die eine Reihe lebender Mikroorganismen enthalten, denen ein gesundheitlicher Nutzen nachgesagt wird. Sie werden normalerweise in Kapselform verkauft und enthalten Millionen oder Milliarden von Mikroben oder koloniebildenden Einheiten (CFU). (In der Sprache der Mikrobiologie entspricht ein lebendes Bakterium 1 CFU.) Während die meisten Mikroben in kommerziellen probiotischen Produkten Bakterien sind, sind manchmal auch nützliche Pilzarten wie *Saccharomyces boulardii* enthalten. Manche Probiotika enthalten sporenbildende oder bodenbasierte Mikroorganismen.

Wenn es um die Zusammensetzung kommerzieller Probiotika geht, befinden wir uns bedauerlicherweise immer noch im dunkelsten Mittelalter. Die meisten Produkte sind willkürliche Zusammenstellungen von Bakterienarten, denen ein gesundheitlicher Nutzen nachgesagt wird, aber diese Kombinationen sind in der Regel nicht darauf ausgelegt, einem konkreten Zweck zu dienen oder ein bestimmtes Ziel zu erreichen. Die meisten Präparate, die heute auf dem Markt erhältlich sind, geben nicht einmal die verwendeten Bakterienstämme an, ein großes Manko. Wir können einfach nicht wissen, ob ein Probiotikum spezifische Vorteile bietet, wenn wir den verwendeten Stamm nicht kennen (siehe Infotext »Wählen Sie Ihre Freunde mit Bedacht« auf Seite 177). Die Einnahme eines Probiotikums ohne konkrete Angabe der enthaltenen Stämme ist nicht viel besser als die Einnahme eines beliebigen Medikaments zur Behandlung einer konkreten Erkrankung – genauso könnten Sie willkürlich zu einem Magensäureblocker, entzündungshemmenden Schmerzmittel, Antidepressivum oder einem Chemotherapeutikum greifen, so unterschiedlich wie diese Medikamente können auch die Wirkungen der verschiedenen Stämme derselben Bakterienart sein. Ohne den Stamm zu kennen, ist es sehr unwahrscheinlich, dass man ein Produkt wählt, das die angestrebten Wirkungen verursacht. Und trotzdem kann man viel Geld für Probiotika ausgeben.

Kommerzielle Probiotika sind noch mit einem anderen Problem behaftet. Wenn Ihnen Ihre Mutter zum Beispiel über die Muttermilch das *Bifidobacterium infantis* mitgegeben hat, hat sich diese Mikrobe wahrscheinlich für Jahre, wenn nicht sogar für den Rest Ihres Lebens, in Ihrem GI-Trakt angesiedelt, sofern Sie es nicht versehentlich mit Antibiotika oder anderen

Mitteln vernichtet haben, die das Mikrobiom angreifen. Wenn Sie denselben Mikroorganismus als Probiotikum einnehmen, überlebt er vielleicht einige Wochen oder Monate in Ihrem Darm, bevor er wieder verschwindet – aber warum? Warum siedeln sich Arten und Stämme, die Ihrem Mikrobiom in Form von Probiotika zugeführt werden, nicht so langfristig oder dauerhaft an wie jene, die Sie von Ihrer Mutter erhalten oder über die Umwelt erworben haben?

Bisher gibt es keine Antwort auf diese wichtige Frage. Aber wenn Sie ein kommerzielles Probiotikum einnehmen, bedeutet das auch, dass sich eine nützliche Art oder ein nützlicher Stamm zumindest für einige Stunden oder Tage in Ihrem Darm niederlässt und dort wirksam ist. Wir streben danach, gute Mikroben dauerhaft anzusiedeln, allerdings ist dieses Ziel mit kommerziellen Probiotika nicht immer erreichbar.

Die gute Nachricht lautet, dass wir auch dann in den Genuss der positiven Wirkungen dieser Mikroben kommen, wenn sie nur kurz bei uns bleiben. Selbst wenn die Bakterien in dem Probiotikum, das Sie am Montag gegessen haben, spätestens am Donnerstag über den Stuhl wieder ausgeschieden werden, haben sie eine Reihe positiver Dinge bewirkt, unter anderem:

- Sie regen die Produktion von Darmmukus an. Viele *Bifidobacterium*-Spezies sind sehr gut darin, vor allem wenn sie mit präbiotischen Ballaststoffen »gefüttert« werden, die sie in Fettsäuren wie Butyrat und Propionat umwandeln, die die Darmzellen wiederum zu einer regen Mukusbildung veranlassen.[154]
- Sie konvertieren Nährstoffkomponenten wie Flavonoide und Polyphenole (in Obst und Gemüse enthaltene sekundäre Pflanzenstoffe) in nützliche Metaboliten.[155]
- Sie hemmen das Wachstum von Krankheitserregern.
- Sie bilden Nährstoffe, vor allem B-Vitamine wie B_1, B_2, B_6, Folsäure (B_9) und B_{12}.[156]

Die Einnahme eines kommerziellen Probiotikums kann daher nützlich sein, Sie werden damit aber nicht das ganze Spektrum an Vorteilen erzielen, die Sie sich vielleicht erhoffen. Ich habe den Verdacht, dass aktuelle Probiotika nicht die Schlüsselarten und -stämme enthalten, die wir für unseren Darm benötigen, das heißt die Handvoll Mikroben, die dem modernen Mikrobiom fehlen, und die Proliferation anderer nützlicher Mikroben unterstützen. Ich wage die Prognose, dass die Probiotika der Zukunft nicht aus einer willkürlichen Mikroben-Sammlung bestehen, die in der vagen Hoffnung ausgewählt wurden, gesundheitsförderlich zu sein, sondern dass sie zielgerichtete Zusammenstellungen von Schlüsselspezies und -stämmen sein werden, die ein Milieu erschaffen, das die Proliferation Hunderter weiterer nützlicher Arten und Stämme unterstützt. Die Probiotika der Zukunft werden vielleicht das nutzen, was mein Freund, der bekannte Mikrobiologe Dr. Raul Cano, als »Gilden-« oder »Konsortium«-Effekte bezeichnet; diese zeichnen sich dadurch aus, dass Mikrobe A einen Metaboliten produziert, den Mikrobe B verwertet, die daraufhin einen Metaboliten produziert, den Mikrobe C verwertet, die ebenfalls einen Metaboliten produziert, den die Mikroben A und B verwerten – sie kollaborieren und erzeugen auf diese Weise größere Vorteile für ihren Wirt. Wenn wir also kollaborative Schlüsselspezies wiederherstellen, werden Dutzende oder Hunderte weiterer nützlicher Spezies folgen. Es gibt bereits Präparate auf dem Markt, die sich in diese Richtung bewegen (siehe Anhang A). Die Erstellung einer Liste mit kollaborativen Schlüsselspezies ist vielleicht so etwas wie der Heilige Gral für den Wiederaufbau der Darmflora. Das Säen der richtigen Kombination von Bakterienarten erklärt potenziell die gewaltigen Vorteile von Stuhltransplantationen wie auch einige überraschend positive Resultate der Fermentationsprojekte, auf die wir noch eingehen werden.

Obwohl erste Beweise nahelegen, dass es vorteilhaft sein kann, sporenbildende und bodenbasierte Mikroben zu säen, wissen wir noch nicht, welche Rolle sie für den Wiederaufbau des Mikrobioms spielen sollten und ob sie noch weitere Vorteile bieten – ja, es gibt viel Werbung, aber kaum handfeste Beweise. Wir wissen, dass einige sporenbildende Arten wie *Bacillus coagulans* (der in meinem SIBO-Joghurt enthalten ist) große gesundheitliche Vorteile bietet, beispielsweise wirkt er bei Arthrose schmerzlindernd und abschwellend, reduziert Blähungen und einen Blähbauch und beschleunigt die Regeneration nach hoher körperlicher Belastung, ein Vorteil für Leistungssportler. Ich werde später zeigen, wie man Joghurt und andere fermentierte Lebensmittel mit dieser Bakterienart herstellt.

Wählen Sie Ihre Freunde mit Bedacht

Erinnern Sie sich an das Problem der Stammspezifität, das wir weiter vorne besprochen haben? Nehmen wir *Escherichia coli*: Dieses Bakterium kommt ganz natürlich in Ihrem Darm vor. Ein Großteil Ihrer Freunde und Familienangehörigen haben *E. coli*. Selbst der nette Kollege oder die nette Kollegin in Ihrem Büro hat *E. coli*. Aber wenn Sie einen Romanasalat essen, der mit *E. coli* aus dem Kuhdung von der Weide kontaminiert ist, die sich neben dem Feld befindet, auf dem Ihr Salat gewachsen ist, können Sie tagelang Durchfall haben oder sogar an Nierenversagen sterben – dieselbe Art: *E. coli*, aber ein anderer Stamm. Andere Stämme derselben Art – die Stammspezifität – können im wahrsten Sinne des Wortes den Unterschied zwischen Leben und Tod ausmachen.

Das klingt vielleicht ziemlich zäh, aber die Auseinandersetzung mit dieser Thematik wird Ihnen helfen, Ihr Auge für Probiotika zu schulen, damit Sie zwischen hilfreichen und weniger hilfreichen Mikroorganismen unterscheiden können.

Das Problem: Die meisten kommerziellen Probiotika spezifizieren nicht die verwendeten Bakterienstämme. Klinische Studien zeigen, dass zum Beispiel *Lactobacillus rhamnosus* GG (das heißt der GG-Stamm) das Abklingen eines antibiotikabedingten Durchfalls beschleunigt, andere *L.-rhamnosus*-Stämme sind hingegen nicht dazu in der Lage. Das bedeutet, dass die meisten kommerziellen Probiotika mit *L. rhamnosus* für diesen Zweck praktisch wertlos sind, weil die Hersteller oft Stämme verwenden, die preisgünstiger sind als jene, die nachweislich wirksam sind. Das ist in etwa vergleichbar mit dem willkürlichen Kauf eines Kleides oder einer Hose ohne Berücksichtigung von Größe, Farbe oder Form – Sie würden höchstwahrscheinlich nicht sehr stilvoll aussehen und vielleicht nicht einmal in der Lage sein, das Kleid oder die Hose anzuziehen. Genauso ist die unhinterfragte Einnahme eines kommerziellen Probiotikums, dessen Zusammensetzung und

Auswahl der Stämme man nicht kennt, eine Maßnahme, die zum Scheitern verurteilt ist.

Wie Sie sich vorstellen können, macht die große Auswahl an Stämmen die Welt der Probiotika ziemlich kompliziert. Ich gebe daher mein Bestes, Ihnen die Auswahl zu erleichtern, indem ich in Anhang A eine kurze Liste kommerzieller Produkte nenne, die dieses Problem erkennen. In unseren Joghurt-Fermentationsprojekten kommen auch nur spezifische Stämme zum Einsatz, die mit größerer Wahrscheinlichkeit vorteilhaft sind. Durch die Optimierung kommerzieller Produkte und die Verwendung von Stämmen mit wichtigen und kollaborativen Wirkungen werden bessere und wirksamere Produkte mit größerem gesundheitlichem Nutzen verfügbar. Wenn Kritiker einwenden, dass noch nicht bewiesen werden konnte, dass sich mit Probiotika ein gesundheitlicher Nutzen erzielen lässt, haben sie teilweise recht – das wird sich in den nächsten Jahren aber vermutlich verändern. Ich werde auch beschreiben, wie wir mehr Vorteile erzielen können als mit kommerziellen Probiotika, indem wir spezifische Arten und Stämme fermentieren und auf diese Weise die Anzahl der enthaltenen Bakterien erhöhen. Durch modifizierte Fermentationsmethoden können wir außergewöhnliche Ergebnisse erzielen – und die zielgerichtete Anwendung von Probiotika entkräftet solche pauschalen Einwände und führt zu *außergewöhnlichen* Vorteilen.

Müssen wir jede potenziell nützliche Bakterienart und jeden Stamm ersetzen? Nein, ich glaube nicht. Indem wir mehr über die Schlüsselspezies und -stämme erfahren, kann die Ersetzung dieser Mikroben, welche Aufgaben erfüllen, die für die Proliferation und das Überleben anderer nützlicher Spezies entscheidend sind, die Lösung sein. So wie Plankton im Ozean das Überleben von Quallen, Walen und anderen Meeresbewohnern unterstützt, unterstützen die bakteriellen Schlüsselspezies in unserem intestinalen Ökosystem zahlreiche andere Mikroben. Das *Bifidobacterium infantis* bei Neugeborenen ist ein gutes Beispiel. Wenn *B. infantis* von der

Mutter an das Kind weitergegeben wird, kann das Kind die Oligosaccharide in der Muttermilch besser verstoffwechseln, die wiederum andere Bakterienarten im Mikrobiom des Kindes nähren.[157] Ohne *B. infantis* ist die Fähigkeit des Säuglings beeinträchtigt, die Bestandteile der Muttermilch zu verdauen, es wächst langsamer und die gesamte Komposition des Mikrobioms ist beeinträchtigt, weil weniger nützliche Arten überleben. Der Ersatz oder die Wiederherstellung von Schlüsselspezies wie *B. infantis* ist daher gegenüber einem radikalen »Hauruck«-Ansatz zu bevorzugen.

Wir haben noch keine vollständige Liste mit allen Schlüsselspezies, die durch ihre bloße Anwesenheit das gesamte komplexe Geflecht aus Spezies im Mikrobiom und damit auch Ihre Gesundheit unterstützen. Unter Berücksichtigung des aktuellen Forschungsstands zähle ich nachfolgend die wichtigsten Spezies und Stämme auf:[158]

- *Bifidobacterium infantis* ATCC 15697, M-63 und ECV001
- *Lactobacillus reuteri* DSM 17938, ATCC PTA 6475 und NCIMB 30242
- *Lactobacillus gasseri* – mehrere Stämme, unter anderem BNR17 und CP2305
- *Lactobacillus rhamnosus* GG und HN001
- *Lactobacillus plantarum* 299v und P-F
- *Faecalibacterium prausnitzii* A2–165 und L2–6. Diese Spezies ist für bis zu 25 Prozent der gesamten Butyrat-Bildung im Darm verantwortlich, die für den menschlichen Wirt mit gesundheitlichen Vorteilen verbunden ist.
- *Bifidobacterium longum BB536*
- *Akkermansia muciniphila* ATCC BAA-835
- *Bacillus coagulans* GBI-30,6086 und MTCC 5856. Das Vorliegen dieser Mikrobe unterstützt die Proliferation anderer gesunder Stämme, darunter *F. prausnitzii*. Diese Stämme kommen in den meisten kommerziellen Probiotika nicht vor.

Diese Liste ist keineswegs vollständig, sondern wird ständig aktualisiert. Das Ersetzen einer Schlüsselspezies ist eine bessere Strategie als der Versuch, sich jeden Bakterienstamm anzueignen, der in irgendeiner Form nützlich ist. Mit anderen Worten: Das Ziel ist es, Schlüsselspezies zu kultivieren, die dann zu »Bauern« werden, die Ihnen helfen, Dutzende oder sogar Hunderte von nützlichen Bakterienarten zu pflegen, die gut für Ihre Gesundheit sind.

Es ist nicht nötig, diese Liste auswendig zu lernen oder zu versuchen, alle genannten Stämme wiederherzustellen, weil ich die Namen der kommerziell verfügbaren Probiotika nennen werde, die einige dieser Spezies und Stämme enthalten, und ich werde Ihnen zeigen, wie Sie daraus einen Joghurt und andere fermentierte Lebensmittel herstellen können.

Wie lange sollten Sie ein kommerzielles Probiotikum einnehmen? Solche Präparate sind schließlich ziemlich kostspielig. Es gibt noch keine eindeutige Antwort auf diese Frage, aber meiner Meinung nach sind kommerzielle Probiotika am Anfang Ihres Programms hilfreich, bis Sie eine Besserung der lästigen Beschwerden oder Marker feststellen, die Sie plagen, wie Blähungen, Durchfall, Hautausschläge oder H_2 im Atem. Eine dauerhafte Einnahme ist nicht schädlich, aber Sie können wahrscheinlich einen ähnlichen oder besseren Nutzen erzielen, wenn Sie alle anderen Strategien umsetzen, die ich vorstellen werde, darunter den täglichen Konsum fermentierter Lebensmittel, den häufigen Konsum präbiotischer Ballaststoffe und die Herstellung diverser Joghurts, um wichtige Bakterienarten zu ersetzen.

Die Fermentation von Lebensmitteln ist eine andere Methode, um gesunde Mikroben in Ihrem GI-Trakt zu »säen«. Obwohl fermentierte Lebensmittel dieselben Nachteile haben wie die meisten kommerziellen Probiotika – auch mit ihnen können sich nützliche Spezies und Stämme nicht langfristig im menschlichen GI-Trakt ansiedeln –, ist ihr Konsum trotzdem mit Vorteilen verbunden. Menschen fermentieren schon seit Jahrhunderten Lebensmittel, um Geschmack, Nährwert und Haltbarkeit zu verbessern: So gibt es Prosciutto in Italien, Oliven in Griechenland, Gochujang in Korea, Umeboshi in Japan und viele andere Köstlichkeiten, die nach Rezepten hergestellt werden, die sich seit Generationen nicht verändert haben. Für unsere aktuellen Zwecke sind wir hauptsächlich an der Laktofermentation interessiert, bei der das natürliche Konservierungsmittel Laktat (Milchsäure) entsteht, und nicht an der Hefefermentation, bei der Zucker in Alkohol umgewandelt wird, wie dies bei Bier und Wein der Fall ist (durch Filterung werden normalerweise Mikroben aus alkoholischen Getränken entfernt). Fermentierte Getreideprodukte wie Sauerteigbrot werden beim Backvorgang erhitzt, wodurch potenziell nützliche Mikroben sterben. Wir sind an fermentierten Lebensmitteln mit lebenden Mikroben interessiert, die – nachdem wir sie gegessen haben – auf ihrer kurzen und spannenden Reise durch den menschlichen GI-Trakt positive Wirkungen entfalten.

Fermentierte Lebensmittel sind so vielfältig wie die Ausgangsprodukte, die Aberhunderte an fermentierenden Mikroben und die Umgebungsbedingungen, in denen die Fermentation stattfindet. Der Konsum von fermentierten Lebensmitteln wie Kimchi, Kombucha, klassischem Sauerkraut, Pickles, Kefir, Joghurt, Gemüse und anderen traditionellen Speisen, die verschiedenen Kulturen eigen sind, trägt dazu bei, die Zufuhr an nützlichen Bakterien wie *Lactobacillus*, *Bifidobacterium*, *Pediococcus* und *Leuconostoc* wie auch an nützlichen Pilzen zu erhöhen (die vor allem in Kefir und Kombucha enthalten sind). Während manche Menschen Gemüse wie Radieschen, Gurken und Rote Bete selbst fermentieren – beinahe jedes Lebensmittel eignet sich hierfür – und ihren eigenen Kombucha und Joghurt herstellen, ist mittlerweile eine wachsende Zahl von Produkten im Handel erhältlich. Achten Sie nur darauf, dass auf dem Produkt ein Zusatz wie »mit lebenden Kulturen«, »lebend und aktiv«, »fermentiert« oder etwas Vergleichbares vermerkt ist, das bestätigt, dass tatsächlich lebende Mikroben enthalten sind. Salz- und Essiggurken oder ähnliche Produkte, die erhitzt worden sind, um die Haltbarkeit zu erhöhen, enthalten keine lebenden Mikrobenkulturen. Ein gutes Zeichen, dass die Bakterien noch am Leben sind: eine milchige Flüssigkeit, die auf Schwärme lebender Bakterien hindeutet. Und ja, man kann diesen Sud trinken, nachdem man die Gurken oder das Sauerkraut gegessen hat.

Probiotika versus Präbiotika: Fressen oder gefressen werden

Man kann Probiotika und Präbiotika leicht miteinander verwechseln, aber der Unterschied ist ziemlich einfach.

Probiotika sind die Mikroben selbst. Sie sind Kleinstlebewesen, denen eine positive Wirkung auf ihren menschlichen Wirt nachgesagt wird. *Lactobacillus* und *Bifidobacterium* zählen zu den gängigsten Bakteriengruppen, die wir als Probiotika einstufen. Probiotika »fressen« – konsumieren und verstoffwechseln – Präbiotika, die man sich im Rahmen seiner normalen Ernährung zuführt.

Präbiotika sind nährstoffhaltige Pflanzenbestandteile, die von den Mikroben konsumiert und verarbeitet werden. Zu den Präbiotika zählen verschiedene Ballaststoffe wie Inulin, die Galactooligosaccharide in Linsen und Kidneybohnen, und Zuckerarten wie die Laktose in Milchprodukten. Im Gegensatz zum Menschen verwandeln Mikroben ihre präbiotische Nahrung nicht in Fäkalien, sondern in Metaboliten, die für unsere Gesundheit wichtig sind, wie die Fettsäure Butyrat und Vitamine wie Folsäure und Vitamin B_{12}.

Ich werde im weiteren Verlauf dieses Buches noch näher auf das überaus wichtige Thema der präbiotischen Ballaststoffe eingehen.

Weil die mikrobielle Zusammensetzung fermentierter Produkte von den Spezies abhängt, die in der Ausgangsnahrung vorhanden sind (Mikroben auf der Oberfläche von Gemüse oder die Bakterien und Pilze in einer Portion Kefir), können wir die Arten und Stämme nicht gezielt auswählen. In solchen Lebensmitteln können viele Arten von Mikroben enthalten sein, die in sehr hoher Zahl – Milliarden oder vielleicht sogar Billionen – enthalten sind.[159] Die Spezies in fermentierten Lebensmitteln, die wir normalerweise essen, siedeln sich höchstens für einige Tage oder Wochen im Darm an; manchmal verlassen sie den GI-Trakt bereits nach wenigen Stunden. Mikroben aus fermentierten Lebensmitteln können trotz ihrer kurzen Verweildauer einen ähnlichen Nutzen haben wie kommerzielle Probiotika, sie schützen beispielsweise vor Krankheitserregern wie Salmonellen, bilden vorteilhafte Metaboliten und Vitamine und wandeln inaktive Nährstoffe in aktive Formen um.

Es gibt noch nicht viele Beweise, dass fermentierte Lebensmittel die menschliche Gesundheit verbessern, aber die vorhandenen Belege sprechen dafür, dass sich durch den Konsum Verstopfung verbessert, das Risiko für Typ-2-Diabetes verringert, Entzündungsmarker sinken und außerdem in geringem Maße einer Gewichtszunahme entgegengewirkt wird.[160] Vor allem das große Spektrum an Mikroben in Kefir bietet möglicherweise einen gewissen Schutz vor der Proliferation von Enterobacteriaceae, der Bakterienart, die bei SIBO am stärksten vorliegt.[161]

Exponentielles Wachstum

In den Joghurtrezepten, die ich noch vorstellen werde und die spezifische Bakterienarten und -stämme enthalten, verändere ich den traditionellen Fermentationsprozess bewusst, um Wirkungen zu erzielen, die wesentlich größer sind als erwartet. Das möchte ich gerne näher erklären.

Sicher kennen Sie die Fangfrage: »Was ist besser – eine Million Dollar sofort oder ein Cent, der sich einen Monat lang täglich verdoppelt?«

Viele entscheiden sich für die sofortige Million. Aber der Cent, der sich jeden Tag verdoppelt – 1 Cent, 2 Cent, 4 Cent, 8 Cent – was am Anfang nicht sehr spannend ist –, summiert sich am Schluss auf über 5 Millionen Dollar (ca. 4,8 Mio. Euro)! So kommt man nach 30 Tagen auf 5.368.709,12 Dollar, um genau zu sein. Es ist schwer zu glauben, aber das ist die große Macht des exponentiellen Wachstums oder des »Zinseszins«, wie man in Finanzkreisen sagt. Wir nutzen dieses Prinzip bei der Herstellung unserer Joghurts, um gewaltige Bakterienzahlen zu erzielen, die deutlich größere gesundheitliche Vorteile mit sich bringen.

Wenn man das Beispiel mit dem Cent noch einmal heranzieht, sieht das Wachstum des Geldes als Grafik wie folgt aus:

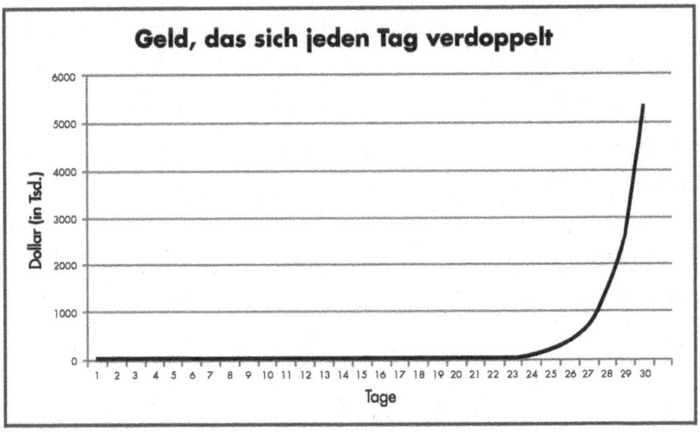

Wie man sieht, nimmt das Geld bis Tag 25 oder 26 nicht nennenswert zu, aber dann explodiert das Wachstum in den letzten Tagen gewaltig.

Dasselbe mathematische Phänomen lässt sich auf die bakterielle Vermehrung anwenden: Je mehr Zeit verstreicht, umso höher steigt die Bakterienzahl: 1, 2, 4, 8 usw. (Bakterien vermehren sich durch Zweiteilung, das heißt, aus einem Bakterium werden zwei, aus zwei Bakterien werden vier und so weiter. Der Einfachheit halber nehmen wir hier an, dass Bakterien nicht sterben. Das stimmt natürlich nicht, aber das Grundprinzip der Vermehrung im Lauf der Zeit trifft dennoch zu.)

L. reuteri ist eine Bakterienart, die wir benutzen, um einen hochwirksamen fermentierten Joghurt herzustellen, und sie verdoppelt sich bei einer Temperatur von 37,7 °C nach jeweils 3 Stunden. Wenn auf der x-Achse die Teilstriche nicht für Tage, sondern für jeweils 3 Stunden stehen (12 Verdopplungen in 36 Stunden), haben wir die Grafik für die bakterielle Verdopplungszeit. Aus dem Kurvenverlauf kann man Folgendes schließen:

- Die Bakterienzahl nimmt in den ersten 30 Stunden der Fermentation kaum zu, das ist der flache Teil der Kurve. (Stunde 30 mit *L. reuteri* entspricht im Geldbeispiel Tag 25.)
- Ab Stunde 30 steigt das Bakterienwachstum sprunghaft an, wobei der größte Anstieg zwischen Stunde 30 und 36 erfolgt.

Das bedeutet, dass kommerzielle Joghurthersteller, die aus Produktivitätsgründen normalerweise eine Fermentationsdauer von 4 Stunden verwenden (eine Verdopplung), und Privatpersonen, die ihren Joghurt selbst zubereiten und normalerweise 12 Stunden fermentieren (vier Verdopplungen), eine minimale Bakterienzahl erzielen. Wir hingegen fermentieren für mindestens 30 Stunden, idealerweise 36 Stunden, um die große Zahl zu erreichen, die wir anstreben und mit der sich erhebliche biologische Wirkungen hervorrufen lassen. Das Phänomen des exponentiellen Wachstums erklärt, warum der Joghurt aus dem Supermarkt praktisch keinen gesundheitlichen Nutzen hat: Eine kurze Fermentationsdauer und Mikrobenarten, die nur wenig Nutzen haben, führen zu beinahe keinen erkennbaren Wirkungen. Das erklärt auch, warum kommerzielle Joghurts fast immer künstliche Verdickungsmittel wie Xantan oder Gellan enthalten: Weil nur wenige Bakterien und minimale bakterielle Metaboliten vorhanden sind, die die Milch während der Fermentation eindicken könnten, würde das Endprodukt nicht fest werden.

Warum hören wir nach 36 Stunden auf und fermentieren nicht länger? Ab einem gewissen Punkt sind die verfügbaren Ressourcen (Laktose, präbiotische Ballaststoffe usw.) für die Mikroben erschöpft und das Die-Off übersteigt die Verdopplungen. Mein Team und ich haben durchflusszytometrische Untersuchungen vorgenommen, um die Bakterienzahl zu bestimmen, die nach 36 Stunden ein Plateau zu erreichen scheint – ab diesem Zeitpunkt übersteigt das Die-Off die Wachstumsrate. Eine längere Fermentation erhöht außerdem das Risiko einer mykotischen Kontamination, weil Wildhefen in der Luft und auf Küchenutensilien den Joghurt besiedeln, wenn sie die Gelegenheit dazu bekommen. Nach 36 Stunden haben wir in einer Portion *L.-reuteri*-Joghurt (ca. 125 Gramm) eine Bakterienzahl von 200 bis 260 Milliarden gemessen – deutlich mehr als das, was in herkömmlichen Probiotika enthalten ist, und völlig ausreichend, um große Vorteile zu erzielen.

Meine einzigartige Methode der Joghurtzubereitung zeichnet sich also durch die kombinierte Anwendung einer längeren Fermentationsdauer und präbiotischer Ballaststoffe aus, die den Mikroben als Futter dienen und ihr Wachstum anregen. Auf diese Weise kultivieren wir nicht nur Hunderte Milliarden Bakterien, die deutliche und erhebliche gesundheitliche Vorteile hervorrufen, sondern wir erhalten zugleich ein festeres, cremigeres und leckereres Endprodukt, das hervorragend mit einer Handvoll Beeren schmeckt, und das ganz ohne Verdickungsmittel.

VERDERBEN LASSEN IST NICHT IMMER SCHLECHT

Wenn man in vergangenen Zeiten ein Tier tötete und sein Fleisch und seine Innereien entnahm, wilde Beeren pflückte oder es schaffte, einer Ziege etwas Milch abzuringen, fermentierte man die gewonnene Nahrung, damit sie nicht schlecht und damit ungenießbar oder giftig wurde.

Fermentation ist kontrollierter Verderb durch bakterielle Milchsäuregärung oder alkoholische Gärung durch Hefepilze. Die frühen Menschen vergruben Fleisch, Fisch und Eier in der Erde, ließen sie dort fermentieren und buddelten sie nach einigen Wochen oder Monaten wieder aus, wenn frische Nahrung knapp war. Sie lagerten die Milch im Magen des geschlachteten

Tieres, das Lab (ein Enzym, das in der Magenwand gebildet wird) im Magen unterstützt die Käsereifung, oder sie vergruben Krüge mit Traubensaft und hatten einige Monate später Wein. Kontrollierter Verderb ist seit Tausenden von Generationen ein fester Bestandteil des menschlichen Lebens.

Dann brach das Zeitalter der Kühlung an. Zunächst stand diese Technologie nur kommerziellen Herstellern zur Verfügung, bevor sie 1927 auch Konsumenten zugänglich wurde; Kühlschränke wurden zu einem Kassenschlager, als Frigidaire das Kältemittel Freon entwickelte. Es verbreitete sich die Vorstellung, die ständige Verfügbarkeit frischer Lebensmittel sei Ausdruck einer modernen Lebensweise, während fermentierte Speisen als mikrobiell verseucht verteufelt wurden. In weniger als einem Jahrhundert starb in vielen westlichen Ländern die Tradition, bakterien- oder hefepilzreiche Lebensmittel zu konsumieren, fast vollständig aus.

Kühlung bedeutete, dass Lebensmittel länger gelagert werden konnten, wodurch die Fermentation hinausgezögert wurde. Man begegnete fermentierten Speisen mit Skepsis, weil sie nur einen Schritt vor dem Schlechtwerden zu sein schienen (die Ausnahmen waren Produkte wie Bier und Wein, die durch Hefegärung entstehen). Die meisten Menschen, die die trübe, schleimige Bakterienbrühe sehen, die entsteht, wenn Gemüse in Salzlake eingelegt wird, werfen das Glas in den Müll und denken nicht, dass der Inhalt noch essbar und sogar gesund ist. Infolge dieser weitverbreiteten Abneigung gegen fermentierte Speisen geht unsere Zufuhr an nützlichen Bakterien und Pilzen gegen Null. Selbst gängige moderne fermentierte Lebensmittel wie Joghurt enthalten (wenn überhaupt) eine minimale Anzahl lebender Bakterien, weil der Fermentationsprozess verkürzt wird, um die Produktion zu beschleunigen. Und traditionell fermentierte Lebensmittel wie Pickles und Sauerkraut werden nicht mehr fermentiert, sondern ohne Verwendung von Mikroorganismen in Salzlake und Essig eingelegt und abgefüllt.

Wenn man unseren beinahe hundertjährigen Verzicht auf fermentierte Lebensmittel, die zahlreiche Bakterien und Pilze enthalten, mit anderen modernen Faktoren kombiniert, die die Darmflora beeinträchtigen, haben wir eine zuverlässige Methode für die Erschaffung von Dysbiose – eine massive Störung der Darmflora und ein breites Spektrum an Erkrankungen, die dadurch entstehen.

Teil der Lösung ist die Rückbesinnung auf Lebensmittel, die Menschen seit Jahrtausenden essen, bevor moderne Kühlgeräte unsere Angst vor Mikroben geschürt haben. Ich werde daher erklären, wie Sie Ihr eigenes Gemüse und andere Lebensmittel fermentieren können, bakterienreiche Joghurts herstellen und Lebensmittel kaufen, die bereits fermentiert sind und leben.

Erfolgsgeschichte: Michael, 59, Colorado

»Ich war 59 Jahre alt, als ich durch den Joghurt mit *L. gasseri* BNR-17 bzw. mit *B. coagulans* GBI 30,6086 erhebliche gesundheitliche Vorteile erzielen konnte.

In meinen Workouts bin ich jetzt deutlich leistungsfähiger. Früher habe ich dreimal in der Woche intensives Krafttraining betrieben. In den letzten 10 Jahren habe ich meine Kraft und Ausdauer praktisch nur erhalten, aber nicht verbessert. Durch die beiden Joghurts hat sich über einen Zeitraum von nur 9 Wochen meine Oberkörperkraft um 10 Prozent oder mehr gesteigert. Beim Bankdrücken schaffe ich zum Beispiel statt 100 Kilogramm 110 Kilogramm und mehr. Zusätzlich habe ich 1,5 bis 2 Kilogramm Muskelmasse aufgebaut, ohne meine Ernährung oder meine Kalorienzufuhr zu verändern.

Außerdem habe ich beim Skifahren eine deutliche Steigerung meiner Ausdauer festgestellt. Ich bin seit vielen Jahren Buckelpistenfahrer. Seit ich denken kann, bekam ich nach sieben oder acht Läufen müde Beine und Muskelkater von dem Laktat, das mein Körper nicht mehr abbauen konnte. Ich musste dann immer eine Pause machen, aber weil ich häufiger stürzte, hörte ich normalerweise nach neun oder zehn Läufen auf. Neulich, mit den Joghurts, fuhr ich elfmal die Piste herunter, ohne dass meine Kraft nachließ oder ich Muskelkater bekam.

Vor einiger Zeit machte ich ein spontanes Selbstexperiment. Ich musste eine Geschäftsreise unternehmen und 7 Tage auf meinen Joghurt verzichten. Stattdessen nahm ich eine kleine Dosis der beiden Probiotika in Kapselform ein – 1 Million CFU oder weniger pro Kapsel. Ich dachte, dass das als Joghurtersatz für eine Woche in Ordnung wäre. Leider war das nicht der Fall. Nach etwa zwei Tagen hatte ich das Gefühl, schlagartig gealtert zu sein: Meine Energie fiel vor allem gegen Tagesende ab, mein Körper war verspannt und schmerzte, und ich wurde übellaunig. Nach der Reise fing ich sofort wieder damit an, meinen Joghurt zu essen. Nach etwa anderthalb Tagen war ich ganz der Alte. Ab sofort werde ich meinen Joghurt in den Koffer packen, wenn ich unterwegs bin.

Obwohl ich abgesehen von leichten Blähungen nach den Mahlzeiten keine signifikanten SIBO-/SIFO-Symptome hatte, zeigte der AIRE-Atemtester jedes Mal ›10‹ an. Ich fing daher an, die antimykotischen und antibakteriellen Nahrungsergänzungsmittel zu nehmen, die Sie empfehlen. Ich habe seither festgestellt, dass einige Probleme, die mich seit Jahren quälen, verschwunden sind: Blähbauch, Rosacea, Gerstenkorn und leichter Fußpilzbefall.«

GIESSEN UND DÜNGEN SIE IHREN »GARTEN«

Wir haben gezeigt, wie wir den Boden vorbereiten, um unseren Garten zu bepflanzen, und wie wir die Samen der Probiotika und fermentierten Lebensmittel säen. Sprechen wir nun über das Äquivalent von Wasser und Dünger für Ihren Garten.

In diesem Zusammenhang dreht sich viel um Ballaststoffe. Wir Menschen besitzen einfach nicht die Verdauungsenzyme, um die Fasern von Pflanzen, Speisepilzen, Hülsenfrüchten, Nüssen und Obst aufzuspalten und in Zucker zu konvertieren. Obwohl Ballaststoffe auf den ersten Blick nicht als Zucker erkennbar sind, handelt es sich hierbei tatsächlich um eine lange Kette von Zuckermolekülen. Im Gegensatz zu Menschen verfügen Bakterien über Enzyme, um die unterschiedlichsten Ballaststoffe zu verstoffwechseln (die einzige Ausnahme ist Cellulose, ein struktureller Bestandteil von Pflanzen; wenige Bakterien in unserem Mikrobiom können diesen Ballaststoff verdauen; Wiederkäuer wie Kühe, Pferde und Ziegen sind jedoch dazu in der Lage). Natürlich können Sie lernen, im Internet zu surfen, eine Steuererklärung einzureichen, vielleicht sogar Trigonometrie mit Ihrem Sohn oder Ihrer Tochter zu üben – aber Sie können keine Ballaststoffe verdauen.

Bakterien sind rege Konsumenten von Ballaststoffen. Das ist ein wunderbares Beispiel für die gegenseitige Abhängigkeit von Menschen und Bakterien: Wenn Sie Ihrem Mikrobiom die Ballaststoffe geben, die es braucht, machen Ihre mikrobiellen Partner Nährstoffe und Metaboliten daraus, die Sie und Ihr Darmtrakt benötigen. Dies spiegelt auch das menschliche Grundbedürfnis nach Pflanzenstoffen wider. Obwohl viele Ernährungstrends Gemüse, Obst und Hülsenfrüchte aus dem Speiseplan streichen oder reduzieren, ändert das nichts an der Tatsache, dass Darmbakterien nicht ausschließlich mit Fleisch und anderen tierischen Produkten gedeihen können. Wenn man den Konsum von Ballaststoffen vernachlässigt, die den Bakterien als Nahrung dienen, geschehen seltsame Dinge, auf die wir noch eingehen werden. Ballaststoffe, die von Bakterien verdaut werden, werden daher als »präbiotische« Ballaststoffe bezeichnet. Sie sind essenziell, und ohne sie kann man sich keiner reichen Population gesunder Mikroben erfreuen.

Für ein gesundes Mikrobiom benötigt man daher präbiotische Ballaststoffe, Fasern, die sich Menschen zuführen, die aber unverdaulich sind. Sie sind für den gesundheitlichen Erfolg entscheidend und für die langfristige Gesundheit wichtiger als Probiotika. Präbiotische Ballaststoffe sorgen nicht nur für die Proliferation vorteilhafter Bakterienspezies, sondern liefern auch die Nährstoffe, die erforderlich sind, damit Bakterien gesunde Fettsäuren und andere Metaboliten produzieren, die die Darmwand mit Nährstoffen versorgen und unterstützen.

Wie bereits erwähnt, verdünnt sich die Darmschleimhaut, wenn man nicht genügend präbiotische Ballaststoffe zu sich nimmt, so wie dies die meisten US-Amerikaner tun, und dies öffnet chronischen Darmentzündungen, Autoimmunerkrankungen und ungesunden Veränderungen der Darmflora-Populationen Tür und Tor. Eine Ernährung, der es an präbiotischen Ballaststoffen mangelt, löst Veränderungen in der Mikrobiom-Zusammensetzung aus, die manchmal nicht rückgängig gemacht werden können, indem man seine Zufuhr an präbiotischen Ballaststoffen nachträglich erhöht; diese Veränderungen sind so nachhaltig, dass sie sogar noch an die Nachkommen weitergegeben werden können.[162] Eine ausreichende Versorgung mit präbiotischen Ballaststoffen ist daher entscheidend und lehrt uns neue Lektionen, wie man eine gesunde menschliche Ernährung gestaltet (siehe Infotext: »Wenn Bakterien in den Hungerstreik treten« ab Seite 191).

Jäger und Sammler nehmen nicht selten täglich 100 Gramm oder mehr präbiotische Ballaststoffe auf, die sie überwiegend über Wurzeln und Knollen beziehen, die sie aus der Erde graben. Der durchschnittliche moderne Mensch nimmt höchstens 12 Gramm Ballaststoffe am Tag auf, von denen 5 bis 8 Gramm der präbiotischen Variante angehören. Den größten Nutzen erzielt man mit einer Tageszufuhr von 20 Gramm oder mehr. (Es wurde noch nicht nachgewiesen, dass wir die Essgewohnheiten der Jäger und Sammler nachahmen und 100 Gramm oder mehr konsumieren müssen.) Durch diese hohe Ballaststoffzufuhr tragen Sie nicht nur zum Erhalt einer gesunden Darmschleimhaut bei, sondern profitieren auch langsam von den gesundheitlichen Vorteilen einer ausreichenden Versorgung mit Butyrat, eine von Bakterien gebildete Fettsäure, die zu einer besseren Gewichtssteuerung und Insulinreaktion, niedrigerem Blutzucker, Blutdruck und Triglycerid-Spiegel und einem geringeren Risiko für Fettlebererkrankung beiträgt.[163] Was ist besser: die Normalisierung des Blutdrucks durch zwei oder drei Blutdruckmedikamente mit einer Reihe von Risiken und Nebenwirkungen oder die Kultivierung gesunder Darmbakterien, die Ihnen helfen, einen normalen Blutdruck zu erreichen – und das nur mit positiven Nebenwirkungen?

Wenn Bakterien in den Hungerstreik treten

Es ist in der Tat seltsam, wie sich Menschen verhalten.

Weil die »offiziellen« Ernährungsrichtlinien der USDA und des US Department of Health and Human Services, die eine Verringerung des Fettkonsums und eine Erhöhung des Getreidekonsums empfehlen, katastrophale Konsequenzen nach sich gezogen haben – sie sind in erheblichem Maß für die heute grassierenden Epidemien der Fettleibigkeit, Typ-2-Diabetes, Fettleber- und Autoimmunerkrankungen verantwortlich – lehnen viele Menschen diese Richtlinien strikt ab und schlagen ins andere Extrem um, indem sie vollständig auf Kohlenhydrate verzichten. Obwohl es außer Frage steht, dass es sinnvoll ist, unser modernes Ernährungsdesaster rückgängig zu machen und den Konsum von Kohlenhydraten, vor allem von Getreide (Vollkorn und Weißmehl – hinsichtlich ihres glykämisches Potenzials und vieler anderer Aspekte sind sie praktisch gleichwertig) und Zucker, einzuschränken, ist der *vollständige Verzicht* auf Kohlenhydrate eine richtig schlechte Idee. Und trotzdem gibt es Millionen von Menschen, die eine ketogene, rein auf tierischen Produkten basierende oder eine andere Form von extrem kohlenhydratarmer Ernährung pflegen. (Wenn die Kohlenhydratzufuhr auf etwa 10 Gramm pro Mahlzeit beschränkt wird, sorgt der Fettstoffwechsel für die Freisetzung eines Nebenprodukts namens Ketone, daher die Bezeichnung »ketogene Diät«.)

Weil präbiotische Ballaststoffe, die das Futter für die Mikroben bilden, nur von Pflanzen stammen – es gibt keine tierischen Quellen für präbiotische Ballaststoffe (abgesehen vom Konsum des Inhalts, der sich im rohen Magen oder Darm befindet) –, bedeutet die massive Einschränkung pflanzlicher Nahrung, dass nicht genügend präbiotische Ballaststoffe aufgenommen werden. Manche Menschen, die sich dieses Fehlers bewusst sind, führen sich deshalb weiterhin kohlenhydratarme präbiotische Ballaststoffe in Form von Spargel, Knoblauch und Lauch zu, aber sie sind die Ausnahme. Die meisten Menschen, die sich einer solchen radikalen Diät unterziehen, essen nichtstärkehaltiges grünes Gemüse wie Spinat, Grünkohl und Brokkoli und reichlich Rind, Schwein, Geflügel und Fisch, ohne sich bewusst zu sein, was sie ihren Darmmikroben damit antun.

Was passiert, wenn man eine solch strenge kohlenhydratarme Ernährung pflegt und sich keine großzügige Menge an Ballaststoffen zuführt, die den Mikroben als Nahrung dienen? Abgesehen vom Abbau der Mukusbarriere (siehe Kapitel 5) gibt es genügend wissenschaftliche Belege, dass der Verzicht auf Kohlenhydrate ohne eine ausreichende Zufuhr an präbiotischen Ballaststoffen zu folgenden Konsequenzen führen kann:[164]

- Verringerung der Diversität der vorhandenen Bakterienarten. Die gesündesten Menschen haben die größte

Diversität an Spezies, also die größte Vielfalt an Bakterienarten, während die ungesündesten Menschen die geringste Speziesdiversität bei gleichzeitiger Proliferation unerwünschter Spezies aufweisen, vor allem fäkaler Enterobacteriaceae wie *E. coli*, Salmonellen und *Desulfovibrio*, wobei die letztgenannte Mikrobe ein besonders lästiger Gegner ist, der durch einen Anstieg des H_2S-Spiegels Darmentzündungen verursacht. Wenn man es nicht schafft, sein Mikrobiom zu füttern, bauen sich manche Spezies ab oder gehen ganz verloren.

- Verringerung nützlicher Bakterienarten wie *Prevotella* (die in großer Zahl in den Mikrobiomen der Hadza, Malawi und Yanomami vorkommt), *Bifidobacterium* und *Faecalibacterium prausnitzii*, die wichtigste Darmmikrobe, die Butyrat produziert.
- Auslösung der Proliferation von gallensäuretoleranten Spezies, die zu einer vermehrten Bildung potenziell karzinogener Formen von Galle führen (»sekundäre« Gallensäuren wie Lithochol- und Desoxycholsäure).
- Auslösung einer Überproliferation von Bakterienarten wie *Akkermansia*, die sich in Ermangelung präbiotischer Ballaststoffe von menschlichem Mukus ernähren.
- Eine um 50 bis 75 Prozent verringerte Produktion von Butyrat im Darm, die Hauptenergiequelle für die Zellen der Darmschleimhaut. Weniger Butyrat bedeutet weniger Schutz vor Darmkrebs und eine geringere Suppression von Enterobacteriaceae.

Wir haben das Glück, dass uns viele klinische Beobachtungen der Ergebnisse ketogener Diäten vorliegen, weil Tausende von Kindern mit Epilepsie auf eine solche Diät gesetzt worden sind, um das Auftreten starker Anfälle zu reduzieren, die schlecht auf entsprechende Medikamente ansprechen. Ketogene Ernährungsformen werden zu diesem Zweck seit den 1920er-Jahren verwendet und können das Auftreten von Anfällen um 50 Prozent oder mehr verringern – sie wirken also. Leider wurde früher die für die Aufrechterhaltung der Ketose erforderliche Fettzufuhr der Kinder erhöht, indem mit einer erheblichen Menge an ungesundem Maiskeimöl supplementiert wurde (ungesund deshalb, weil das Öl zu einer erhöhten »Darmdurchlässigkeit« gegenüber bakteriellen Abbauprodukten führt und durch Erhitzen übermäßig oxidiert). Dieser Praxis wurde jedoch ein Ende gesetzt, und betroffene Kinder beziehen ihr Fett mittlerweile über mittelkettige Triglyceride (MCTs), Kokosöl, fettreiches Fleisch, Olivenöl und Butter.

Viele dieser Kinder, die sich ketogen ernähren, wurden untersucht, und es wurde beobachtet, dass sie (bei Kindern eher selten auftretende) Nierensteine, Osteopenie (Verringerung der Knochendichte), Gedeihstörungen und Kardiomyopathie (eine Herzmuskelstörung, die zum Herzversagen führen kann) entwickeln.[165] Dieselben Veränderungen der Darmflora treten bei Kindern und Erwachsenen auf, die sich strikt kohlenhydratarm ernähren, und diese Veränderungen werden mit Verstopfung und einem erhöhten Potenzial für Divertikulitis assoziiert.

Es hat sich gezeigt, dass ein Mangel an präbiotischen Ballaststoffen die Proliferation von *Akkermansia muciniphila* und anderen bakteriellen Spezies auslöst (siehe Kapitel 5), die die einzigartige Fähigkeit haben, ausschließlich in menschlichem Mukus zu existieren. Mit anderen Worten: Wenn ihnen ihre Nahrungsgrundlage entzogen wird, sterben viele Bakterienarten, oder sie nehmen deutlich ab, während sich *Akkermansia* von menschlichem Mukus ernährt und überproliferiert. Dadurch baut sich die Darmschleimhaut ab, wodurch nicht nur schädliche Bakterien in die Darmwand eindringen, sondern auch eine intestinale Entzündung und eine erhöhte Endotoxämie entstehen, die die Entzündung in andere Bereiche des Körpers exportieren. Bei vielen Menschen äußert sich eine unzureichende Zufuhr an präbiotischen Ballaststoffen als erhöhter Triglycerid-Spiegel, Zunahme der Insulinresistenz, hoher Blutzucker und gesteigerter Blutdruck – Veränderungen, die die ursprünglichen nützlichen Wirkungen einer kohlenhydratarmen Ernährung zunichte machen.

Fazit: Natürlich können Sie Ihre Zufuhr an Kohlenhydraten einschränken, allen voran der gesundheitsschädlichsten Varianten: Weizen, Getreide und Zucker. Achten Sie aber auf eine ausreichende Menge an präbiotischen Ballaststoffen, um sicherzustellen, dass Sie einen Garten haben, in dem glückliche Mikroben wachsen und gedeihen. (Eine Liste mit gängigen Quellen präbiotischer Ballaststoffe finden Sie in Teil IV.)

Keine Sorge. Das ist alles nur halb so kompliziert, wie es jetzt auf den ersten Blick scheint. Sobald wir dazu kommen, wie wir diese Konzepte im Alltag umsetzen, werde ich Schritt für Schritt erklären, wie Sie Ihre neu gewonnenen Erkenntnisse über Probiotika, die Mikroben in fermentierten Lebensmitteln, präbiotische Ballaststoffe und die faszinierenden und wirksamen Fermentationsprojekte zu Ihrem Vorteil nutzen können, damit Sie eine glattere Haut bekommen, sich jünger fühlen und aussehen, mit anderen Menschen besser zurechtkommen und von vielen gängigen Krankheiten verschont bleiben.

10 DARMPOWER

Bevor wir ans Eingemachte gehen und mit dem Vier-Wochen-Programm anfangen, werden wir uns zunächst mit der Frage beschäftigen, warum diverse Strategien einen echten Nutzen für den Wiederaufbau eines gesunden Mikrobioms bieten. Sie haben sicher schon von »Flowerpower« und »Frauenpower« gehört, konzentrieren wir uns nun also auf »Darmpower«. Wir wollen nicht nur kleine Ziele wie einen regelmäßigen Stuhlgang oder die Linderung gängiger Beschwerden wie einen weichen Stuhl oder Hämorrhoiden erreichen. Wir streben eine hervorragende Gesundheit, glatte Haut, erholsameren Schlaf, bessere Stimmung und mehr Körperkraft an – Wirkungen, die Sie zuvor vielleicht nicht mit Ihrem Darm oder den darin lebenden Mikroben in Verbindung gebracht haben. Im nächsten Abschnitt werde ich zeigen, wie wir Ernährung gezielt einsetzen, um uns mit wichtigen Nährstoffen zu versorgen, die uns heute oft fehlen, und eine gesunde Darmflora wiederaufbauen. Doch bevor wir damit anfangen, möchte ich Ihnen zunächst erklären, warum einige zusätzliche Anstrengungen wichtig sind.

Vielleicht werden Sie merken, dass die Maßnahmen, die in diesem und im nächsten Buchteil vorgestellt werden, Sie näher an eine Lebensweise heranführen werden, die wir Menschen pflegten, bevor sich uns Antibiotika, verschreibungspflichtige Medikamente und Ernährungsrichtlinien in den Weg stellten. Wir werden – so gut es in der Welt des 21. Jahrhunderts möglich ist – zu den ursprünglichen Gewohnheiten der frühen Kulturen zurückkehren, von Lendenschurz und Speer einmal abgesehen. Wir meiden Lebensmittel, die den Ernährungsrichtlinien zufolge im Mittelpunkt einer modernen Ernährungsweise stehen sollten, aber nie auf dem Speiseplan von Menschen standen, die Jäger und Sammler waren, Menschen wie unsere Vorfahren, deren Ernährungsgewohnheiten zu unserem genetischen Code beitrugen. Wir füllen unseren Speicher an Vitamin D auf, von dem Menschen, die ihr Leben in der Natur verbrachten, reichlich hatten, weil sie ihre Haut großflächig der Sonne aussetzten, unterstützt durch den Verzehr von tierischen Organen, vor allem Leber, sowie Fleisch, Fisch, Krustentieren und Vogeleiern. Wir nehmen genügend Omega-3-Fettsäuren auf, die unsere Vorfahren über Tierhirne, Fisch und Krustentiere bezogen; wir werden stattdessen gelegentlich Fisch essen und regelmäßig Fischöl-Supplemente nehmen, weil diese Arten von Fett die Integrität der Darmschleimhaut wiederherstellen und Endotoxämie verringern. Wir stellen die Mikrobenarten wieder her, die beim modernen Menschen nicht mehr vorhanden sind. Wir machen auch die anomale Situation rückgängig, unter der jeder Dritte von uns leidet und die sich durch die Vermehrung ungesunder Bakterien und Pilze auszeichnet, die in den oberen GI-Trakt aufgestiegen sind – SIBO und SIFO. Erst dann können wir dazu übergehen, uns die hervorragenden Supermikroben zuzuführen, die wir in den einzigartigen Joghurtrezepten kultivieren, die ich Ihnen vorstellen werde.

Weil unser Mikrobiom stark vom Kurs abgekommen ist, reicht es nicht aus, das wir uns gesund ernähren und gesunde Lebensgewohnheiten pflegen, um unser gestörtes mikrobielles Universum wieder ins Lot zu bringen. Vielleicht ernähren Sie sich gesund, rauchen nicht, treiben regelmäßig Sport, gehen wählen, und trotzdem befindet sich Ihr Mikrobiom in einem desolaten Zustand, der akuten Stuhldrang oder chronischen Hautausschlag verursacht. Die zusätzlichen Strategien, die in diesem Kapitel besprochen werden, beispielsweise die Supplementierung mit Curcumin, Berberin, Nelken und grünem Tee, können helfen, die unnatürliche Situation rückgängig zu machen, die wir erschaffen haben und die durch ein Übermaß an Enterobacteriaceae, einen Mangel an gesunden Bakterienarten und eine gestörte intestinale Mukusbarriere geprägt ist.

Gehen wir der Frage nach, wie und warum die verschiedenen Strategien (in keiner bestimmten Reihenfolge) wirken, damit Sie dann in der Folge die Details des Vier-Wochen-Programms zur Darmsanierung verstehen.

VITAMIN D

Vielleicht wissen Sie bereits, dass der Großteil der Menschen heutzutage an einem Vitamin-D-Mangel leidet, der auf unsere modernen Lebensgewohnheiten zurückzuführen ist, unter anderem auf das Leben und Arbeiten in geschlossenen Räumen und das Tragen von Kleidung, die einen Großteil der Körperoberfläche bedeckt; diese beiden Faktoren sorgen dafür, dass unsere Haut nicht genügend Sonnenlicht erhält, das Vitamin D aktiviert. Obwohl Sonnencreme Sonnenbrand und Hautschäden vorbeugt, trägt übermäßiges Auftragen zu einem Vitamin-D-Mangel bei. Mit zunehmendem Alter, vor allem ab dem 40. Lebensjahr, verlieren wir die Fähigkeit zur Aktivierung der Vitamin-D-Produktion in der Haut. Man kann zum Beispiel mit 65 Jahren sonnengebräunt sein und trotzdem einen starken Mangel haben. Über die Ernährung lässt sich nur eine geringe Menge an Vitamin D aufnehmen. Wir müssen daher ein Vitamin-D-Supplement einnehmen.

Ein Vitamin-D-Mangel wurde mit der Schwächung der intestinalen Mukusbarriere assoziiert, eine Wirkung, die in den fernen Gefilden des Ileums am stärksten in Erscheinung tritt und die schützende Immunreaktion der Darmzellen beeinträchtigt, wodurch die Zusammensetzung des Mikrobioms in Richtung ungesunder Enterobacteriaceae-Arten tendiert und ungesunde Arten wie die toxischen Stämme von *E. coli* aufsteigen können – SIBO.[166] Ein Vitamin-D-Mangel ebnet Kolonbakterien also den Weg in den Dünndarm. Die Kombination aus SIBO und Vitamin-D-Mangel ist besonders gefährlich und führt zu einer beeinträchtigten Mukusbildung, einer erhöhten Darmdurchlässigkeit und einem deutlichen Anstieg von Endotoxämie.[167] Dieses Problem ist besonders heikel für Menschen, die zu chronisch-entzündlichen Darmerkrankungen wie Colitis ulcerosa und Morbus Crohn neigen, weil ein Vitamin-D-Mangel Darmentzündungen verstärkt. Die Behebung eines Vitamin-D-Mangels bringt erhebliche gesundheitliche Vorteile, unter anderem kann eine erworbene Insulinresistenz rückgängig gemacht werden, aber auch das Risiko für Autoimmunerkrankungen und verschiedene Krebsarten sinkt. Vitamin D spielt auch für die Gestaltung Ihres Mikrobioms eine wichtige Rolle.

Mit meinem Vier-Wochen-Programm stellen Sie also einen gesunden Vitamin-D-Spiegel her, der dazu beiträgt, ein gesundes Mikrobiom aufzubauen und den allgemeinen Gesundheitszustand zu verbessern. Allein dieser Punkt bietet einen gewaltigen gesundheitlichen Vorteil. Ich habe miterlebt, wie Menschen ihren Vitamin-D-Spiegel im Blut (25-OH Vitamin D) auf einen Wert zwischen 60 und 70 ng/mL steigern konnten, der meiner Meinung nach ideal ist, weil er mit maximalem Nutzen und keiner Toxizität assoziiert ist. Für viele von uns reicht es nicht aus, sich 15 Minuten von der Sonne bescheinen zu lassen, um unseren Tagesbedarf an Vitamin D zu decken, weil unsere Fähigkeit zur Vitamin-D-Bildung durch die schwächere Sonneneinstrahlung in nördlichen Klimaregionen, die altersbedingt verminderte Fähigkeit zur Aktivierung von Vitamin D und andere Faktoren beeinträchtigt ist. Angesichts unserer modernen Lebensweise sind die meisten von uns besser beraten, ein Vitamin-D-Supplement einzunehmen.

OLIVENÖL

Mit einem höheren Olivenölkonsum sind zahlreiche positive Wirkungen assoziiert, unter anderem eine Verringerung des kardiovaskulären Risikos sowie ein geringeres Risiko für einige Krebsarten und chronische Entzündungen.

Ölsäure macht 70 Prozent oder mehr der Fettsäuren im Olivenöl aus, das zu den reichsten Quellen dieses einfach ungesättigten Öls zählt, das in geringerer Menge auch in Fleisch, Organen, Eiern und Avocados enthalten ist. Viele Vorteile, die mit dem Konsum von Olivenöl einhergehen, sind darauf zurückzuführen, dass Ölsäure die Fähigkeit besitzt, das Mikrobiom zu formen.

Wichtig ist hier: Ölsäure wird in das Endocannabinoid Oleoylethanolamid (OEA) umgewandelt, das wiederum die *Akkermansia*-Population vergrößert. OEA zählt zu den zahlreichen natürlichen Wirkstoffen, auf die man im Rahmen der Forschung über Tetrahydrocannabinol (THC) stieß, das psychoaktive Element in Cannabis; diese Entwicklung führte zur explosionsartigen Verbreitung von Cannabidiol- bzw. CBD-Produkten.[168] OEA ist ein THC-freies, CBD-freies Endocannabinoid, das Entzündungen und den Energieverbrauch reguliert und sich auf das Mikrobiom auswirkt. Und Sie werden sich daran erinnern, dass mehr *Akkermansia* eine große Rolle spielt, um Insulinresistenz und Blutzucker zu reduzieren. Die logische Schlussfolgerung lautet daher, dass ein reichlicher Olivenölkonsum den Blutzucker und alle anderen Phänomene verbessert, die mit Insulinresistenz assoziiert sind, wie beispielsweise ein hoher Blutdruck. Ein reichlicher Olivenölkonsum führt über OEA und *Akkermansia* zu einem breiten Spektrum an gesundheitlichen Vorteilen, die ebenfalls dazu beitragen, die intestinale Zell- und Mukusbarriere zu heilen, während gleichzeitig die Proliferation nützlicher Bakterienarten unterstützt wird.

Natives Olivenöl extra (nicht das »normale« Olivenöl) enthält auch Polyphenole wie Hydroxytyrosol, das dazu beiträgt, eine gesündere Umgebung für die Darmflora zu schaffen. Die Polyphenole im Olivenöl haben sogar eine antibiotische Wirkung gegen Bakterien wie *E. coli* und Salmonellen, die Enterobacteriaceae-Arten von Dysbiose und SIBO.[169]

Die *Akkermansia*-kultivierenden Wirkungen der Ölsäure und die antibakteriellen Wirkungen von Hydroxytyrosol bringen natives Olivenöl extra nach ganz oben auf unsere Liste der Öle, die wir in unserer Ernährung häufig verwenden sollten. Idealerweise sollte man jeden Tag eine großzügige Menge natives Olivenöl extra verwenden, beispielsweise indem man es in Salatdressings oder zum Kochen und Abschmecken verschiedener Gerichte benutzt. Keine Sorge: Man kann Olivenöl nicht überkonsumieren.

OMEGA-3-FETTSÄUREN

Die Omega-3-Fettsäuren EPA und DHA sind Beispiele für Nährstoffe, deren Notwendigkeit in unseren genetischen Code programmiert ist. Ohne Omega-3-Fettsäuren kann man an Mangelerscheinungen sterben. Eine ausreichende Menge an Omega-3-Fettsäuren, die sich unsere Vorfahren durch den Verzehr der Gehirne erlegter Tiere wie auch durch Fisch und Krustentiere zuführten, nutzt der Darmgesundheit und schützt die Gesundheit des Herz-Kreislauf-Systems und des Gehirns.

Omega-3-Fettsäuren haben die wunderbare Wirkung, die Expression des Enzyms intestinale alkalische Phosphatase zu erhöhen, das die toxischen Lipopolysaccharide (LPS) unschädlich macht, die von Enterobacteriaceae gebildet werden. Auf diese Weise nimmt die Endotoxämie ab, und das erklärt, warum Omega-3-Fettsäuren mit der Verringerung von Entzündungen im gesamten Körper assoziiert worden sind, unter anderem in Gelenken, Haut, Leber und Gehirn. In der Ernährung der meisten modernen US-Amerikaner sind Omega-3-Fettsäuren extrem unterrepräsentiert, dafür kommen zu viele Omega-6-reiche Öle wie Maiskeimöl vor, die die Endotoxämie *erhöhen*. Abgesehen von der Ausschaltung von LPS helfen viele Omega-3-Fettsäuren dabei, eine angegriffene Darmbarriere zu heilen und die Darmflora so zu verändern, dass Enterobacteriaceae abnehmen und eine gesündere Spezies wie *Akkermansia* und *Bifidobacterium* zunehmen.[170] Neue Forschungsergebnisse legen nahe, dass Säuglinge, die viele Omega-3-Fettsäuren erhalten, möglicherweise zum Teil vor der schädlichen Wirkung von Antibiotika auf das Mikrobiom geschützt werden.[171]

In einer idealen Welt würden wir unsere Omega-3-Fettsäuren durch den Konsum von Fisch decken. Aber unsere Weltmeere sind mit Quecksilber und anderen Chemikalien verseucht, und deshalb müssen wir uns auf gereinigte Fischöl-Präparate verlassen, um uns eine gesunde Menge an Omega-3-Fettsäuren zusätzlich zum gelegentlich konsumierten Fisch zuzuführen.

JOD

Jod ist ein Spurenelement, das jeder Mensch benötigt. So wie ein Vitamin-C-Mangel zu Gelenkabbau, Zahnverlust und offenen Wunden – Skorbut – führt, ein Problem, das *nur* durch Vitamin C und nicht durch den besten Orthopäden, Zahnarzt oder plastischen Chirurgen behoben werden kann, wird ein Jodmangel auch nur durch Jod behoben. Mindestens 20 Prozent der amerikanischen Bevölkerung leiden an einem Jodmangel, aber wahrscheinlich sind die Zahlen angesichts der sehr flexiblen Auslegung des Begriffs »Jodmangel« wesentlich höher.

Zu Beginn des 20. Jahrhunderts war Jodmangel noch ein gewaltiges gesundheitliches Problem, das die gesamte Welt betraf. Vor 1924, als die FDA die Hersteller von Tafelsalz dazu aufforderte, ihren Produkten Jod zuzufügen, waren Schilddrüsenunterfunktion und Kropfbildung (eine durch Jodmangel vergrößerte Schilddrüse) weitverbreitet und führten nicht selten zu Herzversagen, Kompression der Blutgefäße am Hals oder Ersticken durch Atemwegskollaps. Wenn Sie Ihre Urgroßmutter zum Thema Kropfbildung fragen könnten, würde sie wahrscheinlich Gruselgeschichten von Freunden und Nachbarn erzählen, die an dieser Krankheit gestorben sind. Die Einführung von jodiertem Speisesalz wurde daher als großer Erfolg für die öffentliche Gesundheit gefeiert.

60 Jahre später sah die Sache schon ganz anders aus. Weil sich herausstellte, dass einige Menschen salzempfindlich sind, riet die FDA den Bürgern zu einer Drosselung des Salzkonsums und vergaß offenbar, dass eben dieses Salz bei den meisten Menschen für eine ausreichende Jodversorgung sorgte. (Die FDA ignorierte auch die Tatsache, dass die US-amerikanischen Ernährungsrichtlinien einen uneingeschränkten Getreidekonsum befürworteten, der in Kombination mit der Ausbreitung von zuckerhaltigen Snacks und Erfrischungsgetränken auf dem Weg der Insulinresistenz eine Natriumretention *verursachte,* die zu den meisten Schwierigkeiten mit Salz führte.)

Durch die Empfehlung eines geringeren Salzkonsums sind daher Jodmangel und Kropfbildung wieder auf dem Vormarsch, und damit auch die Schilddrüsenunterfunktion, eine langsamere Darmperistaltik und – ja, Sie ahnten es – SIBO und SIFO.[172] Ich werde Ihnen daher gleich am Anfang Ihres Programms erläutern, wie Sie sich ausreichend mit Jod versorgen.

FLAVONOIDE UND POLYPHENOLE

Sie haben sicher schon gehört, dass Gemüse und Obst viele gesundheitliche Vorteile mit sich bringen, die auf ihren Gehalt an Vitamin C, Ballaststoffen und sekundären Pflanzenstoffen zurückgeführt werden können. Ähnliche Wirkungen wurden bei grünem Tee, Rotwein und Kaffee beobachtet. Diese Lebensmittel sind reich an Flavonoiden und Polyphenolen, die den Lebensmitteln ihre Farbvielfalt verleihen, und so gibt es beispielsweise tiefviolette Auberginen, gelbe Paprikaschoten und Rotwein.

Flavonoide und Polyphenole sind mit einer Reihe gesundheitlicher Vorteile assoziiert. Bis vor Kurzem wusste man nicht, wie diese Substanzen ihre Wirkung entfalten können, weil 90 Prozent und mehr über den Stuhl ausgeschieden werden und weniger als 10 Prozent im Körper verbleiben. Mittlerweile versteht man, dass viele Vorteile solcher Substanzen auf die Wirkungen zurückgeführt werden können, die sie auf die Darmflora ausüben; Flavonoide und Polyphenole wirken ähnlich wie präbiotische Ballaststoffe. Es scheint eine besondere Beziehung zwischen Flavonoiden, Polyphenolen und unserem Freund *Akkermansia* zu geben, weil ein reger Konsum von flavonoid-

und polyphenolhaltigen Lebensmitteln wie Olivenöl und Ballaststoffen zu einem Wachstum von *Akkermansia*-Arten führt.[173] Diese Wirkung ist möglicherweise bei einer Polyphenolklasse namens Proanthocyanidine am stärksten ausgeprägt, die in Trauben, Granatäpfeln, Cranberrys und anderen Beeren enthalten ist.

Die Polyphenole im grünen Tee, Epigallocatechin und Epigallocatechin-Gallat, sind für die Darmgesundheit besonders wichtig. Sie unterstützen die Proliferation von Bakterienarten, die Butyrat produzieren, das unter anderem vor Darmkrebs schützt und den Blutzuckerspiegel und Blutdruck senkt.[174] Angesichts ihrer schlechten Resorption – die wir allerdings anstreben, weil sie dann im Darm bleiben, statt vom Körper aufgenommen und verstoffwechselt zu werden – entfalten die Polyphenole im grünen Tee ihre positiven Wirkungen im gesamten GI-Trakt. Die Katechine im grünen Tee vernetzen außerdem die Muzinproteine im Mukus und machen aus halbflüssigem Schleim ein festeres Gel, das einen wirksameren Schutz vor Mikroben und Entzündung bietet.[175] Für eine besonders potente Mischung von Faktoren, die zur Heilung der Darmbarriere beitragen, sollten Sie in Teil IV den Grünen Tee mit Nelken ausprobieren, der dem GI-Trakt auf dreierlei Weise hilft: Die Katechine im grünen Tee vernetzen die Muzinproteine miteinander, das Eugenol in den Nelken verdickt den Mukus und die Fructooligosaccharide (FOS) dienen *Akkermansia* als Nahrung. Genauso kann jede gewichtsreduzierende Wirkung von grünem Tee wohl auf seine Fähigkeit zurückgeführt werden, Endotoxämie zu verringern, indem die Mukusbarriere gestärkt wird. Grüner Tee ist eine wahre Wunderwaffe im Kampf um die Hoheit über den Darm und den Mukus.

Aufgrund der beachtlichen gesundheitlichen Vorteile, die Flavonoide und Polyphenole bieten, werden sie im Rezeptteil ausgiebig verwendet.

Stimmen im Kopf

Im Gegensatz zu Löwen, Hunden und Fischen, die größtenteils auf sensorische Reize reagieren, haben die meisten Menschen eine weitere Erfahrungsdimension: eine Form von innerem Monolog, der sich im Kopf abspielt. Während ein

Großteil dieser geistigen Selbstgespräche durch Personen und externe Ereignisse ausgelöst werden kann, führt man auch einen inneren Monolog, der aus einer Reihe von Bildern, Emotionen, Worten oder dem besteht, was Russell Hurlburt, Psychologe an der University of Nevada, als »unsymbolisiertes Denken« bezeichnet, Denken ohne Worte oder Symbole.

Obwohl Bakterien nicht für Sie denken können, wird zunehmend klar, dass Mikroben Ihre Gedanken- und Gefühlswelt beeinflussen. Das zeigte sich sehr anschaulich in der Serie von Humanexperimenten, die ich in Kapitel 1 beschrieb und in denen gesunden, nicht depressiven Freiwilligen ein bakterielles LPS-Endotoxin injiziert wurde, das umgehend Gefühle auslöste, die gemeinhin mit Depressionen assoziiert werden, ebenso ihre typischen Merkmale im Gehirn, wie sie durch ein funktionelles MRT visuell dargestellt werden können. Wenn Sie anfangen, Ihrer Frankenwampe den Garaus zu machen, und schädliche Bakterien und Pilze töten, kann es durchaus passieren, dass eine Flut von LPS-Endotoxinen über Sie hereinbricht und Gefühle wie Angst, Wut oder Niedergeschlagenheit hervorruft. All dies beeinflusst Ihre inneren Monologe – jemand, der depressiv ist, wird einen anderen inneren Monolog mit sich führen als jemand, der nicht depressiv ist –, und die Mikroben in Ihrem GI-Trakt können den Inhalt und Ton dieser Selbstgespräche beeinflussen. Bei Depressiven werden die Gedanken mit großer Wahrscheinlichkeit um persönliche Schwächen und Niederlagen, Minderwertigkeitsgefühle und den Impuls kreisen, aufgeben zu wollen.

Ich werde Ihnen später zeigen, wie Sie einen Joghurt mit Stämmen der Bakterienarten *Lactobacillus helveticus* und *Bifidobacterium longum* zubereiten, die Gefühle wie Niedergeschlagenheit und Wut verringern. Der Joghurt mit *Lactobacillus reuteri* fördert Empathie und Verbundenheit – Sie werden Ihre Mitmenschen nicht mehr so argwöhnisch oder skeptisch beäugen und mit größerer Wahrscheinlichkeit mehr Vertrauen und Umgänglichkeit entwickeln. Sie können sich vorstellen, dass sich der innere Monolog einer Person deutlich verändert, wenn Niedergeschlagenheit und Wut schwinden oder wenn sie stärker dazu neigt, ihren Mitmenschen mit Sympathie und Vertrauen zu begegnen.

Wie weit können wir unsere inneren Gespräche beeinflussen? Kann die Beseitigung von SIBO zum Beispiel die Endotoxine im Blut reduzieren, Depressionen lindern oder vielleicht sogar Suizidgedanken unterdrücken oder beseitigen? Kann die richtige Mischung aus wiederhergestellten Mikroben Familienmitglieder einander näherbringen oder den politischen Diskurs auf eine sachlich-nüchterne Ebene heben?

Ich glaube, dass das alles möglich ist. Sie können sofort damit anfangen.

KRÄUTER UND GEWÜRZE

Kräuter und Gewürze wie Oregano, Nelken, Rosmarin, Ingwer, Zimt, Pfefferminz und Kreuzkümmel enthalten Polyphenole, die die Verbreitung von *Lactobacillus*- und *Bifidobacterium*-Arten anregen.[176] Sie reduzieren die Wahrscheinlichkeit von SIBO/SIFO und eventuellen Rückfällen, weil sie auf nützliche Arten einen ähnlichen Effekt haben wie präbiotische Ballaststoffe und auf Enterobacteriaceae und andere pathogene SIBO-Spezies antibakteriell wirken. Natürlich sind die Wirkungen von Kräutern und Gewürzen moderat, weil sonst alle Menschen, die ein italienisches Gericht oder einen Kürbiskuchen essen, kein SIBO oder SIFO hätten, was nicht der Fall ist. Aber wenn man sie im Kontext eines auch sonst mikrobiomförderlichen Lebenswandels reichlich verwendet, stellen sie einen nützlichen Baustein für die Gesundheit dar und sollten daher zum festen Bestandteil Ihrer langfristigen Essgewohnheiten werden. Dementsprechend werde ich Rezepte vorstellen, die von diesen hilfreichen Kräutern und Gewürzen üppigen Gebrauch machen.

Oregano, Zimt und Nelken zeichnen sich durch ihre antimykotischen Eigenschaften aus und wirken gegen zahlreiche schädliche Spezies. Auch wenn sie in Form essenzieller Öle am potentesten sind (die wir im Rahmen unseres SIBO- und SIFO-Programms verwenden), kann die großzügige Verwendung frischer oder getrockneter Kräuter und Gewürze dazu beitragen, einen Pilzbefall zu verhindern.[177]

Nelken zeichnen sich außerdem durch ihr Potenzial aus, den GI-Trakt durch eine Zunahme des Darmmukus zu heilen. Das essenzielle Öl, das aus Nelken gewonnen wird, besteht hauptsächlich aus einem chemischen Stoff namens Eugenol, das nachweislich die Dicke der Mukusschicht des GI-Trakts deutlich erhöhen kann. Dieser Effekt kommt durch die Proliferation mehrerer nützlicher Bakterienarten zustande, die der Klasse der *Clostridia* angehören. (Clostridia-Arten sind ein Beispiel dafür, wie verwandte Spezies völlig verschieden sein können: In diesem Fall sind die nützlichen Clostridia für die Anregung der Mukusbildung verantwortlich, während *Clostridium difficile* schwere Entzündungen hervorruft.[178])

Nelkenöl ist potent und darf nicht pur eingenommen werden (wir verdünnen im Rahmen unserer SIBO-/SIFO-Strategien essenzielle Öle mit Speiseölen, siehe Kapitel 8). Gemahlenes Nelkenpulver lässt sich jedoch leicht in vielen Gerichten verwenden, beispielsweise in meinen Rezepten für Nelken-Scones und Lebkuchen-Kaffee. Ich werde in Teil IV auch ein einfaches Rezept für Grünen Tee mit Nelken vorstellen mit einer potenten Zutatenmischung, die bei einer chronischen Darmentzündung dazu beiträgt, die Darmschleimhaut zu heilen.

CAPSAICIN

Capsaicin ist der Wirkstoff in scharfen Chilischoten, der dazu führt, dass man nach einem herzhaften Biss sofort zu einem kalten Getränk greift. Dieses Phänomen führte zu Forschungsarbeiten, die einen einzigartigen thermal-sensorischen Rezeptor im menschlichen Körper identifizierten, der durch Capsaicin verwirrt werden kann. (Der Mund fühlt sich vielleicht an, als würde er brennen, obwohl das natürlich nicht der Fall ist.)

Aufgrund dieses Merkmals wurde Capsaicin für die verschiedensten Zwecke eingesetzt, beispielsweise als Pfefferspray oder als Schmerzsalbe für

Post-Zoster-Neuralgie. Aber es hat auch einige interessante und nützliche Wirkungen auf das Mikrobiom.

Es hat sich gezeigt, dass Capsaicin folgende Vorteile hat:[179]

- Es reduziert SIBO-Spezies. Obwohl es als SIBO-Therapeutikum nicht stark genug ist, kann Capsaicin langfristig nützlich sein, um ein Auftreten von SIBO bzw. eventuelle Rückfälle zu verhindern.
- Es unterstützt die Proliferation zahlreicher Clostridia-Arten. Vielleicht erinnern Sie sich daran, dass Clostridia-Arten als »Torwächter« der intestinalen Mukusbarriere dienen können.
- Es vermehrt die Population der Schlüsselart *Faecalibacterium prausnitzii* um mehr als das Doppelte, des aktivsten Produzenten von Butyrat im Darm, das wiederum unter anderem Endotoxämie, Blutzucker und Blutdruck reduziert.
- Es verringert den Appetit. Diese Wirkung wird über das glucagonartige Peptid-I vermittelt, das nachweislich beim Abnehmen hilft.

Sie können sich Capsaicin zuführen, indem Sie es sich zur Gewohnheit machen, Spiegeleier, Pfannengemüse, Hot Chili Fries (siehe Rezeptteil ab Seite 272) und andere Gerichte mit einer scharfen Chilisoße zuzubereiten. Neue Forschungsergebnisse legen nahe, dass 10 Milligramm Capsaicin täglich diese positiven gesundheitlichen Wirkungen hervorrufen. Der Capsaicin-Gehalt in scharfen Chilisoßen hängt von der verwendeten Chilisorte ab, beispielsweise Habanero oder Cayenne, und kann zwischen 1,0 und 7,5 Milligramm pro Esslöffel flüssiger Soße betragen. Im Allgemeinen gilt: je schärfer die Chilisorte (je höher ihr Wert auf der Scoville-Skala), umso höher ihr Capsaicin-Gehalt.[180]

CURCUMIN

Wie bereits erläutert, ist Curcumin das aktive Polyphenol im Gewürz Kurkuma. Unter den beliebten Kräutern und Gewürzen ist es insofern einzigartig, als es sich mehr wie ein Antibiotikum und Antimykotikum verhält und weniger wie ein präbiotischer Ballaststoff. Es hat sich auch gezeigt, dass Curcumin arthrosebedingte Knieschmerzen und Entzündungsmarker verringert, trotzdem wird es, so wie die meisten anderen Polyphenole, kaum bis gar nicht resorbiert. Wie bereits besprochen, muss Curcumin *nicht* resorbiert werden, um positive Effekte im Darm zu entfalten, wo es erstens auf schädliche Bakterien und Pilze einwirkt und zweitens dazu beiträgt, die Darmbarriere wiederaufzubauen.

Zu den Eigenschaften von Curcumin zählen:

- Zunahme der alkalischen Phosphatase, die bakterielle LPS deaktiviert
- Verdickung der Darmschleimhaut
- Verringerung der Durchlässigkeit von Darmzellen
- Erhöhung der Produktion antimikrobieller Peptide

Diese vorteilhafte Kombination führt auch zu weniger LPS im Blut – verringerter Endotoxämie –, eine überaus wichtige Beobachtung, die erklärt, warum Curcumin im gesamten Körper Entzündungen reduziert.[181]

Die einzigartigen Eigenschaften von Curcumin sind nützlich, wenn man sie im Rahmen seiner Bemühungen einsetzt, SIBO und SIFO zu beseitigen und seine Darmbarriere zu heilen. Aber eine Frage bleibt offen: Ist es gesundheitlich unbedenklich, Curcumin dauerhaft einzunehmen, auch wenn man kein SIBO und SIFO (mehr) hat? Bis heute wurde diese Frage noch nicht zufriedenstellend beantwortet, deshalb verwenden wir Curcumin nicht dauerhaft, sondern nur im Rahmen unserer SIBO-/SIFO-Behandlung. Nach dem Ende unseres Programms greifen wir auf Kurkuma zurück, eine weniger potente Quelle von Curcumin, und würzen unsere Gerichte damit, um weiterhin in abgeschwächter Form die intestinale Mukusbarriere zu pflegen.

BERBERIN

Mit dem Pflanzenextrakt Berberin, das schon seit langer Zeit in der Traditionellen Chinesischen Medizin zum Einsatz kommt, lassen sich nachweislich viele gesundheitliche Vorteile erzielen, unter anderem eine Verbesserung des Blutzuckers und der Entzündungsmarker. Aber wie Curcumin wird es schlecht vom Körper resorbiert, und nach dem Konsum steigt sein Gehalt im Blut nur leicht an. Mit anderen Worten: Die vernachlässigbare Resorption von Berberin legt nahe, dass es im Darm bleibt und dort seine unverhältnismäßig starke Wirkung auf die Darmflora und Mukusbarriere ausübt. Berberin hat wie Curcumin antibiotische und antimykotische Eigenschaften, die gängige SIBO-Arten wie *Staphylococcus, Streptococcus, Salmonella, Klebsiella* und *Pseudomonas* und SIFO-Arten wie *Candida albicans* dezimiert, während es gleichzeitig die *Akkermansia*-Population erhöht und die bakterielle Endotoxämie verringert.[182] Berberin hilft bei der Beseitigung von SIBO/SIFO und kommt im Rahmen unseres Programms als pflanzliches Antibiotikum zum Einsatz. Angesichts seiner antimikrobiellen Eigenschaften ist aber noch nicht klar, ob es gesundheitlich unbedenklich ist, Berberin außerhalb einer SIBO-/SIFO-Behandlung zu konsumieren.

DAS MIKROBIOM RUFT ZU DEN WAFFEN

Ich will Ihnen nichts vormachen: Es kann eine körperliche und emotionale Herausforderung sein, die Schäden anzugehen, die im Lauf der Zeit in Ihrem Darm-Mikrobiom entstanden sind. Sie werden das mikrobielle Äquivalent zu einem Schwert schwingen, die Köpfe und Gliedmaßen Ihrer Feinde abschlagen und viel Land zurückerobern, das Ihnen früher einmal gehört hat und jetzt von Chaos und Verwüstung gezeichnet ist.

Ich hoffe, dass Sie jetzt verstehen, dass das Monster in Ihrem Körper einen enormen Einfluss auf Ihr Wohlbefinden, Ihre Gesundheit, Ihre psychische Verfassung, Ihre inneren Monologe und Ihre Einstellung anderen Menschen gegenüber hat – und sich damit auf so ziemlich jeden Aspekt des menschlichen Lebens auswirkt. Ich hoffe, dass Sie auch die Tatsache würdigen, dass viele Menschen auf verschreibungspflichtige Medikamente zurückgreifen – Antidepressiva, Entzündungshemmer, Schmerzmittel, Antidiabetika, Medikamente zur Unterdrückung von Gefühlsausbrüchen bei hyperaktiven Kindern, Medikamente, die den Körper dazu zwingen, bei der Verdauung anfallende Nebenprodukte auszuscheiden – oder auf Alkohol oder andere Substanzen, um die vielen Herausforderungen des Lebens im 21. Jahrhundert zu bewältigen … während die eigentliche Ursache für solche Probleme weiterhin übersehen wird.

So wie das Sonnenlicht eines neuen Tages furchteinflößende Schatten und dunkle Gestalten vertreibt, werden Sie und ich – so hoffe ich – Licht in die hintersten Winkel des Mikrobioms bringen, damit wir Strategien entwickeln und diese schlimme Situation beseitigen können, die wir selbst geschaffen haben. Es ist nicht nötig, eine Keule zu schwingen oder auf fließendes Wasser zu verzichten, aber wir werden darauf hinarbeiten, etwas wiederherzustellen, das dem Mikrobiom unserer Urahnen möglichst nahekommt. Wir werden nicht unbedingt die verloren gegangenen Arten wiederherstellen, die heute nur noch bei Jägern und Sammlern zu finden sind, sondern werden ein Mikrobiom aufbauen, das Krankheiten wie Reizdarmsyndrom, Fibromyalgie und Autoimmunerkrankungen rückgängig macht und die besten Voraussetzungen schafft, um Typ-2-Diabetes umzukehren, Gewicht zu verlieren, ein glatteres Hautbild zu erhalten und die Lebensuhr um 10 oder 20 Jahre zurückzudrehen.

Der nächste Buchteil beschreibt, wie wir in dieser Population fehlgeleiteter Mikroben Recht und Ordnung wiederherstellen.

TEIL IV
NEUSTART FÜR DEN DARM: EIN VIER-WOCHEN-PROGRAMM

Es gibt einen guten Grund, warum mein Programm vier Wochen dauert. Obwohl es Ihnen vielleicht lieber wäre, bereits nach zehn Tagen Erfolge zu erzielen, braucht der Darm Zeit zum Heilen, weil ungesunde Mikroben erst sterben (ohne Sie mit Die-Off-Effekten zu überfordern) und gesunde Mikroben »Wurzeln« schlagen müssen. Außerdem möchte ich, dass Sie das Programm richtig umsetzen, um in den Genuss der überragenden gesundheitlichen Vorteile zu kommen, von denen bereits Tausende von Menschen profitieren, die lebenslange mikrobiomschädigende Gewohnheiten ablegen konnten, und das dauert nun einmal seine Zeit. Es ist außerdem wichtig, das Programm in der vorgegebenen Reihenfolge zu durchlaufen und nicht an die Stelle zu springen, die Sie am interessantesten finden. Widerstehen Sie dieser Versuchung.

Die ersten drei Wochen bilden das Fundament, das hilft, zahlreiche Erkrankungen rückgängig zu machen. Aber wir wollen noch mehr erreichen, das nichts mit der Heilung von Krankheiten zu tun hat – dieser Teil folgt in Woche 4; ich werde Ihnen dann zeigen, wie Sie Ihre Darmmikroben einsetzen, um sich an einer gesünderen Haut, schnelleren Regeneration, mehr Muskelkraft und tieferem Schlaf erfreuen zu können – Sie werden Ihre Lebensuhr gewissermaßen um 10 oder 20 Jahre zurückdrehen. Ich bin wirklich davon überzeugt, dass Sie die nächsten 60 Jahre 40 Jahre alt bleiben können, wenn Sie diese Ideen übernehmen. (Können Sie zum Beispiel die nächsten 60 Jahre oder länger 36 bleiben, wenn Sie das Programm in diesem Alter anfangen? Genau das ist unser Ziel.) Ich glaube, dass Sie die Vitalität, Kraft, Energie und das äußere Erscheinungsbild Ihrer Jugend auch in den mittleren und späteren Lebensjahren erhalten können, indem Sie die Grundsätze des Programms befolgen.

Strategien wie der Konsum fermentierter Lebensmittel werden im Kontext Ihres neuen und verbesserten Mikrobioms noch effektiver sein. Wenn Sie zum Beispiel an arthrosebedingten Knieschmerzen leiden, die Sie durch den Verzehr eines speziellen Joghurts mit *Bacillus coagulans* zu lindern versuchen, werden Ihre Resultate besser sein, wenn Sie zuvor Ihre Ernährung umgestellt haben, regelmäßig Supplemente einnehmen und die Grundstrategien für ein gesundes Mikrobiom umsetzen, weil diese Vorarbeit die Endotoxämie und körperweite Entzündung dramatisch verringert – wenn Sie allerdings nur den Joghurt essen und auf die anderen Strategien verzichten, werden sich nicht dieselben Ergebnisse einstellen. Sie werden größere und bessere Resultate erzielen, wenn Sie die Schritte des Programms in der richtigen Reihenfolge gehen.

Beginnen wir also mit dem Neustart Ihres Darms. Das wird Ihnen auf vielfältige Weise helfen, gesünder zu werden, abzunehmen und die Zeichen des Älterwerdens rückgängig zu machen – wunderbare Vorteile, von denen Sie profitieren werden, sobald Sie Ihre Frankenwampe bezwungen haben.

Beginnen wir mit Woche 1, in der Sie den Boden für Ihren Darmflora-Garten vorbereiten.

WOCHE
1

BEREITEN SIE DEN BODEN VOR

Zusammenfassung

Wir beginnen damit, die Faktoren aus dem Weg zu räumen, die die Darmflora überhaupt erst ins Chaos gestürzt haben:

- Vermeiden Sie Zucker und zuckerhaltige Lebensmittel.
- Vermeiden Sie die künstlichen kalorienfreien Süßungsmittel Aspartam (E 951; ebenso auch Acesulfam, Neotam und Advantam), Sucralose (E 955) und Saccharin (E 954).
- Vermeiden Sie Emulgatoren wie Polysorbat 80 (E 433) und Carboxymethylcellulose (E 466).
- Verwenden Sie möglichst Lebensmittel in Bio-Qualität.
- Vermeiden Sie jede Form von Weizen und Getreide, und stellen Sie sich auf Opioid-Entzugserscheinungen ein, die diese Umstellung mit sich bringt.
- Vermeiden Sie Medikamente oder schränken Sie die Einnahme möglichst ein, unter anderem Magensäureblocker, Entzündungshemmer, Antibiotika und Statine zur Cholesterinsenkung. Natürlich sollten Sie sich zuvor mit Ihrem Hausarzt absprechen oder kompetenten fachärztlichen Rat einholen, um eine informierte Entscheidung zu treffen.
- Führen Sie sich die essenziellen Nährstoffe zu, die in der heutigen Ernährung fehlen und sich auf das Mikrobiom und die Darmbarriere auswirken: Vitamin D, Omega-3-Fettsäuren aus Fischöl, Jod und Magnesium.

- Trinken Sie Grünen Tee mit Nelken (Seite 294), um eine gesunde Darmschleimhaut aufzubauen.
- Nehmen Sie in den nächsten vier Wochen zweimal täglich 300 bis 600 mg Curcumin ein, um die Darmbarriere aufzubauen und Dysbiose zu behandeln.

Ich möchte, dass dieser Prozess für Sie machbar und nicht überfordernd ist, und deshalb habe ich das Programm in vier einwöchige Blöcke aufgeteilt. So haben Sie jeweils sieben Tage Zeit, um sich mit den einzelnen Programmphasen vertraut zu machen, und bauen über insgesamt vier Wochen ein effektives und vollständiges Programm auf.

In der ersten Woche behandeln wir alle Faktoren, die unsere Darmflora bis jetzt beeinträchtigt haben, oder zumindest die Faktoren, die wir aktuell behandeln können. Wie bereits erwähnt, können wir bestimmte Dinge nicht ändern – beispielsweise den Kaiserschnitt, mit dem wir auf die Welt gekommen sind –, aber wir können alle künstlichen Süßungsmittel, Emulgatoren und Glyphosatquellen weglassen. Keine Sorge: Deshalb können wir trotzdem hin und wieder gesundheitlich unbedenkliche, natürliche Zuckeraustauschstoffe verwenden oder ein Schoko-Minz-Eis genießen – wir müssen einfach sicherere Alternativen wählen, die sich nicht negativ auf das Mikrobiom auswirken.

In der zweiten Woche behandeln wir das Thema Ernährung und beseitigen Faktoren, die ungesunde Mikroben fördern und die Darmdurchlässigkeit erhöhen. Wir werden darüber hinaus Nahrungsergänzungsmittel einführen, die das Mikrobiom zusätzlich unterstützen, die Darmbarriere stärken und Endotoxämie verringern. In der dritten Woche gehen wir darauf ein, wie und warum Sie das mikrobielle Universum in Ihrem Bauch füttern, damit sich die richtigen Mikroben ausbreiten und in Ihrem Sinn für Ordnung sorgen.

In der vierten Woche widmen wir uns der spektakulären und überaus befriedigenden Aufgabe, eine große Menge gesunder Mikroorganismen wiederherzustellen. Dabei werden wir Maßnahmen ergreifen, die weit über die allseits bekannten Ratschläge hinausgehen, ein Probiotikum zu nehmen und sich mehr Ballaststoffe zuzuführen. Wir werden neue unkonventionelle Methoden anwenden, um hohe Bakterienzahlen zu erreichen, die – zum Beispiel als Joghurt konsumiert – Ihren Darm wiederbevölkern und potente, unerwartete Wirkungen herbeiführen. Wenn Sie dieselbe Erfahrung machen wie ich oder viele andere Menschen, die diese Strategien bereits angewendet haben, werden Sie sich fragen: »Warum erfahre ich erst jetzt davon?« Ich selbst litt zum Beispiel einen Großteil meines Erwachsenenlebens an chronischen Schlafstörungen: Ich hatte Einschlafstörungen, wachte nachts mehrfach auf, war oft bereits um 4 Uhr morgens hellwach und konnte stundenlang nicht wieder einschlafen – was bedeutete, dass ich mich am nächsten Tag gereizt, wie benebelt und müde fühlte, und das wiederholte sich jede Nacht. Ich verließ mich jahrelang auf eine hohe Dosis Melatonin und andere »Krücken«, ohne zu erkennen, dass die Steuerung und Pflege des Mikrobioms das fehlende Puzzleteil war. Mit einigen Joghurts, deren Zubereitung ich Ihnen zeigen werde – es geht dabei wohlgemerkt NICHT um den Joghurt an sich, sondern darum, sich eine große Zahl bestimmter Mikrobenarten und -stämme zuzuführen – schlafe ich jede Nacht 9 Stunden durch und habe dabei so intensive Träume wie damals als Kind. Und das ist nur der Anfang. So groß die Versuchung auch sein mag, widersetzen Sie sich dem Impuls, gleich zu den Joghurtrezepten zu springen. Sie werden bessere Ergebnisse erzielen, wenn Sie diese Joghurts konsumieren, *nachdem* Sie die wichtige Vorarbeit geleistet haben.

In der ersten Woche befassen wir uns mit den Faktoren, die überhaupt erst zu einer Störung der Darmflora geführt haben. Sie werden Ihre Ernährung drastisch umstellen und Supplemente einnehmen, die zahlreiche Nährstoffdefizite beheben, an denen moderne Menschen heute leiden. Um meine Analogie mit dem Garten im Frühling aufzugreifen: Wir bereiten den Boden vor, indem wir ihn von Unkraut und Steinen befreien; diese Veränderungen sind so maßgeblich, dass Sie in diesen ersten sieben Tagen möglicherweise eine Entgiftung vornehmen oder Entzugserscheinungen feststellen.

Das sind die Schritte, die Sie vornehmen werden, um die Störfaktoren zu korrigieren, die Ihr Mikrobiom schädigen:

- **Vermeiden Sie Zucker** – in allen Formen. Wir vermeiden Saccharose, Dextrose, Glukose- bzw. Maissirup, Kokosblütenzucker, braunen Zucker, Agavennektar, Turbinado-Zucker, Maltose, Maltit (E 965), Maltodextrin, Reissirup und die zahlreichen anderen verschlüsselten Bezeichnungen, die für eine Form von Zucker stehen – sie sind alle Zucker, und sie alle kultivieren selbst nach nur wenigen *Tagen* des Konsums ungesunde Bakterien- und Pilzarten.

- **Vermeiden Sie künstliche kalorienfreie Süßungsmittel.** Meiden Sie Aspartam und die damit verwandten Stoffe Acesulfam (E 950), Saccharin (E 954), Sucralose (E 955), Neotam (E 961), Advantam (E 969) und alles, was damit gesüßt ist. Das bedeutet, dass nahezu alle Limonaden mit dem Zusatz »Diät« tabu sind.
- **Verzichten Sie auf Emulgatoren.** Vermeiden Sie vor allem Polysorbat 80 und Carboxymethylcellulose, aber auch Carrageen (E 407), Natriumstearoyl-2-Lactylat (E 481) und Lecithin (E 322).
- **Verwenden Sie Lebensmittel in Bio-Qualität.** Minimieren Sie Ihren Kontakt mit Herbiziden, Pestiziden, Antibiotika und genveränderten Produkten, die auch Glyphosat und Bt-Toxine enthalten, indem Sie Lebensmittel kaufen, die aus biologischem Anbau bzw. biologischer Aufzucht stammen.
- **Filtern Sie Ihr Trinkwasser.** Filtern Sie Ihr Leitungswasser, das mit Chlor, Chloramin oder Fluor versetzt sein kann.
- **Vermeiden Sie Weizen und Getreide.** Indem Sie weizen- und getreidehaltige Lebensmittel aus Ihrem Speiseplan streichen, vermeiden Sie das Protein Gliadin, das die Darmdurchlässigkeit erhöht und die Peristaltik verlangsamt (die natürliche Vorwärtsbewegung des GI-Trakts). Sie verringern dadurch auch die Exposition mit dem Pflanzenschutzmittel Glyphosat, das eine antibiotische Wirkung hat und Darmentzündungen verursachen kann. Allein das ist ein großer Schritt (siehe »Weizen und Getreide: Die großen Gesundheitsgefahren« auf Seite 220).
- **Schränken Sie Ihre Zufuhr an Netto-Kohlenhydraten ein.** Beschränken Sie die Menge an Kohlenhydraten, die Sie pro Mahlzeit aufnehmen, auf maximal 15 Gramm (siehe Infotext »Die Vorteile eines normalen Blutzuckerspiegels« ab Seite 218).
- **Achten Sie auf Ihre Hydrierung.** Trinken Sie mehr als üblich und salzen Sie Ihr Essen und Ihre Getränke leicht.
- **Trinken Sie Alkohol in Maßen.** Konsumieren Sie höchsten ein bis zwei Trinkeinheiten Alkohol am Tag. Verzichten Sie ganz darauf, wenn Sie abnehmen wollen.
- **Setzen Sie Medikamente ab, die Ihrem Mikrobiom schaden.** Arbeiten Sie mit Ihrem Hausarzt zusammen, um weniger oder gar keine nichtsteroidalen Antirheumatika (wie Ibuprofen und Paracetamol),

Magensäureblocker und Statine (Cholesterinsenker) mehr zu nehmen.

- **Minimieren Sie die Exposition mit Antibiotika.** Nehmen Sie nur dann ein entsprechendes Medikament ein, wenn es wirklich nötig ist.

Greifen Sie zu echten Lebensmitteln, die aus nur einer Zutat bestehen, vorzugsweise solche, für die kein Etikett nötig ist. Avocados und Eier fallen darunter, ebenso Brokkoli, Lachs und eine Handvoll Walnüsse – ganz ohne Zucker oder künstliche Süßstoffe, Emulgatoren, Konservierungsstoffe, Etikett oder Zutatenliste. Beim Einkaufen werden Sie feststellen, dass Sie beinahe ausschließlich Obst, Gemüse, Fleisch und Milchprodukte kaufen und seltener durch die Gänge mit den Regalen gehen, die von oben bis unten mit Fertigprodukten gefüllt sind.

Wir werden uns auch von vielen althergebrachten Vorstellungen verabschieden, wie eine gesunde Ernährung auszusehen hat. Wir werden zu keinem Zeitpunkt unseren Konsum an Fetten oder Ölen einschränken, Kalorien zählen, »fdH« praktizieren und uns andere Einschränkungen auferlegen – gängige Fehler, die langfristig zu Übergewicht, Insulinresistenz und Gallensteinen führen. Wenn Ihr Arzt die Warnung ausspricht, dass Sie mit diesen Strategien Ihren Cholesterinspiegel und Ihr Herzinfarktrisiko erhöhen, sollten Sie sich einen kompetenteren Arzt suchen, der versteht, wie Herzerkrankungen entstehen – es konnten bis heute keine schlüssigen Beweise vorgelegt oder produziert werden, dass der Konsum von Fett oder gesättigten Fettsäuren Herzerkrankungen verursacht.

Die Beseitigung von Weizen und Getreide kann zu den mühsamsten, anstrengendsten und zugleich effektivsten Strategien zählen, um eine gesunde Darmflora wiederaufzubauen. Obwohl Sie auf Speisen wie Brot, Pizza, Pasta, Brezeln und Cracker verzichten werden, gibt es keine Einschränkungen für Lebensmittel wie Eier, Butter, Gemüse, Olivenöl, Rind, Fisch, Geflügel und Nüsse – es gibt eine große Fülle an naturbelassenen, unverarbeiteten Lebensmitteln, die sicher und gesund sind.

Die Vorteile eines normalen Blutzuckerspiegels

Ein normaler Blutzuckerspiegel ist eine Grundvoraussetzung für die allgemeine Gesundheit und ein gesundes Mikrobiom.

Ein hoher Blutzucker, wie er bei Diabetes, Prädiabetes und in geringerem Ausmaß bei jeder Form von Insulinresistenz auftritt – Erkrankungen, die mittlerweile 75 Prozent der US-amerikanischen Bevölkerung betreffen –, erhöht die Darmdurchlässigkeit. Die Wirkung kann so erheblich sein, dass die Bakterien selbst, nicht nur LPS oder andere Nebenprodukte, die Darmwand durchdringen und andere Organe befallen. Und dafür braucht es nicht viel: Der bekannte Hämoglobin-A1c-Test (HbA1c), der über einen Zeitraum von 90 Tagen Blutzuckerschwankungen darstellt, zeigt, dass selbst ein Spiegel von 5,0 bis 5,6 Prozent, der in der Regel als normal gilt, bereits ausreicht, um den Darm durchlässig zu machen.[183]

Einer der wichtigsten Vorteile des Vier-Wochen-Programms besteht darin, dass es Insulinresistenz rückgängig macht. Diese tritt auf, wenn Leber, Muskeln, Gehirn und andere Organe nur noch schlecht auf das Hormon Insulin ansprechen, das in der Bauchspeicheldrüse gebildet wird und uns ermöglicht, Kohlenhydrate zu verstoffwechseln, indem es Blutzucker aus dem Blut nimmt und als Energie verwendet. Der Nüchterninsulin einer schlanken gesunden Person ohne Insulinresistenz beträgt etwa 1 bis 4 mIE/L (Milli-Internationale Einheiten pro Liter). Aber der Insulinspiegel eines Prädiabetikers oder Übergewichtigen mit »Hüftgold«, hohem Blutdruck oder einer der anderen zahlreichen Manifestationen von Insulinresistenz? Der liegt deutlich höher, bei 30, 50, 80 mIE/L oder mehr. Das ist der Prozess, der eine Gewichtszunahme verursacht und viele Erkrankungen begünstigt; dies führt zu einer Veränderung der Darmflora, die wiederum zu einer erhöhten Darmdurchlässigkeit führt, die wiederum die Endotoxämie erhöht, die wiederum die Insulinresistenz verschlimmert, einen Gewichtsverlust hemmt, eine Gewichtszunahme verursacht … ein endloser Teufelskreis.

Die Senkung eines hohen Insulinspiegels behebt auch eine Natriumretention. Deshalb nimmt man in der ersten Woche des Programms nicht selten an die 2 Kilogramm Körpergewicht ab, wobei die eine Hälfte aus Wasser besteht. (Natrium wird mit Wasser über den Harn ausgeschieden.) Deshalb ist in der ersten Woche eine gute Hydration entscheidend, um einen normalen Blutdruck aufrechtzuerhalten, während wir unseren Salzkonsum gleichzeitig in keiner Weise einschränken. Es hilft sogar, wenn wir unser Essen leicht salzen und sogar eine Prise ins Trinkwasser geben.

Um die Wirkung des Verzichts auf Weizen/Getreide zu verbessern und sich die Nährstoffe zuzuführen, die einen hohen Blutzuckerspiegel und Insulinresistenz beheben, ist es außerdem hilfreich, seine Kohlenhydratzufuhr zu reduzieren und maximal 15 Gramm Netto-Kohlenhydrate pro Mahlzeit zu konsumieren. Man kann seine Netto-Kohlenhydrate (im Gegensatz zu Brutto-Kohlenhydraten) mithilfe der Nährwerttabelle auf dem Lebensmitteletikett berechnen. Auf dem Lebensmitteletikett sind die Ballaststoffe unter den Kohlenhydraten angeführt, obwohl Ballaststoffe von Menschen nicht verdaut werden können. Wir ziehen die Ballaststoffe daher von den Kohlenhydraten ab, um die Netto-Kohlenhydrate zu ermitteln. Eine mittelgroße reife (nicht grüne) Banane enthält zum Beispiel 27 Gramm Kohlenhydrate, von denen 3 Gramm Ballaststoffe sind: 27–3 = 24 Gramm Netto-Kohlenhydrate – viel zu viel für eine Mahlzeit. Immer wenn Sie mehr als 15 Gramm Netto-Kohlenhydrate pro Mahlzeit aufnehmen, steigen Blutzucker und Insulin, die die Insulinresistenz und eine Gewichtszunahme begünstigen. Sie können die Nährwertprofile verschiedener Lebensmittel, inklusive Brutto-Kohlenhydrate und Ballaststoffe, im Internet (zum Beispiel auf der Website von Nutrition Data), mit Smartphone-Apps (zum Beispiel Nutrition Lookup) und in zahlreichen Büchern finden.

Die meisten Leser dieses Buchs werden in der Lage sein, einen idealen Insulinspiegel (≤ 4,0 mlU/L), Blutzuckerspiegel (70–90 mg/dl) und HbA1c-Spiegel (≤ 5,0 Prozent) zu erzielen und alle schädlichen Wirkungen rückgängig zu machen, die durch einen hohen Blutzucker verursacht werden. Sie erreichen dies, indem Sie Lebensmittel vermeiden, die einen Blutzucker- und Insulinanstieg auslösen, gängige Nährstoffdefizite beheben, die eine Insulinresistenz verschärfen, und Ihre gestörte Darmflora und Endotoxämie behandeln. Falls Sie zu den Menschen gehören, deren Bauchspeicheldrüse geschädigt ist und die nicht in der Lage sind, einen idealen Blutzuckerspiegel zu erreichen, können Sie immerhin Ihre Insulindosis und Ihren Blutzucker senken und damit Ihren Bedarf an Medikamenten verringern.

WEIZEN UND GETREIDE: DIE GROSSEN GESUNDHEITSGEFAHREN

Diejenigen unter Ihnen, die meine *Weizenwampe*-Bücher kennen, wissen bereits, dass der Verzicht auf Weizen und Getreide eine hochwirksame Strategie ist, um seine Gesundheit zu verbessern und abzunehmen – auch wenn die offiziellen Ernährungsrichtlinien etwas anderes behaupten. Diese Ernährungsstrategie ahmt die Essgewohnheiten der Menschen nach, bevor sie sesshaft wurden und Ackerbau betrieben, sie ähnelt also den Essgewohnheiten der Jäger und Sammler. (Viele sind überrascht, wenn sie erfahren, dass Weizen und Getreide erst seit vergleichsweise kurzer Zeit auf dem menschlichen Speiseplan stehen, etwa 0,5 bis 1 Prozent der Zeit, die unsere Spezies auf diesem Planeten lebt.) Mit dem Verzicht auf Weizen und Getreide verschwindet eine wichtige Ursache für Darmentzündungen, und es beginnt die Heilung Ihres GI-Trakts. Das bedeutet, dass Sie sich von vielen modernen Vorstellungen einer gesunden Ernährung distanzieren werden, beispielsweise der Verringerung von Fett und gesättigten Fetten und dem Fokus auf »gesunde Vollkornprodukte«.

Die Samen von Gräsern – und nichts anderes sind Getreidekörner – enthalten zahlreiche toxische Komponenten, die Menschen irrtümlicherweise vor 12.000 Jahren in ihren Speiseplan aufnahmen: Das Protein Gliadin (in Gluten) greift die Darmbarriere an und löst Autoimmunerkrankungen aus; Gliadin-abgeleitete Opioid-Peptide wirken stark appetitanregend und beeinträchtigen die Darmperistaltik; das Kohlenhydrat Amylopectin A lässt den Blutzucker höher steigen als weißer Zucker; und Phytate binden essenzielle Mineralien wie Eisen, Zink, Kalzium und Magnesium und sorgen dafür, dass sie aus unserem System geschwemmt und direkt in die Toilette befördert werden. Der Verzicht auf Weizen und Getreide in jeder Form ist daher ein wichtiger Schritt auf unserem Weg.

Trägt die Beseitigung von Weizen und Getreide auch dazu bei, die Darmgesundheit und das Mikrobiom zu verbessern? Absolut. Die folgende Liste zählt die in Weizen und Getreide enthaltenen Bestandteile auf, die die Gesundheit des GI-Trakts beeinträchtigen:

- **Gliadin:** Gliadin und Gliadin-abgeleitete Peptide (die durch einen teilweisen Abbau im Verdauungsprozess gebildet werden) haben für die Darmwand eine direkte toxische Wirkung. Die Beseitigung von Gliadin beseitigt ein gefährliches Darmtoxin.
- Gliadin zersetzt auch die normale Darmbarriere, wodurch Fremdsubstanzen, darunter das Gliadin selbst, ins Blut gelangen. Das ist der einleitende Prozess für viele, vielleicht die meisten Autoimmunerkrankungen, während er zugleich die bakterielle Endotoxämie verstärkt.[184] (Man könnte denken, dass allein diese Tatsache – dass das Weizenprotein Gliadin Autoimmunerkrankungen auslöst – das Aus für Getreide in der Ernährung bedeuten würde.)
- **Gliadin-abgeleitete Opioide:** So wie opioidhaltige Medikamente wie Oxycodon und Morphin Verstopfung verursachen, bewirken auch Gliadin-abgeleitete Opioide eine langsame Peristaltik und Verstopfung. (Ich habe gesehen, wie die schwerste Form von Verstopfung, ein Zustand namens Obstipation, bei der nur einmal in einigen Wochen eine Darmtätigkeit stattfindet, innerhalb weniger Tage behoben werden konnte, indem keine Gliadin-abgeleiteten Opioide mehr zugeführt wurden.) Eine verlangsamte Peristaltik ist eine Hauptursache für viele SIBO-Fälle und kann bei den meisten Menschen durch die Beseitigung von Weizen und Getreide rückgängig gemacht werden.[185]

- **Weizenkeim-Agglutinin (WGA):** WGA ist eine schädlingsresistente Substanz in Weizen. Bauern und Agrarwissenschaftler haben Weizenstämme unter dem Aspekt eines höheren WGA-Gehalts gezüchtet, um die Pflanze gegen Schimmel und Insekten resistenter zu machen. Aber WGA ist auch ein starkes Darmtoxin, das auf dem Weg durch den GI-Trakt die Darmzotten beschädigt (die kleinen fingerartigen Fransen auf der Darmwand, die die Nährstoffaufnahme verbessern). WGA hemmt auch das Hormon Cholecystokinin (siehe Infotext weiter unten: »Was uns Gallensteine lehren«), das einerseits die Gallenblase zur Freisetzung von Galle und andererseits die Bauchspeicheldrüse zur Freisetzung von Pankreasenzymen anregt, die die Verdauung unterstützen. WGA beeinträchtigt daher die Verdauung, verursacht Symptome wie Sodbrennen und erhöht das Risiko von Gallensteinen.[186]

Viele Menschen berichten, dass sie allein durch den Verzicht auf jede Form von Weizen und Getreide eine deutliche Verbesserung oder völlige Beseitigung von akutem Stuhldrang, Reflux, Sodbrennen und Stuhlverstopfung feststellen konnten. Beobachtungen einer veränderten Darmflora-Zusammensetzung, die durch das Weglassen von Weizen/Getreide hervorgerufen wird, sind noch nicht endgültig, legen aber nahe, dass diese Maßnahme das Potenzial hat, ein entzündliches Mikrobiom rückgängig zu machen, indem entzündungsfördernde Spezies beseitigt werden.[187]

Fazit: Wenn man Weizen und Getreide aus seinem Speiseplan streicht, trägt man erheblich zur Verbesserung der GI-Gesundheit bei und unterstützt seine Bemühung, Dysbiose, SIBO und SIFO rückgängig zu machen und seine Gesamtgesundheit wiederzuerlangen.

Was uns Gallensteine lehren

Wenn wir uns mit der Frage befassen, wie sich Gallensteine entwickeln, können wir viel über das Mikrobiom und die Auswirkungen lernen, die Essgewohnheiten und Kalorienzählen mit sich bringen.

20 Millionen Amerikaner oder etwa 15 Prozent der erwachsenen Bevölkerung in den USA haben Gallensteine. Wenn man einen Arzt fragt, warum jemand Gallensteine entwickelt, die unter Umständen die Entfernung der Gallenblase erforderlich machen (mittlerweile die am häufigsten durchgeführte Operation des Bauchraums), wird dieser vermutlich eine Standardantwort abspulen und sagen, dass Risikofaktoren wie Adipositas, Geschlecht (Frauen bekommen häufiger Gallensteine als Männer) und Alter die Entwicklung von Gallensteinen begünstigen.

Eine wichtige Erkenntnis lieferte eine Reihe einfacher Studien, die daraus bestand, Ultraschallbilder der Gallenblase von Menschen anzufertigen, die am Anfang keine Gallensteine hatten und ihre Ernährung so umstellten, dass sie die Zufuhr von Kalorien, Fett oder beidem reduzierten.

Das Alter der Teilnehmer, das Verhältnis von Männern zu Frauen, die Strenge der Diät und andere Merkmale unterschieden sich in den verschiedenen Gallenblasen-Ultraschall-Studien, aber es gab eine Gemeinsamkeit: 55 bis 62 Prozent der Teilnehmer, die eine dieser drei Ernährungsformen pflegten, entwickelten Gallensteine; viele von ihnen mussten sich ihre Gallenblase entfernen lassen. Die Einschränkung von Kalorien, Fett oder – die schlimmste Option – die Einschränkung von Kalorien und Fett bereitete innerhalb von wenigen Wochen Gallensteinen den Boden.[188]

Das Konzept ist einfach: Wenn man fetthaltige Lebensmittel isst, wird die Gallenblase durch das Hormon Cholecystokinin (CCK) dazu veranlasst, Galle abzugeben, die für die Verdauung von Nahrungsfetten erforderlich ist. Wenn man Kalorien, Fett oder beides reduziert, ist die Gallenblase untätig und hat keine Gelegenheit, die gespeicherte Galle abzugeben. Mit der Zeit kristallisiert die Galle (Gallenstase), und dieser Prozess führt zur Bildung von Gallensteinen. Es gilt daher als gesichert, dass die Reduktion von Kalorien und/oder Fett die Wahrscheinlichkeit der Gallensteinbildung erhöht.

Gehen wir einen Schritt weiter. Was ist, wenn man Kalorien und/oder Fett reduziert, aber weiterhin Weizen und Getreide konsumiert? Eine Komponente von Weizen und Getreide ist das bereits erwähnte Weizenkeim-Agglutinin, das nicht nur ein potentes Darmtoxin ist, sondern auch die Aktivität des Hormons CCK hemmt und zu einer Kontraktion der Gallenblase führt. Wie die Einschränkung von Kalorien oder Fett sorgt auch Weizenkeim-Agglutinin dafür, dass die Gallenblase ihren Inhalt nicht freisetzt.[189] Wer also seine Kalorienzufuhr reduziert, seinen Fettkonsum einschränkt und »gesunde Vollkornprodukte« isst, kann gleich einen Termin für eine Gallenblasen-OP vereinbaren.

Und es wird noch schlimmer. Wenn man die Gallensteine aus der entnommenen Gallenblase untersucht, wird man *E. coli*, Salmonellen, *Klebsiella* usw. finden – Stuhlorganismen. Wie kommen Stuhlorganismen in die Gallenblase, die ans Duodenum anschließt und mehrere Meter vom Kolon entfernt ist, in dem *E. coli* und Konsorten normalerweise logieren? Sie ahnen es: durch SIBO.

Ja, Gallensteine sind wie ein guter Geschichtslehrer und können uns viel beibringen. Wir lernen, dass wir niemals Kalorien und/oder Fett reduzieren dürfen und auf Lebensmittel verzichten müssen, die Weizenkeim-Agglutinin enthalten (also Weizen und Getreide), um jene lästigen Stuhlmikroben zurückzudrängen, die sich selbst in Ihren oberen GI-Trakt und die Gallenblase eingeladen haben.

WERDE ICH ABNEHMEN?

Dieses Programm haben bereits Tausende von Menschen umgesetzt, und ich kann Ihnen guten Gewissens sagen, dass der Gewichtsverlust in der Regel dramatisch ist und sich mühelos vollzieht. Ich habe *nicht* gesagt, dass Sie Ihre Kalorien- und/oder Fettzufuhr verringern, sich mehr bewegen, weniger essen oder irgendwelche Dinge tun müssen, zu denen man Ihnen sonst rät – und die nicht funktionieren oder kontraproduktiv sind und sogar Gallensteine verursachen können.

Die Kombination der Strategien, die im Rahmen dieses Vier-Wochen-Programms (und auch im Anschluss daran) angewendet werden, führt normalerweise aus den folgenden Gründen zu einem massiven Gewichtsverlust:

- **Wir führen uns keinerlei Weizen oder Getreide und damit auch keine Gliadin-abgeleiteten Opioid-Peptide zu.** Gliadin in Weizen und verwandte Proteine in anderem Getreide werden vom menschlichen Verdauungssystem schlecht verwertet. Forscher der National Institutes of Health erkannten vor vielen Jahren, dass bei der Verdauung nicht einzelne Aminosäuren entstehen, sondern Peptide aus vier oder fünf Aminosäuren, und diese überwinden die Hirnschranke und binden sich an Opioid-Rezeptoren, die den Appetit stimulieren: Weizen und Getreide sind stark appetitanregend. Wenn man also auf sie verzichtet, fällt ein großer Reiz weg. Das erklärt auch die Opioid-Entzugserscheinungen, die viele Menschen an sich feststellen, wenn sie jede Form von Getreide und Weizen streichen. Wenn Sie diesen Prozess durchstehen, wird Ihr Drang, etwas essen zu wollen, deutlich geringer sein, Sie können länger problemlos ohne Essen auskommen und sind nicht mehr getrieben von Heißhunger und dem Appetit auf bestimmte Lebensmittel.[190]
- **Wir machen die Insulinresistenz rückgängig.** Ein hoher Insulinspiegel führt zu einer Gewichtszunahme. Wir kehren diese Situation um, indem wir keine Lebensmittel mehr essen, die einen hohen Insulinspiegel provozieren (Weizen, Getreide, Zucker), und indem wir anschließend eventuell vorhandene Nährstoffmängel beheben (Vitamin D, Omega-3-Fettsäuren, Magnesium). Dann kümmern wir uns um die gestörte Darmflora und die damit verbundene Endotoxämie, die die Insulinresistenz noch weiter verringert. Das Resultat: Das Gewicht, das Sie schon lange abnehmen wollen, fällt mühelos von Ihnen ab.
- **Wir beheben einen Jodmangel.** Viele moderne Menschen haben Gewichtsprobleme, weil sie einen Jodmangel und damit verbunden eine Schilddrüsenunterfunktion haben, und das trifft vor allem auf

jene zu, die ihren Salzkonsum einschränken. Wir führen uns dieses lebenswichtige Spurenelement daher als Nahrungsergänzungsmittel zu.

Noch einmal: Wir schränken *niemals* die Kalorienzufuhr ein, wir schränken *niemals* die Fettzufuhr ein, wir sagen *niemals* Dinge wie »mehr Bewegung, weniger essen«. Viele, die mit meinem Ansatz abnehmen, fragen sich nach einer Weile: »Was ist, wenn ich gar nicht weiter abnehmen will?« Keine Sorge: Von den Tausenden von Menschen, die dieses Programm bisher befolgt haben, ist noch niemand verhungert oder zu Staub zerfallen. Wenn sich der Körper auf sein Idealgewicht eingependelt hat, hört die Gewichtsabnahme meist ganz von selbst auf.

ZIEHEN SIE IHREN SCHÖNSTEN LENDENSCHURZ AN

Es ist jetzt auch an der Zeit, die Nährstoffe einzuführen, die heutzutage Mangelware sind – nicht wegen unserer Ernährung, sondern wegen unserer modernen Lebensweise –, und Ihre Anstrengungen zu unterstützen, ein gesundes Mikrobiom wiederaufzubauen. Dieselben Nährstoffe tragen auch dazu bei, Krankheitszustände wie Insulinresistenz, Fettleber, hohe Blutzucker-, Blutdruck- und Triglycerid-Werte zu verbessern und das Abnehmen zu erleichtern. Weil wir weitgehend in geschlossenen Räumen leben und unsere Haut großflächig mit Kleidung bedecken, in der Regel nur Muskel- und kein Organfleisch konsumieren und unser Trinkwasser filtern, müssen wir unseren Bedarf an Nährstoffen, die infolge solcher modernen Gewohnheiten verloren gehen, auf andere Weise decken. Wir führen diese Nährstoffe am Anfang des Programms ein, weil die Veränderungen im Speiseplan, vor allem der Verzicht auf Weizen und Getreide, mit Entzugserscheinungen und Entgiftungssymptomen einhergehen können. Die Einführung von Nahrungsergänzungsmitteln trägt dazu bei, den Prozess abzufedern und vorübergehende unangenehme Nebenwirkungen wie Kopfschmerzen, Wadenkrämpfe und Abgeschlagenheit zu verringern.

Die folgenden Nahrungsergänzungsmittel sind für diese frühe Phase Ihres Programms wichtig.

Vitamin D

Wir haben bereits darauf hingewiesen, dass Vitamin D eine wichtige Rolle spielt, um ein gesundes Mikrobiom zu erhalten und die Immunreaktion des Darms zu verstärken, außerdem leistet es einen Beitrag zur Umkehr der Insulinresistenz, verbessert die psychische und emotionale Verfassung und fördert die Herzgesundheit.

Verwenden Sie Gelkapseln auf Ölbasis, die am wirksamsten sind und konsistent resorbiert werden; Tabletten und Kapseln werden hingegen nicht konsistent oder überhaupt nicht aufgenommen. Vitamin-D-Tropfen sind auch nützlich, obwohl ihre Dosierung uneinheitlich sein kann. (Achten Sie auf Einheitlichkeit, indem Sie eine Pipette verwenden.) Die meisten Erwachsenen sind mit einer Dosis von 5.000 bis 6.000 IE pro Tag gut beraten, die normalerweise für einen 25-OH-Vitamin-D-Blutspiegel von 60 bis 70 ng/ml sorgt, den ich für ideal halte. (Sollten Sie mit der Supplementierung von Vitamin D angefangen oder Ihre Tagesdosis verändert haben und Ihre Blutwerte kontrollieren, müssen Sie berücksichtigen, dass es etwa drei Monate dauert, bis ein »Steady State« bzw. stabiler Blutspiegel erreicht wird.) Weil es Ausnahmefälle gibt, in denen deutlich mehr oder auch weniger Vitamin D benötigt wird, um diesen Blutspiegel zu erreichen, macht es Sinn, 6 bis 12 Monate nach Beginn der Supplementierung mit Vitamin D bzw. der Dosisanpassung ein neues Blutbild zu veranlassen.

Mukus-aufbauender Tee

Um ein gesundes Mikrobiom wiederaufzubauen, muss der Darm heilen. Und ein wichtiger Bestandteil der Darmheilung ist die Wiederherstellung einer gesunden, dicken Mukusschicht, die dem Darm als Schutzschild dient. Fast jeder, der mit diesem Programm anfängt, hat zu Beginn eine angegriffene Mukusbarriere. Ich habe daher ein Rezept für Grünen Tee mit Nelken entwickelt, der die Mukusschicht stärkt und gleichzeitig die Entzündung im Darm wie auch im gesamten Körper verringert, indem die Endotoxämie reduziert und jede Form von eventuell vorliegendem residualem Unbehagen im Darm gelindert wird. Dieser einzigartige Tee vereint die folgenden heilenden Eigenschaften:

1. Das Eugenol aus den Nelken stärkt den Mukus (über die Proliferation von Clostridia-Arten) und hilft, die Darmschleimhaut zu verdicken.[191]
2. Die Katechine im grünen Tee vernetzen die Mukusproteine, wodurch sich der halbflüssige Mukus in ein halbfestes Gel mit besseren Schutzeigenschaften verwandelt.[192]
3. Die präbiotischen Fructooligosaccharide (FOS) führen zu einem Wachstum der *Akkermansia*-Population, die die Mukusproduktion zusätzlich erhöht.[193]

Menschen, die diesen Tee trinken, haben von vielen interessanten Wirkungen berichtet. Richard (Name geändert) kämpfte jahrelang gegen Selbstzweifel und führte immer wieder den inneren Monolog, er sei in seinem Beruf ein unqualifizierter Blender, dem man früher oder später auf die Schliche käme. Innerhalb von 48 Stunden nach dem Trinken dieses Tees hörte dieses belastende innere Gespräch auf. Er freute sich, als er eines Tages merkte, dass diese Gedanken bereits seit Wochen nicht zurückgekehrt waren. Dann kamen jedoch die Feiertage, er vergaß den Tee, und die Welle an Selbstzweifeln brach wieder über ihn herein. Daraufhin fing er wieder an, den Tee zu trinken, und der innere Monolog hörte wieder auf. Solche Beispiele sind ein guter Beweis für ein echtes Ursache-Wirkungs-Prinzip. Denken Sie nur einmal darüber nach: Ein quälender, ständig wiederkehrender innerer Monolog kann dadurch ausgeschaltet werden, dass man Grünen Tee mit Nelken trinkt, der die Darmschleimhaut aufbaut.

Das Rezept für Grünen Tee mit Nelken finden Sie auf Seite 294.

Omega-3-Fettsäuren

Fischöl ist die einzig verlässliche Quelle für die Omega-3-Fettsäuren EPA und DHA, die für den Erhalt der Darmgesundheit und die Verringerung von Endotoxämie essenziell sind. Es gibt Werbeversprechen von alternativen Produkten wie Krill- oder Algenöl, die aber nicht die Dosis enthalten, die nötig ist, um die Darmschleimhaut und die Darmbarriere vollständig wiederherzustellen. Sie sollten außerdem ein- oder zweimal in der Woche Fisch und Meeresfrüchte essen, beispielsweise Lachs, Kabeljau, Makrele, Sardinen, Muscheln und Austern, weil die Aminosäure Taurin nur in Meeresfrüchten vorkommt, nicht in Fischöl, und die Immunreaktion im Kolon verstärkt – eine potente Wirkung.[194] Angesichts der Verschmutzung der Ozeane kann ein häufigerer Fischkonsum leider zu einer übermäßigen Quecksilberbelastung führen, die mit einer Reihe gesundheitlicher Probleme verbunden ist.

Die ideale Zufuhr von EPA und DHA ist höher, als die meisten denken: 3.000 bis 3.600 mg pro Tag EPA + DHA (gesamt) – und das ist die Dosis des in den Fischölkapseln enthaltenen EPA und DHA, *nicht* das Gewicht des Fischöls. Idealerweise teilen Sie diese Menge auf mindestens zwei Dosen auf, beispielsweise jeweils 1.500 bis 1.800 mg am Morgen und am Abend bzw. zum Abendessen.

Erfolgsgeschichte: Grace, 70, British Columbia

»Ich esse seit etwa einem Monat jeden Tag eine halbe Tasse *L. reuteri*-Joghurt und seit etwa einer Woche eine halbe Tasse SIBO-Joghurt. Davor schlief ich in der Regel nur 1 bis 2 Stunden am Stück und lag nachts oft stundenlang wach, bevor ich wieder eine kurze Schlafphase hatte. In der letzten Woche war ich in der Lage, früher ins Bett zu gehen und durchzuschlafen. Zum ersten Mal seit dem Tod meines Ehemanns vor vier Jahren schlafe ich 5 bis 7 Stunden am Stück. Ich fühle mich so frisch und ausgeruht.

Es hilft auch, dass ich mit dieser Ernährungsweise die Entzündungen in meinem Körper deutlich verringert habe, sodass ich nachts nicht mehr wegen meiner Hüft- und Schulterschmerzen aufwache. Es ist mir auch fast ein wenig peinlich, diese nächste Beobachtung zu erwähnen, weil sie unwahrscheinlich klingt, deshalb folgt sie ohne Gewähr. Ich spiele jeden Tag eine Reihe von Liedern auf dem Klavier – auswendig, damit ich nicht vergesse, was ich in den letzten sechs Jahren gelernt habe. Ich fing dieses Hobby an, als ich 63 war. Für mich ist das Spielen harte Arbeit, und es fällt mir nicht leicht. In der letzten Woche stellte ich fest, dass ich plötzlich beim Spielen improvisiere. Es ist beinahe so, als hätte mein Gehirn ein größeres kreatives Potenzial, auf das ich zuvor keinen Zugriff hatte.

Außerdem haben sich meine Gedanken anderen Menschen gegenüber verändert. Am besten kann ich es so beschreiben: Es fällt mir leichter, andere Perspektiven anzunehmen (empathischer zu sein?). Wut, Gereiztheit und vorschnelle negative Urteile sind plötzlich verschwunden. Wenn ich mich an einer Diskussion beteilige, habe ich den Impuls, einen positiven Beitrag zu leisten. Das ist eine hervorragende und willkommene Verbesserung meiner Interaktionsfähigkeit. Ich würde den Nutzen als ›höhere Form von sozialer Kompetenz‹ bezeichnen.«

Jod

Wir nehmen ein Jod-Supplement ein, um unsere Schilddrüse mit der Jodmenge zu versorgen, die sie braucht, um Schilddrüsenhormone herzustellen. Eine unzureichende Jodzufuhr führt zu niedrigeren Schilddrüsenhormonwerten und einer Schilddrüsenunterfunktion, die die Darmaktivität verlangsamt und zu SIBO und SIFO führen kann. Die empfohlene Tagesdosis von 150 Mikrogramm, zu der offizielle Stellen raten, ist die Menge, die erforderlich ist, um einer Kropfbildung vorzubeugen. Wir streben dagegen einen *optimalen* oder *idealen* Schilddrüsenstatus an, nicht nur die Vermeidung eines Kropfes. Ich empfehle eine Tagesdosis von 350 bis 500 Mikrogramm in Form von Kelp-Tabletten (getrockneter Seetang) oder Kalium-Jod-Tropfen. Ich bevorzuge Kelp-Tabletten, weil sie verschiedene Formen von Jod enthalten, die meiner Meinung nach nicht nur gut für die Schilddrüse, sondern auch für die Speicheldrüsen, Darmschleimhaut und das Brustgewebe sind, die Jod benötigen.

»Heißt das, dass ich nie wieder Pizza essen kann?«

Wenn die Rückkehr zu den Essgewohnheiten prälandwirtschaftlicher Jäger und Sammler bedeutet, dass man kein Weizen oder Getreide mehr zu sich nimmt, heißt das dann, dass man nie wieder ein Stück Salamipizza, Erdbeertorte oder Geburtstagskuchen essen darf?

Natürlich darf man. Ersetzen Sie einfach das problematische Mehl aus Weizen oder anderem Getreide durch eine gesündere Variante, und verwenden Sie statt Zucker oder synthetischen Süßstoffen ein natürliches Süßungsmittel mit wenig oder keinen Kalorien, das nicht zu Endotoxämie führt, die GI-Funktion stört oder den Blutzucker in die Höhe treibt. Das bedeutet, dass Sie sich zum Beispiel Gebäck und Bratensoße an Weihnachten, einen gebutterten Heidelbeer-Muffin zum Frühstück oder eine Zimtschnecke zum Tee oder Kaffee genehmigen können, ohne die üblichen gesundheitlichen Nachteile in Kauf nehmen zu müssen, die mit dem Konsum von Weizen, Getreide und Zucker einhergehen.

Sie können sich natürlich auch an echtes Essen halten, das aus nur einer Zutat besteht, und es sich auf diese Weise ersparen, liebgewonnene weizen- oder getreidehaltige Leibspeisen auf gesündere Weise umzuinterpretieren. Ich habe vor langer Zeit gelernt, dass man sich zwar für naturbelassene Dinge wie Eier, Fleisch, Gemüse und Obst entscheiden kann, gelegentlich ein Stück Pizza oder ein, zwei Heidelbeer-Muffins aber ein schönes Plus wären. Manchmal ist es vorteilhaft, auf gesunde Varianten bekannter Leibspeisen auszuweichen, beispielsweise wenn Freunde zu Besuch kommen, die Feiertage anstehen oder die Kinder und Enkelkinder verköstigt werden wollen. Ich habe schon erlebt, dass viele Menschen ohne diese gesünderen Varianten nach dem Thanksgiving-Wochenende 6 Kilogramm mehr auf die Waage brachten und sich mitten in einem Stoffwechsel-Chaos befanden. Sichere und leckere Alternativen hätten dafür gesorgt, dass so etwas gar nicht erst passiert. Und es ist ein gutes Gefühl zu wissen, dass man gelegentlich zu einer Tasse Kaffee oder Tee einen Muffin essen oder sich hin und wieder ein Stück Käsepizza genehmigen kann.

ALTERNATIVEN ZU HERKÖMMLICHEM MEHL

- Mandelmehl (aus blanchierten Mandeln), gemahlene Mandeln (aus ganzen Mandeln)
- Walnuss- oder Pekannuss-Mehl – eignet sich am besten für Tarteböden
- Kokosmehl
- Gemahlene Goldleinsamen
- Sesammehl
- Lupinenmehl
- Gemahlene Flohsamenschalen

Die besten Ergebnisse erzielt man mit einer Kombination verschiedener Mehlalternativen, verwenden Sie zum Beispiel 300 Gramm Mandelmehl + 60 Gramm gemahlene Goldleinsamen + 2 Esslöffel gemahlene Flohsamenschalen. Sie können diese Mehlalternativen bereits gemahlen kaufen oder sie in einem Zerkleinerer, Mixer oder einer Gewürzmühle selbst verarbeiten. Man lagert sie am besten im Kühlschrank und verbraucht sie innerhalb von 4 bis 6 Wochen. Rezepte mit diesen Mehlalternativen finden sich in Teil IV, darunter ein einfaches und aromatisches Kräuter-Focaccia.

ALTERNATIVEN ZU KALORIENFREIEN ODER KALORIENARMEN SÜSSUNGSMITTELN

- Stevia (E 960)
- Allulose
- Mönchsfrucht
- Inulin
- Erythrit (E 968)
- Xylit (E 967)

Im Handel sind auch Zuckeraustauschstoffe erhältlich, die aus verschiedenen Süßungsmitteln bestehen, beispielsweise die Produkte Swerve (Inulin + Erythrit), Truvía (Rebiana, ein Isolat aus Stevia + Erythrit), Virtue (Mönchsfrucht + Erythrit) und Lakanto (Mönchsfrucht + Erythrit). Wir vermeiden die meisten Zuckeralkohole wie Maltit (E 965), Lactit (E 966) und Sorbit (E 967), weil sie sich wie konventioneller Zucker verhalten und zu einem weichen Stuhl führen können, selbst wenn man nur eine kleine Menge zu sich nimmt.

Weil die verschiedenen Produkte unterschiedlich süß sind, werden Sie feststellen, dass jeder Süßstoff anders dosiert werden muss, um dieselbe Süßkraft zu erzielen. Eine Tabelle mit Zuckeraustauschstoffen finden Sie in Anhang A.

Magnesium

Wir machen uns die osmotische Eigenschaft von Magnesium zunutze, das Wasser in den GI-Trakt zieht, wodurch ein schneller Transit gewährleistet wird, der die Proliferation von SIBO-Arten beeinträchtigt. Der Verzicht auf Weizen und Getreide kann einen Magnesiummangel offenbaren, der angesichts der Tatsache, dass die moderne Ernährung extrem magnesiumarm ist, nicht abwegig ist. Vielleicht spüren Sie diesen Mangel in Form von Wadenkrämpfen, die in der ersten Woche ohne Weizen und Getreide ein häufiges Phänomen sind. Die Supplementierung mit Magnesium trägt dazu bei, Krämpfe abzuschwächen oder ganz zu verhindern, und bietet noch viele andere gesundheitliche Vorteile.

Wir beginnen schon früh im Programm mit der Magnesium-Supplementierung. Es gibt viele verschiedene Formen, unter anderem Magnesium-Malat, -Glycerophosphat, -Glycinat, -Chelat, und -Citrat, die alle sehr gut resorbiert werden und das geringste Durchfallpotenzial haben. Kaufen Sie ein Magnesiumpräparat, auf dem die Menge an enthaltenem »elementarem« Magnesium angegeben wird, also die Menge an reinem Magnesium ohne das Gewicht des Malats, Glycinats usw. Die ideale Tagesdosis an elementarem Magnesium beträgt für Erwachsene 450 bis 500 Milligramm, die nicht auf einmal eingenommen, sondern auf zwei oder drei Portionen aufgeteilt werden sollte. Diese Menge trägt zur Verringerung des Blutdrucks, Blutzuckers und Herzrhythmusstörungen bei und verbessert die Stuhlkonsistenz.

Curcumin

Im Gegensatz zu den letzten vier erwähnten Nährstoffen besteht kein intrinsischer Bedarf an Curcumin – man kann keinen Curcumin-Mangel haben.

Wir nehmen diese Substanz ein, die aus dem Gewürz Kurkuma gewonnen wird, um viele negative Wirkungen rückgängig zu machen, die das Mikrobiom, die Darmschleimhaut und die Darmbarriere belasten – Curcumin gehört zu den wenigen Substanzen, die sich positiv auf alle drei Faktoren der Darmgesundheit auswirken. Es verringert die Populationen zahlreicher ungesunder Bakterienarten der Enterobacteriaceae-Familie und Pilze, erhöht die Produktion von Darmmukus und verbessert die intestinale Immunreaktion. Curcumin spielt daher im Rahmen unserer Bemühungen, die Darmgesundheit wiederherzustellen, eine prominente Rolle.

Um Die-Off-Effekte zu verringern, fangen wir mit einer kleinen Dosis in Höhe von 300 Milligramm an, die wir zweimal täglich einnehmen und nach mehreren Tagen auf 600 Milligramm erhöhen, die ebenfalls zweimal täglich eingenommen werden. Wir vermeiden Produkte mit Zusätzen wie Piperin oder Bioperin, welche die Resorption verbessern, weil wir genau das Gegenteil wollen: Curcumin soll eben *nicht* resorbiert werden, sondern im GI-Trakt bleiben.

Unklar ist zurzeit noch, ob Curcumin angesichts seiner antibakteriellen und antimykotischen Eigenschaften langfristig eingenommen werden sollte. So, wie es gesundheitlich bedenklich sein kann, über einen längeren Zeitraum ein Antibiotikum zu nehmen, ist nicht klar, wie sich die antimikrobiellen Eigenschaften von Curcumin bei einer dauerhaften Einnahme auf den menschlichen Körper auswirken. Wir nehmen daher nur während des Vier-Wochen-Programms ein Curcumin-Präparat ein. Sollten Sie kurzfristig eine Änderung dieses Programms vornehmen müssen, um SIBO/SIFO in den Griff zu bekommen, können Sie Curcumin auch länger einnehmen; falls ein Pilzbefall vorliegt, ist es gesundheitlich unbedenklich, dieses Supplement über mehrere Wochen oder Monate einzunehmen.

In dieser ersten Woche haben Sie den Boden vorbereitet, schreiten wir nun also zur zweiten Woche, in der wir die Samen säen.

WOCHE

2

SÄEN SIE NEUE SAMEN IN IHREM GARTEN

Zusammenfassung

Nachdem wir den Boden vorbereitet und das Mikrobiom von Steinen und anderen Störfaktoren befreit haben, fangen wir nun damit an, Ihren Darmflora-Garten mit gesunden bakteriellen Spezies neu zu »bepflanzen«, darunter einige Schlüsselarten.

- Nehmen Sie ein wirkstarkes Probiotikum mit vielen Bakterienkulturen; eine Liste geeigneter Produkte finden Sie in Anhang A, oder stellen Sie Ihren eigenen probiotischen Joghurt mithilfe meines Rezepts her.
- Konsumieren Sie mindestens einmal am Tag eine Form von fermentiertem Lebensmittel, entweder gekauft oder selbstgemacht.
- Starten Sie eigene Fermentationsprojekte. (Ich werde Ihnen zeigen, wie Sie ohne großen Aufwand damit anfangen können.)

Sie haben die Grundlage für ein gesünderes Mikrobiom geschaffen, indem Sie in Woche 1 den Boden vorbereitet haben. In Woche 2 fangen wir damit an, unseren Garten zu bepflanzen, indem wir gesunde Mikroben in unseren GI-Trakt säen. Die Verwendung von »Wasser und Dünger« in Form von präbiotischen Ballaststoffen, Polyphenolen und anderen Nährstoffen, die das mikrobielle Wachstum fördern, verschieben wir solange, bis wir diese

Strategien einige Tage in Folge angewendet haben. Diese Vorgehensweise ist systematisch und zielgerichtet: So, wie es wenig Sinn macht, seinen Garten zu gießen, wenn man noch keine Samen gesät hat, führen wir uns erst dann den »Mikrobendünger« zu, wenn wir mit der Aussaat angefangen haben, die die Komposition des Mikrobioms verändert. Manche Menschen, die das Programm mit einer schweren Dysbiose anfangen und zu früh präbiotische Ballaststoffe einführen, füttern auf diese Weise die falschen Bakterien, und das äußert sich in Form von Blähungen, einem Blähbauch, Bauchschmerzen und emotionalen Verstimmungen. Deshalb sollte man sich für die Aussaat eine Woche Zeit lassen.

Aus den Samen, die wir verwenden, entstehen keine Kürbisse und Wassermelonen, sondern wir »säen« in unserem Garten der Darmflora Mikroben, die wir uns über Probiotika und fermentierte Lebensmittel zuführen. Leider halten die meisten kommerziellen Probiotika im Hinblick auf ihren Nutzen für die Darmgesundheit nicht das, was sie versprechen, weil sie nichts weiter sind als eine willkürliche Ansammlung von Bakterien mit begrenztem Potenzial, Gutes zu bewirken. Das ist in etwa so, als würde man seine gesamten Ersparnisse auf eine beliebige Aktie bzw. einen Fonds setzen – vielleicht erzielt man damit einen Gewinn, aber das wäre purer Zufall. Stattdessen sollten Sie ein kommerzielles Probiotikum aus der Liste der empfohlenen Produkte in Anhang A wählen. Im Gegensatz zu den meisten Marken geben diese Produkte an, welche Bakterienarten und -stämme enthalten sind – ohne den Stamm zu kennen, kann man nicht wissen, ob das Probiotikum tatsächlich die gesundheitlichen Vorteile bietet, die man zu erreichen versucht –, oder sie enthalten Gruppen von Mikroben, die nachweislich miteinander »kollaborieren«, um metabolische »Gilden« oder »Konsortien« zu bilden. Denken Sie nur an die Macht der Stuhltransplantation – wenn man die richtigen mikrobiellen Arten und Stämme verwendet, können wundervolle Dinge geschehen.

Das richtige Probiotikum bietet die einfachen Vorteile, die Sie am Anfang dieses Programms brauchen, beispielsweise eine verstärkte Mukusbildung und ein vermindertes Wachstum unerwünschter Spezies. Aber es sollte noch mehr passieren. Ein Probiotikum sollte zum Beispiel Spezies enthalten, die nicht nur das Kolon, sondern auch den oberen GI-Trakt besiedeln (zum Beispiel *L. reuteri*, *L. gasseri*). Es sollten Spezies enthalten, die Bacteriocine produzieren, die natürlichen Peptid-Antibiotika, die vor den Salmonellen und Klebsiellen der Mikrobiom-Welt schützen. Die Spezies und Stämme, die enthalten sind, sollten außerdem in großer Zahl vorhanden sein – schließlich würde man ja auch nicht mit 20 Mann gegen eine ganze Armee antreten, oder? Wir ziehen gegen Horden von ungesunden Bakterienarten in den Krieg, deswegen müssen wir unsere Mikroben, Spezies, Stämme und Keimzahlen lebender Organismen sorgfältig wählen.

Alternativ dazu können Sie einfach und preisgünstig Ihr eigenes Probiotikum herstellen, indem Sie Ihre eigenen Joghurts zubereiten. Als Ausgangspunkt hierfür verwenden Sie je nach Rezept ein handelsübliches Probiotikum in Kapselform oder einen kommerziellen Kefir mit vielen Bakterienspezies. Sie können natürlich auch beides tun, also ein Probiotikum in Kapselform *und* einen selbstgemachten Joghurt zu sich nehmen – die tatsächliche Anzahl der Bakterien, die wir uns auf diesen beiden Wegen zuführen, ist relativ gering, deshalb kann es durchaus hilfreich sein, sie miteinander zu kombinieren.

Leider enthält kein kommerzielles Probiotikum alle mikrobiellen Arten und Stämme, die wir brauchen, um unseren GI-Trakt neu zu besiedeln, außerdem wissen wir noch nicht, welche Arten unbedingt wiederhergestellt werden müssen. Die meisten kommerziellen Probiotika sind aus verschiedenen Gründen problematisch: Sie machen keine Angaben zu den verwendeten Stämmen, es mangelt ihnen an Schlüsselarten, ihre Zusammensetzung berücksichtigt nicht die »kollaborativen« Interaktionen der Spezies untereinander, sie enthalten keine Mikroben, die sich länger als einige Tage oder Wochen im Darm ansiedeln, bevor sie wieder verschwinden. Deswegen erzielt man mit der Einnahme von Probiotika nur einen begrenzten und vorübergehenden Nutzen. Probiotika in ihrer aktuellen kommerziell erhältlichen Form sind für den Aufbau eines gesunden Mikrobioms als Stand-Alone-Strategie nicht geeignet; sie stellen lediglich eine moderat hilfreiche Strategie mit hauptsächlich kurzfristigem Nutzen dar. Man darf also nicht den Fehler machen, sich zu sehr auf kommerzielle Probiotika zu verlassen: Viele Menschen nehmen diese ein in der Hoffnung, eine Kapsel täglich reiche aus, um ein gesundes Mikrobiom wiederherzustellen oder zu pflegen. In ihrer aktuellen Form zählen kommerzielle Probiotika zu den *unwichtigsten* Strategien, die wir anwenden.

Wie die unbekannten Spezies und Stämme, die wir uns mit den meisten probiotischen Produkten zuführen, sind die Mikroben in Kefir und fermentiertem Gemüse wie Gurken, Kohl und anderen Lebensmitteln eine willkürliche Ansammlung guter Mikroben mit moderater Wirkung. Die Mikroben im Kimchi, das Sie im Asialaden gekauft haben, oder das Sauerkraut, das Sie in Ihrer eigenen Küche fermentiert haben, bieten durchaus gesundheitliche Vorteile und fördern beispielsweise die Bildung von Darmmukus, dominieren Krankheitserreger und stellen notwendige Metaboliten her – hilfreiche Effekte, auch wenn wir damit nicht alles erreichen können, was wir anstreben. Wir säen die Saat dieser nützlichen Spezies, indem wir mindestens einmal täglich eine Portion eines fermentierten Lebensmittels konsumieren. Wie die kommerziellen Probiotika enthalten fermentierte Lebensmittel unspezifische Mikrobenarten und -stämme, die sich nicht dauerhaft im Darm ansiedeln. Aber sie sind trotzdem hilfreich.

Die Fermentationsprojekte, die wir später realisieren, gleichen zum Teil die Defizite der meisten gekauften Probiotika und fermentierten Lebensmittel aus. Wir suchen uns für jedes Fermentationsprojekt einzelne Arten und Stämme anhand der erwünschten Wirkungen aus und verstärken diese mithilfe meiner speziellen Fermentationsmethode, die dazu dient, die Keimzahl um ein Vielfaches zu erhöhen – so werden aus Millionen von Bakterien, die im Ausgangsprodukt enthalten sind, Hunderte Milliarden. Ein normaler Joghurt aus dem Supermarkt bietet praktisch überhaupt keinen gesundheitlichen Nutzen. Ein Kefir kann immerhin mit einem moderaten gesundheitlichen Nutzen aufwarten. Aber wenn Sie meine Joghurts herstellen und jeden Tag eine Portion essen, können Sie Fibromyalgie rückgängig machen, eine glattere Haut mit weniger Falten haben, schwerere Hanteln stemmen und Ihren Freunden und Nachbarn mehr Mitgefühl entgegenbringen. Mit anderen Worten: Die Strategien, die wir anwenden, um im Garten der Darmflora die Saat zu säen, kompensiert die Defizite kommerzieller Probiotika und ruft lebensverändernde Vorteile hervor.

Wenn Sie jedoch feststellen, dass Sie Probiotika oder fermentierte Lebensmittel nicht vertragen und Symptome wie starke Blähungen oder Bauchschmerzen, Durchfall, Gehirnnebel oder Angstzustände bemerken, ist es an der Zeit, vom ursprünglichen Plan für Woche 2 abzuweichen und sich der Behandlung von SIBO und SIFO zuzuwenden, weil diese Symptome fast immer auf eine bakterielle und mykotische Überwucherung zurückzuführen sind (siehe Anhang B für SIBO- und SIFO-Protokolle). Es gibt keinen natürlichen Grund dafür, natürlich fermentierte Zwiebeln oder andere Quellen mikrobieller Spezies nicht zu vertragen, die mit dem menschlichen Leben in jeder Hinsicht kompatibel sind. Jede Unverträglichkeit kann daher auf SIBO oder SIFO und die massiven gesundheitlichen Störungen zurückgeführt werden, die sie verursachen. Sobald man diese beiden Zustände behebt, werden solche Unverträglichkeiten verschwinden. In Kapitel 8 können Sie nachlesen, warum und mit welchen Mitteln wir diese Zustände in den Griff bekommen, in Anhang B finden Sie die entsprechenden Vorgehensweisen, und sobald Sie SIBO und SIFO unter Kontrolle haben, können Sie wieder zu Woche 2 des Vier-Wochen-Programms zurückkehren und dort weitermachen, wo Sie aufgehört haben.

Stellen Sie Ihr eigenes preisgünstiges Probiotikum her

Sie können eine Vielzahl von Methoden anwenden, um Ihr eigenes preisgünstiges Probiotikum herzustellen: Als Ausgangsbasis für die Fermentation eignen sich handelsübliche Produkte wie ein Probiotikum in Kapselform, Kefir oder eine Starterkultur. Die erste Option ist am besten, weil man auf diese Weise ein Probiotikum wählen kann, das möglichst viele gesunde Bakterienarten und Stämme enthält, darunter auch Schlüsselarten. Der Nachteil von Kefir oder einer Starterkultur ist, dass man – wie bei den meisten kommerziellen Probiotika – die enthaltenen Bakterienstämme nicht kennt und das Endprodukt vielleicht nicht die erwünschten Schlüsselarten enthält. Falls möglich, sollten Sie für das Ansetzen Ihrer Projekte also immer ein kommerzielles Probiotikum in Kapselform benutzen.

Wenn wir einen Joghurt auf eine dieser drei Arten zubereiten, verwenden wir eine längere Fermentationsdauer und präbiotische Ballaststoffe, um ein Endprodukt zu erzielen, das möglichst mikrobenreich ist. Es spielt keine Rolle, ob Sie als Ausgangsprodukt eine Startkultur oder eine probiotische Kapsel verwenden – in beiden Fällen gelten dieselben Zubereitungs- und Fermentationsregeln. Mit der einzigartigen Methode, die ich empfehle, führen Sie sich pro 125 Gramm Joghurt sehr hohe Keimzahlen zu, die in die Hunderte Milliarden geht.

HERSTELLUNG EINES JOGHURTS MIT EINEM KOMMERZIELLEN PROBIOTIKUM

Als Starter sollten Sie ein Probiotikum mit zehn oder mehr Mikrobenarten verwenden, zu denen aber nicht die Pilzspezies *Saccharomyces, Candida* oder *Kluyveromyces* gehören dürfen (die alkoholische Gärung betreiben). Idealerweise wählen Sie ein Produkt aus der Liste der empfohlenen Probiotika in Anhang A. Sie werden dort auch eine Liste mit empfohlenen Fermentationsgeräten vorfinden, beispielsweise Joghurtbereiter und Sous-Vide-Garer, mit denen sich eine gleichbleibende Temperatur aufrechterhalten lässt, die dem mikrobiellen Wachstum förderlich ist (die Wärmeanforderungen unterscheiden sich von Spezies zu Spezies und werden in jedem Rezept individuell genannt).

REZEPT

Ergibt ca. 1 Liter

Inhalt einer probiotischen Kapsel

2 EL Präbiotikum (z. B. Inulin oder rohe Kartoffelstärke)
750 ml Bio-Vollmilch
250 ml Bio-Sahne

Bio-Vollmilch und Bio-Sahne mischen. Inhalt der probiotischen Kapsel (also ohne die Kapselhülle), Präbiotikum und 2 EL Milch-Sahne-Mischung (oder eine andere fermentierbare Flüssigkeit) in eine mittelgroße Schüssel geben. Zutaten zu einem glatten Brei verrühren, damit das Präbiotikum keine Klümpchen bildet. Restliche Milch-Sahne-Mischung (oder andere Flüssigkeit) hinzugeben. Leicht abdecken (z. B.

mit Frischhaltefolie), in das Fermentationsgerät stellen und 36 Stunden bei 41 °C fermentieren. Wenn Sie das nächste Mal Joghurt zubereiten, können Sie als Starter 2 EL dieses Joghurts und/oder die dabei angefallene Molke verwenden.

Herstellung von Joghurt aus Kefir

Kefir ist ein fermentiertes Milchprodukt, das in der Regel ein Dutzend oder mehr Bakterienarten und mehrere Pilzarten enthält. Kefir zählt zu den reichsten Quellen probiotischer Mikroben und enthält im Gegensatz zu den meisten Joghurts mehr als nur eine Handvoll Bakterienarten. Sie können Kefir produktiv nutzen und viel Geld sparen, wenn Sie Kefirmikroben fermentieren und Ihr eigenes essbares Probiotikum herstellen.

Kommerzielle Hersteller verwenden die kürzeste Fermentationsdauer, die jedoch eine geringe Keimzahl hervorbringt. Deshalb haben die meisten kommerziellen Joghurts fast keinen echten gesundheitlichen Nutzen. Es geht *nicht* um Geschmack und Textur; es geht um die Keimzahl.

Daher werden auch die meisten kommerziellen Kefirprodukte möglichst schnell fermentiert. Sie können das verbessern, indem Sie den gekauften Kefir ca. 48 Stunden bei normaler Zimmertemperatur stehen lassen, damit er weiter fermentieren kann. Hier eine weitere kleine Strategie, die Sie nutzen können: Fermentieren Sie den Kefir ein zweites Mal. Auf diese Weise lassen Sie die lange Liste der Bakterienarten für sich arbeiten und stellen ein Lebensmittel her, das sich als probiotisches Nahrungsergänzungsmittel eignet.

Kaufen Sie einen Kefir, der keine Zuckerhefen wie *Saccharomyces* enthält, weil diese zu Alkohol fermentieren. Manche Produkte enthalten nur Bakterien, aber keine Hefepilze. (Wie es bei gekauften fermentierten Lebensmitteln so oft der Fall ist, werden natürlich keine Stämme spezifiziert.)

In den USA wird unter dem Markennamen Wallaby ein Kefir angeboten, der zum Beispiel die folgenden Bakterienstämme enthält:

- *Streptococcus thermophilus*
- *Lactobacillus casei*
- *Lactobacillus bulgaricus*
- *Lactobacillus acidophilus*
- *Bifidobacterium lactis*
- *Lactococcus lactis Subspezies lactis biovar diacetylactis*
- *Lactobacillus rhamnosus*
- *Leuconostoc mesenteroides Subspezies cremoris*
- *Lactococcus lactis*
- *Lactobacillus delbrueckii Subspezies lactis*
- *Lactococcus cremoris*
- *Lactobacillus paracasei*

Der Kefir der Marke Lifeway enthält:

- *Bifidobacterium breve*
- *Lactobacillus lactis*
- *Bifidobacterium lactis*
- *Lactobacillus plantarum*
- *Bifidobacterium longum*
- *Lactobacillus reuteri*
- *Lactobacillus acidophilus*
- *Lactobacillus rhamnosus*
- *Lactobacillus casei*
- *Streptococcus diacetylactis*
- *Lactobacillus cremoris*
- *Streptococcus florentinus*

Wenn man diese beiden Marken miteinander vergleicht, stellt man fest, dass sie nur vier Spezies gemeinsam haben, und es wird offensichtlich, dass Kefir im Hinblick auf seine mikrobielle Komposition sehr unterschiedlich sein kann. Das Wallaby-Produkt enthält *L. paracasei*, der Krankheitserreger wie Salmonellen und *H. pylori* supprimieren kann, während das Lifeway-Produkt einen *Bifidobacterium-longum*-Stamm enthält, der sich positiv auf die emotionale Verfassung auswirken kann. Wenn Sie diese oder vergleichbare Kefirsorten fermentieren, werden Sie ein breites Spektrum gesunder Mikroben verstärkt haben. Sie können die beiden Kefirsorten sogar miteinander mischen und diese Kombination fermentieren, um einen Joghurt mit 20 mikrobiellen Spezies zu erschaffen.

REZEPT

ERGIBT CA. 1 LITER

2 EL Kefir
2 EL Präbiotikum (z. B. Inulin oder rohe Kartoffelstärke)
750 ml Bio-Vollmilch
250 ml Bio-Sahne

Bio-Vollmilch und Bio-Sahne mischen. Kefir, Präbiotikum und 2 EL Milch-Sahne-Mischung (oder eine andere fermentierbare Flüssigkeit) in eine mittelgroße Schüssel geben. Zutaten zu einem glatten Brei verrühren, damit das Präbiotikum keine Klümpchen bildet. Restliche Milch-Sahne-Mischung (oder andere Flüssigkeit) hinzugeben. Leicht abdecken (z. B. mit Frischhaltefolie), in das Fermentationsgerät stellen und 36 Stunden bei einer Temperatur von 41 °C fermentieren. Wenn Sie das nächste Mal Joghurt zubereiten, können Sie als Starter 2 EL dieses Joghurts und/oder die dabei angefallene Molke verwenden.

FERMENTATION VON GEMÜSE: DIE GRUNDLAGEN

Bevor es Kühlschränke gab, gab es die Fermentation, eine Methode, mit der Menschen Lebensmittel nach der Ernte konservierten. So konnten unsere Urgroßeltern Radieschen, Zucchini, Spargel und anderes Gemüse im Sommer ernten und im Herbst und Winter verzehren. Sie fermentierten die Lebensmittel, das heißt, sie ließen sie durch Bakterien und Pilze zersetzen. Vielleicht kennen Sie fermentierte Lebensmittel bisher nur in Form von Kefir und Joghurt. Pickles und Sauerkraut können ebenfalls fermentiert sein; die Produkte, die man heute im Supermarkt kaufen kann, sind es aber in der Regel nicht, sie werden vielmehr ohne Fermentation in Essig und Lake eingelegt.

Fermentation konserviert Lebensmittel, indem Mikroben den vorhandenen Zucker und die Ballaststoffe verstoffwechseln und (die für den typischen säuerlichen Geschmack verantwortliche) Milchsäure und andere Säuren bilden, die das Wachstum schädlicher Bakterien hemmen. Im Gegensatz zu Joghurt und Kefir findet die Fermentation von Gemüse in einem anaeroben Milieu statt, also in einer Umgebung ohne Sauerstoff. Damit die Fermentation gelingt, darf kein Sauerstoff an das zu fermentierende Gemüse dringen.

Viele Bakterien, die Lebensmittel fermentieren, zählen für die menschliche Darmflora zu den gesündesten Stämmen, beispielsweise *Lactobacillus plantarum, Lactobacillus brevis, Leuconostoc mesenteroides* und *Bifidobacterium*-Arten. Der regelmäßige Verzehr von fermentiertem Gemüse, wie ihn Menschen schon seit Jahrtausenden pflegen, »impft« den Darm gewissermaßen mit gesunden bakteriellen Stämmen.

Abgesehen von den Kosten der Lebensmittel an sich ist die Fermentation als Zubereitungsmethode praktisch ohne weitere Kosten möglich. Sie führt zu einzigartigen Aromen und ist darüber hinaus eine gute Gelegenheit, um Kräuter und Gewürze zu konsumieren, die für das Mikrobiom auf ihre eigene Weise vorteilhaft sind.

Sie werden ein Schraubglas oder einen Steinguttopf und einen Gegenstand benötigen, der dafür sorgt, dass das Gemüse unter der Oberfläche der Lake bleibt und nicht mit Sauerstoff in Berührung kommt. Ich verwende einen alten Oliventopf und ein schweres Trinkglas, das genau in die Öffnung des Topfes passt, damit das Gemüse nicht aufsteigen kann; andere verwenden einen kleinen Teller, den sie mit einem Stein beschweren. Sie können auch ein Fermentationsset kaufen, aber es ist wirklich einfach, mit den Dingen, die Sie wahrscheinlich schon zu Hause haben, Ihre eigene Ausrüstung zu erstellen.

Die Grundzutaten sind wie folgt:

- **Gemüse:** Rohe Zwiebeln, Paprikas, Spargel, Gurken, Radieschen, Knoblauch, Karotten, Kohl, grüne Bohnen, Rettich usw. – jedes Gemüse kann fermentiert werden. Schneiden Sie das Gemüse in mundgerechte Stücke. Mischen Sie verschiedene Gemüsesorten, um einzigartige Geschmackskombinationen zu erschaffen, beispielsweise Spargel und Zwiebeln, grüne Bohnen und Knoblauch.
- **Kräuter und Gewürze:** Pfefferkörner, Dill, Knoblauchzehen, Koriandersamen, Senfsaat, Kümmel, Rosmarin, Oregano. Ebenso eignen sich auch Wein- oder Beerenblätter, die durch die Fermentation herrlich knackig werden.
- **Meersalz oder anderes Salz:** Jedes Salz ist in Ordnung, solange es nicht mit Jod angereichert wurde (Jod tötet Mikroben).
- **Wasser:** Verwenden Sie gefiltertes Wasser, Quellwasser oder destilliertes Wasser, also Wasser ohne Chlor oder Fluor.

Das Fermentieren von Gemüse ist wie Brotbacken oder Töpfern eine Welt für sich.

Grundrezept

Füllen Sie ein Glas oder ein anderes Gefäß mit Wasser und geben Sie Salz hinzu, bis das Wasser leicht bis moderat salzig schmeckt; normalerweise benötigt man hierfür 1½ Esslöffel pro Liter.

Fügen Sie Gemüse und Kräuter oder Gewürze Ihrer Wahl hinzu, zum Beispiel Pfefferkörner, Dill und Koriandersamen. Vermischen Sie das Gemüse gut mit dem Salzwasser, damit sich keine Luftbläschen bilden.

Das Gemüse sollte sich vollständig unter der Wasseroberfläche befinden, bedecken Sie diese daher mit einem Teller oder anderen sauberen Objekt, damit nichts aufsteigt, und decken Sie anschließend das Gefäß ab, damit keine Fliegen oder anderen Insekten eindringen können. Das System darf aber nicht luftdicht verschlossen sein, weil bei der Fermentation Gase entstehen, die entweichen müssen.

Stellen Sie das Gefäß an einen dunklen Ort und warten Sie mindestens zwei Tage. Die erforderliche Zeit hängt von dem verwendeten Gemüse und der Raumtemperatur ab, aber die Fermentation kann Wochen dauern. Sobald Sie den erwünschten Geschmack und Fermentationsgrad erreicht haben, können Sie das Gemüse in den Kühlschrank stellen; es fermentiert dort weiter, allerdings aufgrund der niedrigeren Temperaturen deutlich langsamer.

Wenn das Gemüse fertig fermentiert ist, können Sie bei Bedarf 125 ml Essig pro Liter in die Flüssigkeit geben, um den Geschmack zu verbessern.

Sollte sich auf der Oberfläche eine weiße oder andersfarbige Substanz bilden, schöpfen Sie diese einfach ab; es handelt sich dabei vermutlich um Schimmel. Dieser wirkt sich nicht schädlich auf den Prozess aus, und wenn Sie Ihr fermentiertes Gemüse im Kühlschrank aufbewahren, ist es ohne Probleme mindestens vier Wochen haltbar und für den Verzehr geeignet.

WOCHE

3

WÄSSERN UND DÜNGEN SIE

Zusammenfassung

In der dritten Woche Ihres Programms für den Wiederaufbau Ihrer Gesundheit und Ihres Mikrobioms im Darm werfen wir einen genaueren Blick auf präbiotische Ballaststoffe. Sie sind das Wasser und der Dünger, die für Ihren Darmflora-Garten und für die Kultivierung der Mikroben sowie für Ihre körperliche Gesundheit entscheidend sind. Um einen maximalen Nutzen zu erzielen, sollten Sie mit *jeder* Mahlzeit präbiotische Ballaststoffe zu sich nehmen – eine wichtige Strategie, die mit der Zeit von selbst zur Gewohnheit wird. Im Vier-Wochen-Programm ergreifen wir aber noch weitere hilfreiche Maßnahmen, um eine Proliferation nützlicher Spezies zu begünstigen.

- Fangen Sie mit einer kleinen Menge präbiotisch-ballaststoffreicher Lebensmittel an, beispielsweise 1 Teelöffel Inulin oder Akazienfasern, die Sie in Ihren Kaffee oder Joghurt rühren, eine halbe grüne unreife Banane oder eine halbe rohe Kartoffel, die Sie grob hacken und in einem Smoothie oder Shake verarbeiten, oder 1 bis 2 Esslöffel einer gekochten Hülsenfrucht, wie zum Beispiel Linse, Bohne oder Kichererbse. Die meisten Menschen vertragen in den ersten Tagen der Woche 3 bis zu 10 Gramm präbiotische Ballaststoffe.

- Steigern Sie Ihre Tageszufuhr an präbiotischen Ballaststoffen auf 20 Gramm oder mehr und verwenden Sie verschiedene Quellen, um die Bakterienvielfalt zu unterstützen.
- Wenn sich gleich zu Beginn oder nach einer Dosissteigerung eine Unverträglichkeit zeigen sollte (in Form eines übermäßigen Blähbauchs, Blähungen oder Durchfall), sollten Sie für den Augenblick den Verzehr präbiotischer Ballaststoffe einstellen; verbringen Sie die nächsten vier Wochen damit, andere darmfreundliche Dinge zu konsumieren (Probiotika, fermentierte Lebensmittel), und versuchen Sie anschließend, präbiotische Ballaststoffe wieder einzuführen. Wenn die Unverträglichkeit anhält, machen Sie mit der SIBO- und SIFO-Therapie in Anhang B weiter, weil die Unverträglichkeit gegen präbiotische Ballaststoffe ein verlässliches Zeichen für ein stark geschädigtes Mikrobiom oder SIBO ist.

Nachdem Sie jetzt damit angefangen haben, die Bakterienarten in Ihrem GI-Trakt mit Probiotika und fermentierten Lebensmitteln zu verändern, fahren Sie anschließend damit fort, täglich viele präbiotische Ballaststoffe zu konsumieren. Während wir versuchen, mindestens einmal täglich ein fermentiertes Lebensmittel wegen der darin enthaltenen *pro*biotischen Bakterienarten zu konsumieren, ist es auch empfehlenswert, *zu jeder Mahlzeit* mindestens ein Lebensmittel mit *prä*biotischen Ballaststoffen zu konsumieren. Das muss nicht kompliziert sein. Sie könnten zum Beispiel einige Esslöffel schwarze Bohnen in ein Omelett rühren, Zwiebeln und Knoblauch anbraten, rohes Gemüse in Hummus dippen, Lauch und Löwenzahn in den Salat geben oder 1 Teelöffel Inulin oder Akazienfasern in den Joghurt rühren. Entscheidend ist, dass Sie zu jeder Mahlzeit etwas essen, das präbiotische Ballaststoffe enthält. Nach wenigen Tagen wird Ihnen diese Praxis in Fleisch und Blut übergegangen sein.

Der reichliche und tägliche Konsum präbiotischer Ballaststoffe ist einer der wichtigsten Schritte, die Sie ergreifen können, um Ihre Darm- und Gesamtgesundheit wiederaufzubauen, er ist sogar noch wichtiger als die Einnahme eines Probiotikums. Präbiotische Ballaststoffe füttern nicht nur gesunde Bakterienarten, sie regen auch die Darmflora dazu an, Metaboliten zu produzieren, die viele gesundheitliche Vorteile mit sich bringen, unter anderem Gewichtsverlust, eine Abnahme des Triglycerid-Spiegels, Blutzuckers und Blutdrucks, Verringerung von Entzündungen und Fettleber sowie einen besseren Stuhlgang.[195]

Der (ungesunde) amerikanische Durchschnittsbürger nimmt jeden Tag zwischen 3 und 8 Gramm präbiotische Ballaststoffe zu sich, etwa die Hälfte davon in Form von Getreide. Wenn wir Weizen und Getreide aus unserem Speiseplan streichen, müssen wir dieses Defizit an präbiotischen Ballaststoffen also ausgleichen. Wir werden in unserem Programm aber einen Schritt weiter gehen, um noch mehr zu erreichen.

Messbare Resultate für die Gesundheit zeigen sich erst ab einer Tageszufuhr von 8 Gramm, und den maximalen Nutzen erzielt man bei 20 Gramm. Wir peilen eine *tägliche präbiotische Ballaststoffzufuhr von 20 Gramm oder mehr an*, die das leichte Defizit mehr als kompensiert, das durch den Verzicht auf Getreide verursacht wurde, und dadurch schaffen wir günstige Bedingungen für einen erfolgreichen Garten der Darmflora.[196] Sie sollten es sich daher zur Gewohnheit machen, die Lebensmittel aus der folgenden Liste regelmäßig zu essen. Sie können auch täglich einen Smoothie zubereiten, der eine oder mehrere Zutaten enthält, die besonders reich an präbiotischen Ballaststoffen sind, hierzu zählen vor allem eine rohe Speisekartoffel, eine unreife Banane, 1 oder 2 Teelöffel Akazienfasern, Inulin/FOS oder ein kommerzielles Präparat mit einer Kombination verschiedener präbiotischer Ballaststoffe. Sie werden weiter unten Rezepte für einige Variationen finden. Sofern Sie am Anfang präbiotische Ballaststoffe vertragen und auch mit der Dosissteigerung auf 20 Gramm täglich zurechtkommen, können Sie nicht überdosieren. (In Jäger-und-Sammler-Kulturen werden oft 100 Gramm und mehr am Tag konsumiert.)

Ein weiterer entscheidender Punkt: Variieren Sie Ihre Quellen an präbiotischen Ballaststoffen. Belassen Sie es nicht einfach dabei, jeden Tag etwas Inulinpulver in Ihren Kaffee zu geben und diese oder ähnliche Gewohnheiten zu wiederholen, während sie andere Quellen ignorieren. Auf diese Weise kultivieren Sie keine große Vielfalt an Bakterienarten – und das ist es ja, wonach Sie streben –, sondern riskieren vielmehr die Überkultivierung einer oder mehrerer Bakterienarten, die dominant und aggressiv werden können – wodurch Sie eine Dysbiose *erschaffen*.

Im Hinblick auf unsere Wahl an präbiotischen Ballaststoffen erscheinen manche Optionen merkwürdig, beispielsweise rohe Speisekartoffeln. Aber wir versuchen auf diese Weise, die reichliche Ballaststoffzufuhr von Jägern und Sammlern nachzuahmen, die Wurzeln und Knollenfrüchte ausgraben und einen sehr abwechslungsreichen Speiseplan haben, der sich mit den Jahreszeiten, dem Gelände und der Verfügbarkeit ändert. Vielleicht haben Sie kein Interesse daran, Ihren Garten oder Wald auf der Suche nach Wurzeln umzugraben, deshalb greifen wir auf moderne Entsprechungen zurück, die verfügbar und praktisch sind. Aber es kann auch bedeuten, dass Sie einige unkonventionelle Entscheidungen treffen müssen, die Ihren Mitmenschen vielleicht fremd erscheinen werden. Während frühe Kulturen unweigerlich eine präbiotische, ballaststoffreiche Kost pflegten und für sie keine Notwendigkeit bestand, die genaue Menge in Gramm zu messen, müssen wir zielgerichtet vorgehen und in unserer synthetischen, abgepackten und Marketing-geprägten Welt wissen, was wir tun.

Lebensmittel mit vielen präbiotischen Ballaststoffen

Die folgenden Lebensmittel sind reich an präbiotischen Ballaststoffen, die den guten Mikroben als Nahrung dienen.

Hülsenfrüchte: Kidneybohnen, schwarze Bohnen, weiße Bohnen, andere stärkereiche Bohnen, Kichererbsen, Hummus, Linsen und Erbsen sind reich an Galactooligosacchariden oder GOS, einem präbiotischen Ballaststoff. Nehmen Sie nur eine kleine Menge auf einmal zu sich, zum Beispiel 40 bis 80 Gramm mit maximal 15 Gramm Netto-Kohlenhydraten (Brutto-Kohlenhydrate abzüglich der Ballaststoffe), um einen steilen Blutzuckeranstieg zu verhindern. 110 Gramm Hummus und Kichererbsen enthalten 8,0 Gramm präbiotische Ballaststoffe (13,5 Gramm Netto-Kohlenhydrate). 90 Gramm Linsen enthalten 2,5 Gramm präbiotische Ballaststoffe (11 Gramm Netto-Kohlenhydrate). Die meisten Bohnensorten enthalten etwa 3,8 Gramm präbiotische Ballaststoffe pro 80 Gramm. Weiße Bohnen sind die reichste Quelle und enthalten die doppelte Menge (12 Gramm Netto-Kohlenhydrate 80 Gramm).

Grüne Bananen und Kochbananen: Und ich meine *grün*. Nicht grün-gelb oder etwas grün an einem Ende, sondern grün. Im Zweifelsfall sollten Sie die Geschmacksprobe machen: Die Frucht sollte in keiner Weise süß schmecken. Eine mittelgroße, 18 Zentimeter lange grüne Banane enthält 10,9 Gramm präbiotische Ballaststoffe und 0 Gramm Netto-Kohlenhydrate im Vergleich zu einer zuckerreichen/kohlenhydratreichen und ballaststoffarmen reifen Banane. Eine grüne Banane lässt sich nur schwer schälen und ist pur praktisch ungenießbar, deshalb sollten Sie sie der Länge nach aufschneiden und das Fruchtfleisch herausschaben, grob hacken und in einem der nachfolgenden vorgestellten präbiotischen Smoothies verwenden. Bananen bleiben im Kühlschrank in der Regel vier bis fünf Tage grün, oder Sie können Sie schälen, hacken, einfrieren und später verwenden.

Kartoffeln: Gekochte Kartoffeln (gebacken, gebraten, püriert) sind zuckerreich und ballaststoffarm. In *rohem* Zustand sind sie hingegen reich an präbiotischen Ballaststoffen; eine halbe mittelgroße Kartoffel (mit einem Durchmesser von knapp 10 Zentimetern) enthält 10–12 Gramm und 0 Gramm Zucker/Kohlenhydrate. Manche Menschen essen eine rohe Speisekartoffel wie einen Apfel, während andere es vorziehen, die rohe Kartoffel in einem präbiotischen Smoothie zu verarbeiten oder sie aufzuschneiden, zu würfeln und in einen grünen Salat zu mischen. Meiden Sie rohe Kartoffeln mit grüner Schale, weil dies auf einen Pilzbefall hinweist. In diesem Fall müssen Sie die Schale entfernen. (Süßkartoffeln und Yamswurzeln enthalten deutlich weniger präbiotische Ballaststoffe, auch in rohem Zustand. Das bedeutet, dass man sich wahrscheinlich zu viele Kohlenhydrate zuführt, selbst wenn man sie roh konsumiert. Essen Sie daher roh oder gekocht nur eine kleine Menge.)

Obst: Weil modernes Obst im Hinblick auf einen niedrigeren Ballaststoff- und einen höheren Zuckergehalt gezüchtet wurde, ist der Konsum von Obst als Quelle präbiotischer Ballaststoffe mit einem hohen Zuckerkonsum verbunden. Gehen

Sie also mit Bedacht vor. Obst ist jedoch eine besonders reiche Quelle des wichtigen präbiotischen Ballaststoffs Pektin, das einzigartige Eigenschaften besitzt, die dazu beitragen, gesunde Bakterienarten zu kultivieren, Krankheitserreger zu unterbinden und die Menge an Butyrat und anderen Fettsäuren im Darm zu erhöhen.[197] Pektin kommt vor allem in Avocados, Brombeeren, Himbeeren, Granatäpfeln und Äpfeln vor, die 1 bis 2 Gramm Pektin pro Portion enthalten, das entspricht 190 Gramm Brombeeren oder Heidelbeeren oder einem mittelgroßen Apfel. Avocados sind der absolute Spitzenreiter, weil sie am meisten Pektin, nur 4 Netto-Kohlenhydrate pro durchschnittlich großer Avocado und viel gesundes Fett enthalten. Sie können auch ein Pektinpulver kaufen – setzen Sie es aber sparsam ein, weil es in der Regel Zucker enthält.

Chia-Samen und Leinsamen: Obwohl noch keine genauen Werte vorliegen, sind Chia-Samen und Leinsamen zwei Quellen, die nicht nur diverse (teils präbiotische) Ballaststoffe enthalten, sondern noch weitere Substanzen mit positiven Auswirkungen auf die Darmflora. Sie lassen sich problemlos in Smoothies, Joghurt, Kefir und Backwaren einrühren.

Nüsse: Mandeln, Walnüsse, Pekannüsse, Haselnüsse und Pistazien sind reich an Polyphenol-Verbindungen mit präbiotischen Eigenschaften.[198] Ein erkennbarer präbiotischer Effekt setzt bei etwa 80 Gramm Nüssen ein, die nicht geschält sein dürfen (Mandelmehl aus blanchierten Mandeln bietet also nicht dieselben Vorteile). Hinsichtlich ihres Kohlenhydratgehalts müssen Sie bei Nüssen keine Bedenken haben. 80 Gramm Mandeln liefern zum Beispiel 4,5 Gramm Netto-Kohlenhydrate. Am besten nehmen Sie Nüsse, die roh und ohne Öl geröstet wurden (und weder Maltodextrin, Zucker noch andere unerwünschte Zutaten enthalten).

Speisepilze: Pilze sind eine unterschätzte Quelle an Polysacchariden mit präbiotischen Eigenschaften, das sind chemische Verbindungen wie Beta-Glucan (das sich vom Beta-Glucan der Hefepilze unterscheidet), Mannan, Galactan wie auch Polyphenolen, die Mikroben als Nahrung dienen. Natürlich lassen sich Pilze leicht in Salate und bunte Pfannen einbeziehen, aber sie eignen sich auch als Beilage zu Fleisch, püriert in Soßen oder als Suppeneinlage. (Siehe das Rezept für eine traditionelle, aber verbesserte Champignoncremesuppe auf Seite 304.)

Shirataki-Nudeln: Shirataki-Nudeln bestehen aus Glucomannan, das aus der asiatischen Yamswurzel gewonnen wird, und sind eine reiche Quelle an präbiotischen Ballaststoffen. Am besten verwendet man sie in asiatischen Wok-Gerichten und Nudelpfannen. Halten Sie Ausschau nach Produkten ohne Soja oder Hafer. 225 Gramm Nudeln enthalten ungefähr 2 Gramm präbiotische Ballaststoffe. (Siehe das Rezept für Yakisoba-Nudeln auf Seite 320.)

Eine moderate Menge an präbiotischen Ballaststoffen (in der Regel 1 bis 3 Gramm pro normaler Portionsgröße) kann auch über die folgenden Lebensmittel bezogen werden:

- Spargel
- Jicama (Yambohnen)
- Steckrüben
- Pastinaken
- Zwiebeln
- Knoblauch und Schalotten
- Karotten
- Lauch
- Löwenzahn
- Radieschen
- Kohl
- Rosenkohl

Sie sollten Ihren Bedarf an präbiotischen Ballaststoffen hauptsächlich über Ihre Nahrung decken. Praktischerweise gibt es sie auch in Pulverform, beispielsweise als Inulin, Akazienfasern, Glucomannan-Pulver und kommerzielle Wirkstoffkombinationen, die verschiedene präbiotische Ballaststoffe enthalten (siehe Anhang A). Sie können 1 oder 2 Teelöffel Pulver in Ihren Kaffee, Tee und selbstgemachten Joghurt geben, ebenso auch in andere Gerichte; Sie erhalten dann pro Teelöffel ungefähr 3 Gramm präbiotische Ballaststoffe. Glucomannan-Pulver kann auch als Soßenbinder verwendet werden. Rohe Kartoffelstärke und Mehl aus grünen Bananen eignen sich ebenfalls als Quellen für präbiotische Ballaststoffe, verwenden Sie aber maximal einen Esslöffel, weil sie beinahe zur Hälfte aus Zucker bestehen; dieser hohe Zuckergehalt ist auf die hohe Temperatur zurückzuführen, die bei der Dehydrierung zu Mehl verwendet wird und ausreicht, um Pflanzenfasern in Zucker zu verwandeln.

Am Anfang dieser dritten Woche dürfen Sie höchstens 10 Gramm präbiotische Ballaststoffe täglich zu sich nehmen, das entspricht zum Beispiel einer halben grünen Banane oder 2 Teelöffeln Akazienfasern. Steigern Sie die Dosis im Lauf der Woche auf 20 Gramm, und sorgen Sie dafür, dass die Ballaststoffe aus verschiedenen Quellen stammen. Wenn alles gut geht und Sie die Ausgangsdosis und die Steigerung gut vertragen, können Sie für den Rest des Programms ohne Bedenken präbiotische Ballaststoffe zu sich nehmen.

Falls sich jedoch herausstellen sollte, dass Sie präbiotische Ballaststoffe nicht vertragen – Sie bekommen einen übermäßigen Blähbauch, Blähungen, Durchfall oder bemerken psychische Veränderungen wie Angstzustände oder depressive Verstimmungen –, kann dies als therapeutischer Test für SIBO dienen. Wenn Sie innerhalb von 90 Minuten nach dem Konsum eines präbiotischen Ballaststoffs diese Symptome wahrnehmen, können Sie sich ziemlich sicher sein, dass Ihr Dünndarm mit Bakterien überwuchert ist. In diesem Fall sollten Sie eine längere Einnahme von Probiotika und fermentierten Lebensmitteln in Erwägung ziehen, um mehr »Samen zu säen«. Starten Sie nach weiteren vier Wochen der probiotischen Aussaat einen zweiten Anlauf und probieren Sie präbiotische Ballaststoffe erneut aus. Wenn Sie dann immer noch Probleme haben, ist es an der Zeit, die SIBO- und SIFO-Protokolle zu befolgen, die in Anhang B vorgestellt werden. Sobald Sie diese Probleme in den Griff bekommen haben, kehren Sie zu Woche 3 zurück und beginnen wieder damit, Ihr Mikrobiom zu gießen und zu düngen.

Somewhere Over The Rainbow

Violett, indigo, blau, grün, gelb, orange und rot: Wir sollten die Farben des Regenbogens nicht nur am Himmel sehen, sondern auch auf unserem Teller.

Jahrelang war unklar, warum die Pflanzenfarbstoffe in Gemüse und Obst – das Violett der Aubergine, das Gelb der Zitronen, das Grün des Grünkohls – mit so vielen positiven gesundheitlichen Wirkungen verbunden sind, weil sie nur minimal vom GI-Trakt resorbiert werden. Mit anderen Worten: Wir erzielen durch den Konsum von Cranberries, Pflaumen und grünem Tee gesundheitliche Vorteile, die mit ihrem Gehalt an Pflanzenfarbstoffen korrelieren, den sogenannten Polyphenolen, obwohl der Großteil dieser Substanzen das Ileum oder Kolon nie verlässt.

Mittlerweile weiß man, dass unverdauliche Polyphenole von Bakterien verstoffwechselt werden und die Darmflora-Zusammensetzung wiederum durch die Metaboliten der Polyphenole verändert wird.[199] Polyphenole leisten, ähnlich wie präbiotische Ballaststoffe, einen Beitrag zum Erhalt gesunder Bakterienarten. Eine reichliche Zufuhr mit Polyphenolen unterstützt zum Beispiel das Wachstum gesunder Spezies wie *Akkermansia muciniphila*, das den Blutzucker reguliert, und *Faecalibacterium prausnitzii*, das ein wichtiger Produzent von Butyrat ist.[200] Andere Polyphenole, vor allem das in grünem Tee enthaltene Katechin, stärken die Mukusbarriere des Darms durch die Vernetzung von Mukusproteinen, was das Wachstum von *Akkermansia* zusätzlich fördert. (Der Grüne Tee mit Nelken von Seite 294 ist eine wirksame Methode, um die Darmschleimhaut zu stärken und zu verdicken.) Andere Polyphenole wie Quercetin, das in Zwiebeln, Äpfeln und Grünkohl vorkommt, sind stark antibakteriell und antimykotisch, vor allem gegen die Spezies, die bei SIBO und SIFO vorherrschend sind. Alle diese Erkenntnisse lassen die alte Weisheit in einem neuen Licht erscheinen, eine möglichst große Vielfalt an Obst und Gemüse zu konsumieren, um unerwartete und weiterreichende gesundheitliche Vorteile zu erzielen.[201]

Individuelle Unterschiede der Darmflora-Zusammensetzung bedeuten auch, dass Polyphenole wie Quercetin, Curcumin, Rutin und Epigallocatechin personenabhängig unterschiedlich verstoffwechselt werden, und manche werden überhaupt nicht verstoffwechselt. Bis wir diese komplexen Zusammenhänge verstehen, sollten wir uns ein möglichst breites Spektrum an Polyphenolen zuführen: Flavonoide sind in Kakao enthalten, Katechine in grünem Tee, Anthocyanine in Heidelbeeren, Naringenin in Zitronen, Lignane in Leinsamen, Resveratrol in Rotwein, Rutin in Äpfeln und Hydroxytyrosol und Oleuropein in nativem Olivenöl extra.

Vielfalt ist Trumpf. Verlassen Sie sich nicht ausschließlich auf Inulinpulver, nur weil es praktisch ist. Die Zufuhr verschiedener präbiotischer Ballaststoffe unterstützt die Artenvielfalt der Darmflora, und dieses breite Spektrum bakterieller Spezies sorgt dafür, dass die ungesunden Arten nicht außer Kontrolle geraten. Die Gestaltung der Mikrobiom-Zusammensetzung in Ihrem GI-Trakt durch die Einnahme präbiotischer Ballaststoffe ist ein Projekt, das Sie viele Monate, vielleicht sogar jahrelang beschäftigen wird. Diese dritte Programmwoche ermöglicht Ihnen einen guten Einstieg.

SUPERDÜNGER

Sie können Superdünger wie beispielsweise Kompost oder Fischemulsionen in Ihren Garten geben, um optimale Bedingungen für eine reiche Paprika- und Zucchiniernte zu schaffen. Genauso können Sie spezifische Zutaten in Ihre Ernährung aufnehmen, die eine stark anregende Wirkung auf bestimmte Spezies haben und Ihnen helfen, Ihren Darm aufzubauen. Dies ist ein wirklich spannendes Forschungsfeld, das sich noch im Entwicklungsstadium befindet, deshalb ist die Liste kurz, und wir haben noch kein offizielles grünes Licht, um diese Wirkungen auch tatsächlich zu bestätigen, deshalb bezeichne ich sie als »Superdünger«, um den Eindruck zu vermitteln, dass diese Stoffe das Wachstum bestimmter Bakterienarten veranlassen. Dieser Forschungsbereich ist so spannend und vielversprechend, dass er sicher eine Vorreiterrolle in einer Bewegung einnehmen wird, die ich als »Probiotika der dritten Generation« bezeichne. Die Probiotika der ersten Generation sind die suboptimalen willkürlichen Zusammenstellungen, die es zurzeit gibt. Die Probiotika der zweiten Generation enthalten Schlüsselarten. Die Probiotika der dritten Generation werden nicht nur Schlüsselarten enthalten, sondern auch entscheidende Nährstoffe für Mikroben, die ein »Erblühen« bestimmter anderer Schlüsselarten verursachen. Zu diesen Superdünger-Nährstoffen zählen:

Eugenol: Eugenol ist ein Öl, das aus Nelken gewonnen wird und in kleinerer Menge auch in Muskat und Zimt enthalten ist. Das essenzielle Öl der Nelke, das wir im Rahmen unserer SIFO-Behandlung verwenden, ist hauptsächlich Eugenol, das nicht nur antibakteriell gegen Krankheitserreger wie Salmonellen wirkt, sondern – was vielleicht wichtiger ist – eine anregende Wirkung auf nützliche Spezies der Clostridia-Klasse hat, die wiederum die Produktion des Darmmukus drastisch anregen.[202] Aus diesem Grund verwende ich in meinem Rezept für Grünen Tee mit Nelken Eugenol, eine schmackhafte und wirksame Methode zur Kräftigung der Mukusbarriere des Darms.

FOS und Ölsäure: FOS ist ein präbiotischer Ballaststoff, der mit Inulin verwandt ist, aber eine kürzere Kettenstruktur hat, und Ölsäure ist die dominante Fettsäure in einfach ungesättigten Ölen wie Olivenöl. Beide regen auf unterschiedliche Weise das Wachstum von *Akkermansia* an. Die Kombination dieser beiden Stoffe ist besonders wirksam. Sie erinnern sich vielleicht, dass jemand, der versehentlich zu wenige präbiotische Ballaststoffe wie FOS zu sich nimmt, um nützliche Mikroorganismen zu ernähren, *Akkermansia* dazu veranlasst, auf eine alternative Nahrungsquelle zurückzugreifen, nämlich die menschliche Darmschleimhaut. Eine ausreichende Versorgung mit FOS sorgt dafür, dass das nicht geschieht.[203] Während Wurzelgemüse wie Zwiebeln, Knoblauch, Lauch und Schalotten FOS enthalten, ist das Einrühren von einem Teelöffel FOS-Pulver in den Kaffee, Joghurt oder ein anderes Lebensmittel eine einfache Art, um eine gesunde Menge dieses wichtigen Ballaststoffs zu gewährleisten. Und die reichliche Verwendung von Olivenöl, zum Beispiel indem man Eier, Salatdressing oder Tomaten-Mozzarella-Salat damit zubereitet und Kräuter-Focaccia (Rezept auf Seite 301) mit einer Prise Meersalz darin dippt, stellt ebenfalls eine lebhafte Stimulation der *Akkermansia*-Population sicher.

Capsaicin: Sie erinnern sich vielleicht, dass Capsaicin für die Schärfe von Chilischoten verantwortlich ist. Die tägliche Verwendung von Capsaicin, am einfachsten in Form einer scharfen Soße mit Habanero-, Cayenne-, Tabiche- oder einer anderen Chilisorte, führt zum Wachstum der fleißigen butyratproduzierenden Mikrobe *Faecalibacterium prausnitzii*, die wiederum metabolische Vorteile wie niedrigeren Blutzucker und niedrigeren Blutdruck mit sich bringt und möglicherweise auch zu einem Gewichtsverlust beiträgt. Capsaicin unterstützt darüber hinaus die Proliferation von *Clostridia*-Arten, dem »Torwächter« des Darmmukus. Je schärfer die Soße, umso höher der Capsaicin-Gehalt, der von der verwendeten Chilisorte abhängt. Ein Esslöffel Habanero-Soße zum Beispiel enthält um die 7 Gramm Capsaicin. Maximale Vorteile erzielt man mit einer Tageszufuhr von etwa 10 Gramm. Cayennepfeffer gibt es auch in Kapselform als Nahrungsergänzungsmittel, das jedoch vergleichsweise wenig Capsaicin enthält.

WOCHE

4

BEPFLANZEN SIE IHREN MIKROBENGARTEN

Zusammenfassung

So, wie Sie in einem Restaurant ein Gericht aus der Speisekarte wählen, können Sie abhängig von der gewünschten Wirkung die Mikroben wählen, die Sie für Ihre Joghurts und Fermentationsprojekte verwenden möchten. Sie können mit meiner modifizierten Fermentationsmethode die Vorteile verstärken und höhere Keimzahlen erzielen. Hier die Karte der nützlichen Mikroben:

- *L. reuteri* für eine glattere Haut und geringere Faltentiefe, die Wiederherstellung von Muskelmasse und Kraft, besseren Schlaf, mehr Libido, weniger Appetit, beschleunigte Heilung, mehr Empathie, weniger soziale Phobien und den Erhalt der Knochendichte
- *L. reuteri* und *L. casei* für tieferen und längeren Schlaf, weniger Stress und bessere Immunabwehr
- *B. coagulans* für die Verringerung von Entzündungen und arthrosebedingten Schmerzen
- *L. helveticus* und *B. longum*, um Angstzustände zu verringern, die Stimmung zu verbessern und Depressionen zu lindern
- *L. casei* für mehr geistige Klarheit und Konzentration
- *L. reuteri* und *L. gasseri*, um abzunehmen und den Bauchumfang zu verringern

- *L. reuteri* und *B. coagulans* für mehr Kraft und schnellere Regeneration bei Sportlern
- *B. infantis* für Mütter, um es bei der Geburt und während des Stillens an ihr Kind weiterzugeben, die Zahl der Darmbewegungen des Kindes zu verringern, Koliken zu verringern, den Schlaf und die langfristige Gesundheit zu verbessern
- *L. reuteri, L. gasseri* und *B. coagulans*, die im SIBO-Joghurt enthalten sind und SIBO beseitigen

Sie haben in den letzten drei Wochen den schwierigsten Teil des Programms hinter sich gebracht, Ihre Ernährung umgestellt und gelernt, wie Sie die gesunden Spezies des Mikrobioms wiederherstellen und die Darmbarriere stärken. Diese Schritte bilden die Voraussetzung für eine Rückkehr zu bester Gesundheit, weil sie die schädlichen Wirkungen herkömmlicher Ernährungsrichtlinien, schlechter Essgewohnheiten und regelmäßiger Medikamenteneinnahme rückgängig machen. Kommen wir nun zum wirklich spannenden Teil.

Wir werden unseren Garten für uns arbeiten lassen, um die bereits genannten wunderbaren Wirkungen wie eine glattere Haut, mehr Kraft, weniger Schmerzen usw. zu erzielen. (Wenn Sie einen kleinen Umweg machen mussten, um zuerst SIBO und SIFO in den Griff zu bekommen, können Sie immer noch diese Fermentationsprojekte realisieren, obwohl ihr Nutzen nicht ganz so drastisch sein wird, weil Ihre aktuellen antimikrobiellen Maßnahmen nicht nur schlechte, sondern auch gute Spezies ausmerzen können. Um das bestmögliche Ergebnis zu erzielen, sollten Sie erst nach dem Ende Ihrer SIBO-/SIFO-Anstrengungen mit den Fermentationsprojekten anfangen.)

Manchmal werde ich gefragt: »Kann ich nicht einfach einen Joghurt aus dem Supermarkt essen oder ein Probiotikum schlucken, um dieselben Vorteile zu erzielen?« Ich hoffe, dass Sie jetzt verstehen, dass das nicht geht – nicht einmal ansatzweise. Der Zauber, der sich in Woche 4 entfaltet, lässt sich auf mehrere Faktoren zurückführen:

- **Wir wählen Bakterienarten und -stämme gezielt aus, um bestimmte gesundheitliche Wirkungen hervorzurufen.** Die »generischen« Spezies in kommerziellen Produkten wie Joghurt und Probiotika sind hierzu nicht in der Lage. Sie könnten eimerweise kommerziellen Joghurt essen und nicht einen der genannten Vorteile erzielen.

- **Wir modifizieren den Fermentationsprozess, um die Keimzahl exponentiell zu erhöhen.** Diese Fermentationsprojekte bringen in der Regel Hunderte Milliarden Bakterien hervor, während kommerzielle Produkte nur einige Millionen oder ein, zwei Milliarden enthalten. »Millionen« klingt nach viel, in Bezug auf Bakterien ist das aber fast nichts. Wir erreichen diese hohe Mikrobenkonzentration durch eine längere Fermentationsdauer. Während kommerzielle Joghurts nur etwa 4 Stunden fermentiert werden, bleibt unser Joghurt 36 Stunden im Bereiter, ein Zeitunterschied, der die Keimzahl *vertausendfacht.* Genauso enthalten die meisten kommerziellen Probiotika nur einige wenige Milliarden Bakterien pro Spezies, und dabei handelt es sich oft um die preisgünstigsten Stämme, nicht um die effektivsten.
- **Wir setzen im Fermentationsprozesses präbiotische Ballaststoffe ein.** So wie der Einsatz von Dünger im Garten zu größeren, saftigeren Tomaten führt, trägt die Verwendung präbiotischer Ballaststoffe, die den Mikroben als Futter dienen, dazu bei, die Keimzahl in unserem Fermentationsprojekt zu erhöhen, und unser Joghurt wird dadurch außerdem cremiger und fester.

Sie können mit diesen Fermentationsprojekten nicht nur einen hervorragenden Nutzen erzielen, sondern kommen darüber hinaus auch in den Genuss leckerer Joghurts und fermentierter Speisen, die nahrhaft sind und sich leicht in den täglichen Speiseplan einfügen.

Wenn Sie Milchprodukte vertragen, ist das wunderbar – Milch ist das wirksamste und unkomplizierteste Medium für eine bakterielle Fermentation. Falls Sie ein Problem damit haben, ist das kein Grund zur Panik: Wir können auch Kokosmilch und anderes wie Hummus und Fruchtmus fermentieren.

Meine Methode der Joghurtfermentation verringert potenzielle Unverträglichkeitsprobleme, die in Zusammenhang mit Milchprodukten bestehen. Eine längere Fermentationsdauer reduziert den Gehalt der Laktose (der Milchzucker, der Menschen mit einer Laktoseintoleranz Probleme bereitet) auf ein vernachlässigbares Maß, weil sie maximal in Milchsäure konvertiert wird (die organische Säure, die ein nützliches Nebenprodukt der Fermentation ist und einigen Joghurts ihren säuerlichen Geschmack verleiht). Die Akkumulation von Milchsäure im Joghurt senkt den pH-Wert auf 3,5 (wodurch er ungefähr 10-mal saurer ist als ein kommerzieller Joghurt), der mit der Denaturierung oder Aufspaltung des Proteins Casein assoziiert wird und eine Immunreaktion weniger wahrscheinlich macht. Diese Veränderungen erklären, warum diese Joghurts oft besser vertragen werden als konventionelle Produkte.

In unseren Fermentationsprojekten kommen auch Mischkultur-Joghurts vor (also Joghurts, die mit verschiedenen bakteriellen Spezies fermentiert werden). Wir verwenden sie, wenn eine hohe Keimzahl einer einzelnen Spezies nicht erwünscht ist, beispielsweise wenn Kinder den Joghurt essen sollen.

Ich stelle außerdem den SIBO-Joghurt vor, der die Populationen der SIBO-Mikroben verringert, die Wasserstoff und Methan produzieren. Wie Sie mittlerweile wissen, sind konventionelle Probiotika aufgrund ihrer willkürlichen Zusammensetzung nicht sonderlich geeignet, den Darm von SIBO-Spezies zu befreien. Aber was wäre, wenn wir eine sorgfältige Auswahl treffen und probiotische Arten und Stämme aufgrund ihrer spezifischen Merkmale verwenden, die bei SIBO nützlich sind, beispielsweise die Fähigkeit zur Besiedlung des von SIBO betroffenen oberen GI-Trakts und die Produktion von Bacteriocinen, die gegen SIBO-Spezies wirksam sind? Der SIBO-Joghurt, der aus drei Bakterienarten besteht, hat auf diese Weise eine bessere Chance, das Mikrobiom neu zu ordnen und SIBO zu verringern oder ganz zu beseitigen.

Erfolgsgeschichte: Anne, 60, Connecticut

»Früher wachte ich mindestens viermal in der Nacht auf, und ich brauchte jedesmal mindestens eine halbe Stunde, um wieder in den Schlaf zu finden, aber seitdem ich den Joghurt mit *L. reuteri/L. casei* esse, wache ich nur noch einmal in der Nacht auf und schlafe nach wenigen Minuten wieder ein. In den letzten beiden Wochen gelang es mir dreimal, die Nacht komplett durchzuschlafen, was früher nie möglich gewesen war. Davor aß ich einen Joghurt, der nur mit *L. reuteri* fermentiert worden war, und ich bemerkte, dass sich meine noduläre Akne deutlich besserte, sie war fast ganz weg – etwas, das selbst starke Medikamente nie schafften. Ich machte eine zweiwöchige Joghurt-Pause, um auf SIBO zu testen, und die Akne kehrte zurück. Ich mag den *L. casei* Shirota auch wegen seiner Vorteile für die Atemwege, weil ich an pulmonaler Fibrose leide und zu Atemwegsinfekten neige.

Heute ist mein Jahrestag – ich esse seit einem Jahr kein Getreide und keinen Zucker mehr. Ich habe 20 Kilogramm abgenommen, sechs verschreibungspflichtige Medikamente abgesetzt und die Dosis von zwei Medikamenten gesenkt. So konnte sich meine Fettleber heilen, und das passiert selten, sagt mein Internist. Ich habe auch kein Prädiabetes mehr. Meine Arthrose hat sich spürbar gebessert, die Gelenkschwellungen haben deutlich abgenommen und meine Mobilität hat sich verbessert – ich kann wieder normal Treppen steigen und sehe dabei nicht mehr aus wie ein Kleinkind. Ich habe viel mehr Energie, und meine Lebenseinstellung hat sich deutlich gebessert. Ich bin jetzt mit 60 gesünder als noch vor 10 oder sogar 20 Jahren.

Mit Ende 50 entwickelte ich zystische (noduläre) Akne. Sie ist hässlich, schmerzhaft, chronisch und hinterlässt Narben. Sie fing an einer Stelle an und breitete sich über meinen ganzen Körper aus. Rücken und Schultern waren am schlimmsten betroffen. Nach etwa einem Jahr mit verschiedenen Behandlungen, die nichts brachten, hörte ich auf, zum Arzt zu gehen, und fing an, nach anderen Antworten zu suchen. Ich stieß schließlich auf Dr. Davis und den *L.-reuteri*-Joghurt. Ich bemerkte praktisch sofort eine Verbesserung, die neuen Pickel waren nicht mehr ganz so schlimm, dann heilten sie schneller, und es bildeten sich weniger neue Pickel. Und ich habe erst vor Kurzem bemerkt, dass die Narben im Vergleich zu früher verblassen. Jetzt bekomme ich selten einen neuen Pickel, und wenn das passiert, dann breitet er sich nicht weiter aus. Wenn ich aufhöre, den *L.-reuteri*-Joghurt zu essen, oder die Menge reduziere, bricht die Akne wieder aus, deshalb weiß ich, dass meine Besserung auf den Joghurt und das übrige Programm zurückzuführen ist.

Ich freue mich, an diesem Punkt in meinem Leben angelangt zu sein, und weiß, dass das Beste noch kommt. Ich möchte noch hinzufügen, dass ich jetzt zum ersten Mal abgenommen und meine Gesundheit verbessert statt verschlechtert habe. Danke, Dr. Davis!«

WAS STEHT AUF IHRER MIKROBIELLEN SPEISEKARTE?

Ich glaube nicht, dass ich übertreibe, wenn ich sage, dass Sie und ich uns auf eine mikrobielle Reise begeben werden, auf der Sie gewissermaßen eine gesunde Körperkomposition oder emotionale Ausgeglichenheit bestellen können, indem Sie nützliche Mikroorganismen aussuchen, vermehren und Ihrem Körper wieder zuführen. Wir haben noch nicht alle Lektionen gelernt, aber die Liste wächst so schnell, dass ich kaum noch mithalten kann. Stellen Sie sich nur vor, welches Wissen wir uns in zwei, fünf oder zehn Jahren angeeignet haben werden, weil viele von uns, die Lebensmittel fermentieren, jeden Tag dazulernen, effektiver werden und ihr Wissen teilen.

In diesem Abschnitt geht es um die Wirkungen, die die meisten Menschen feststellen, die diese Joghurts und andere fermentierte Lebensmittel konsumieren. Ich stelle auch optionale Strategien vor, die Sie anwenden können, um die Vorteile zu beschleunigen oder zu verstärken. Sie können einige dieser gesundheitlichen Wirkungen erzielen, indem Sie ein Probiotikum einnehmen, das bestimmte Bakterienarten und -stämme enthält, aber der SIBO-Joghurt verstärkt die Wirkungen des Probiotikums, weil der einzigartige Fermentationsprozess damit vergleichbar ist, mit den Samen einer einzigen grünen Paprika in großzügig gedüngter Erde einen ganzen Garten mit grünen Paprikas anzulegen: Auf diese Weise steigern wir die Ausbeute erheblich. Und vergessen Sie nicht, dass der Bakterienstamm entscheidend ist; *Lactobacillus gasseri* BNR17 kann Ihnen helfen, Ihren Bauchumfang um 2 oder 3 Zentimeter zu verringern, ein anderer *L.gasseri*-Stamm ist vielleicht nicht dazu in der Lage.

Aus bisher unbekannten Gründen erzielt nicht jeder alle Wirkungen in maximaler Intensität. In einer Online-Befragung berichteten 60 Prozent der Menschen, die meinen *L.-reuteri*-Joghurt konsumierten, dass sich ihr Hautbild moderat bis deutlich gebessert hatte, während 40 Prozent eine geringe bis gar keine Besserung verzeichneten. Während manche ihre Resultate optimieren können, indem sie die verzehrte Joghurtmenge erhöhen (und zweimal statt einmal täglich 125 Gramm essen), ist das bei anderen nicht zwingend der Fall. Manche Wirkungen treten außerdem erst nach einem längeren Zeitraum ein, zum Beispiel nach drei bis sechs Monaten. Unterschiedliche Ergebnisse könnten genetisch bedingt sein und beispielsweise auf eine genetisch determinierte Variante des Oxytocin-Rezeptors oder einen Defekt im komplexen Endocannabinoid-System (das die Oxytocin-Wirkungen steuert) zurückgeführt werden, es kann aber auch andere Gründe geben. Mein Team und ich gehen diesen Fragen nach, damit wir Strategien entwickeln können, um die Resultate zu verbessern.

Die Rezepte für alle diese fermentierten Joghurts und anderen Lebensmittel finden sich im Rezeptteil, inklusive der richtigen Stämme und Bezugsquellen.

Glattere Haut mit geringerer Faltentiefe, beschleunigte Heilung

L.-reuteri-Joghurt, 125 Gramm täglich.

Sie können Kollagen-Hydrolysat (10 Gramm täglich) in Ihren Joghurt mischen.

Tieferer Schlaf mit längeren REM-Phasen

L.-reuteri-Joghurt, 125 Gramm täglich. Kann zur Wirkungssteigerung mit *L. casei* Shirota kombiniert werden. Wenn Sie diese beiden Arten separat fermentieren, können Sie jeweils 125 Gramm Joghurt am Tag essen. Falls Sie beide Arten gemeinsam fermentieren, konsumieren Sie jeden Tag 125 bis 250 Gramm dieses Kombi-Joghurts, der bei 40 bis 41 °C fermentiert werden sollte.

Sie können sich auch überlegen, Ihren Schlaf mit einem Aktometer zu überprüfen, beispielsweise mit einer Apple Watch, einem Whoop, Oura Ring oder FitBit, um Ihre Schlafdauer, Tiefschlaf- und REM-Phasen zu messen.

Weniger arthrosebedingte Entzündungen und Schmerzen

Joghurt mit *Bacillus coagulans*, 125 Gramm täglich.

Sie könnten außerdem auch Grünen Tee mit Nelken trinken, der die Mukusbarriere stärkt und auf diese Weise Endotoxämie verringert.

Weniger Stress

Joghurt mit *L. casei*, 125 Gramm täglich. Die Wirkung steigt in Kombination mit dem *L.-reuteri*-Joghurt. Wenn Sie diese beiden Arten separat fermentieren, können Sie jeweils 125 Gramm Joghurt am Tag essen. Falls Sie beide Arten gemeinsam fermentieren, konsumieren Sie jeden Tag 125 bis 250 Gramm dieses Kombi-Joghurts, der bei 40 bis 41 °C fermentiert werden sollte. Um weitere Vorteile zu erzielen, können Sie *B. infantis* hinzufügen.

Beide Spezies dämpfen einen anormalen Cortisol-Anstieg am Morgen, der in vielen belastenden Situationen auftritt. (Anhaltender Stress, der zu einer verringerten Cortisol-Ausschüttung durch die Nebennieren führt, spricht unter Umständen nicht auf diese Strategie an und muss individuell behandelt werden.)

Weniger Depressionen und Angstzustände

Joghurt mit *Lactobacillus helveticus* und *Bifidobacterium longum*, 125 Gramm täglich. Um weitere Vorteile zu erzielen, können Sie *L. casei* hinzufügen (fermentieren Sie den Joghurt in diesem Fall bei 40 bis 41 °C).

Mehr geistige Klarheit und Konzentration

L.-casei-Joghurt, 125 Gramm täglich.

Die Wirkung ist am prägnantesten, wenn Sie gerade erst damit anfangen, diese Mikrobe zu konsumieren. Den besten Effekt erzielen Sie, wenn Sie ihn einige Tage nehmen und dann wieder absetzen; der größte Klarheits- und Konzentrationsschub stellt sich zu Beginn oder mit der Wiederaufnahme des Joghurtkonsums ein.

Psychobiotika: Materie über Geist

Die Stimmung ist wie die Hintergrundmusik im Supermarkt: Sie ist da, ohne bewusst wahrgenommen zu werden, deshalb kommt sie aber trotzdem irgendwo in Ihrem Gehirn an und beeinflusst möglicherweise Ihr Kaufverhalten. In ähnlicher Weise färbt die Stimmung Ihre Emotionen, Gespräche, Zufriedenheit bzw. Unzufriedenheit und die Aufgaben, die Sie übernehmen. Wir schenken dem Einfluss der Stimmung nicht genügend Aufmerksamkeit, vielleicht weil wir das Gefühl haben, dieses Phänomen nicht kontrollieren zu können. Wenn Sie leicht reizbar und ungeduldig sind, wird das Ihre Interaktionen beeinflussen. Wenn Sie gute Laune haben oder sogar euphorisch sind, werden Probleme weniger unüberwindlich scheinen. Es sind die Dysphorie, das Unglücklichsein, die Unzufriedenheit, die uns dazu veranlassen, Antidepressiva zu nehmen, mehr Bier zu trinken, mehr Medikamente zu nehmen und nahestehenden Personen Dinge zu sagen, die wir später bereuen.

Was wäre, wenn wir die Supermarktmusik so verändern könnten, dass nur noch Lieder gespielt werden, die uns munter, hoffnungsfroh, zuversichtlich und mutig genug machen, um die Person anzusprechen, die in der Obstabteilung gerade an einer Cantaloupe-Melone riecht? Eine profane, langweilige Aktivität wie Einkaufen könnte sich in ein kleines Abenteuer verwandeln.

Können winzige Mikroben, die jeden Tag in der Toilette landen, unsere Wahrnehmung, unsere internen Dialoge und externen Gespräche wirklich so maßgeblich prägen und beeinflussen, ob wir dem Tag mit Angst und Schrecken oder vielmehr mit Freude und Neugier entgegensehen?

Zur Veranschaulichung ein Beispiel: Wie würde es sich auf Ihre Befindlichkeit auswirken, wenn ich die Wände Ihres Wohnzimmers schwarz streichen und alle Fenster verhängen würde? Vergleichen Sie diesen Ort mit einem hellen Zimmer mit großen Fenstern, die den Blick freigeben auf Gras, Bäume, Vögel, Himmel und strahlenden Sonnenschein. Macht das einen Unterschied? Und wie. Sie sind dieselbe Person, ob in Dunkelheit oder Licht, aber die Emotionen, die Sie wahrnehmen, sind völlig anders. Das ist dieselbe Art von Hintergrundstimmung und -emotion, die unterschwellig in Ihrem Gehirn vorherrschend ist, und es sind Mikroben, die beeinflussen, wie hell oder dunkel Sie Ihr Leben, Ihre Umstände und Mitmenschen sehen.

Überlegen wir uns daher, was wir mit unseren mikrobenkultivierenden Projekten anstreben: *L. reuteri* stellt Empathie und den Wunsch nach Gesellschaft wieder her.[204] *L. casei* verbessert die Aufmerksamkeit – und auch die Achtsamkeit? – und verringert Stressauswirkungen.[205] *L. helveticus* und *B. longum* lindern Angstzustände und stellen Gefühle der Hoffnung wieder her.[206] Und das sind nur die ersten Lektionen – es werden mit Sicherheit noch viele folgen.

Sie sind sich wahrscheinlich bereits der Tatsache bewusst, dass pharmazeutische »Lösungen« für Depressionen, Angstzustände und andere affektive Störungen wirkungslos sind. Antidepressiva haben als Nebenwirkungen unter anderem Gewichtszunahme und Suizid, Medikamente gegen Angstzustände begünstigen Suchtverhalten, und potentere Wirkstoffe können zu irreversiblen neurologischen Schäden führen. Und hier geht es um die Zubereitung eines Joghurts mit Mikroben, die die Stimmung aufhellen, den Schlaf verbessern, Probleme kleiner erscheinen lassen und als Zugabe Hautfalten verringern – wenn das kein Grund zur Freude ist.

Gewichtsabnahme, Abnahme von Bauchfett

Joghurt mit *L. reuteri* und *L. gasseri* – wenn Sie diese beiden Arten separat fermentieren, können Sie jeweils 125 Gramm Joghurt am Tag essen. Falls Sie beide Arten gemeinsam fermentieren, konsumieren Sie jeden Tag eine 125 bis 250 Gramm dieses Kombi-Joghurts (bei 41 °C fermentiert).

Der Oxytocin-Schub, der durch *L. reuteri* erzeugt wird, zügelt den Appetit oft drastisch. Vielen schmeckt ihr Essen immer noch, aber sie sind in der Lage, ihren Appetit und eventuelle Heißhungeranfälle zu zügeln. (Wenn Sie keinen Weizen und kein Getreide mehr essen, führen Sie sich keine Gliadin-abgeleiteten Opioid-Peptide zu, die eine appetitanregende Wirkung haben, und der zusätzliche Effekt, den *L. reuteri* auf die Oxytocin-Ausschüttung hat, sorgt für eine noch größere Kontrolle des Appetits.) *L. gasseri* verringert das Bauchfett und den Bauchumfang.

Um Ihren Fettverlust zu messen, müssen Sie Ihre relevanten Körpermaße – beispielsweise Ihren Taillenumfang und/oder Körperfettanteil – mithilfe einer Körperfettwaage im Blick behalten, weil der Oxytocin-Schub, der durch *L. reuteri* erzielt wird, zu einer Zunahme von Muskelmasse führt. Wenn Sie nur die Anzeige auf der Waage berücksichtigen, werden Sie vielleicht eine *Gewichtszunahme* feststellen, weil Sie Muskelmasse aufbauen und Fett verlieren. Hier hilft eine Körperfettwaage weiter, ebenso auch die Messung des Bauchumfangs oder ein einfacher Blick in den Spiegel. Mit anderen Worten: Sie erzielen weit mehr als einen Gewichtsverlust, Sie verbessern Ihre *Körperkomposition*.

Mehr Muskelmasse und Kraft

L.-reuteri-Joghurt, 125 Gramm täglich. Sie können, wenn Sie möchten, 10 Gramm Kollagen-Hydrolysat und 2 bis 5 Gramm Kreatin in Ihren täglichen Joghurt mischen.

Diese Wirkung beinhaltet auch eine Verhinderung des altersbedingten Muskelabbaus, der zu Gebrechlichkeit führt. Um einen maximalen Nutzen zu erzielen, sollten Sie den Oxytocin-Schub, der durch *L. reuteri* ausgelöst wird, mit einer Form von Widerstandstraining kombinieren. Die positiven Resultate dieses Trainings – mehr Körperkraft und Muskelmasse – werden durch den Oxytocin-Schub verstärkt.

Leistungssportler: Mehr Kraft und schnellere Regeneration

Eine Mischkultur aus *L. reuteri* und *B. coagulans*.

L. reuteri verbessert die Kraft und Muskelmasse und *B. coagulans* verringert den Abbau von Muskelmasse aufgrund von intensivem Training oder Wettkämpfen, und das wiederum beschleunigt die Regeneration.

Wir verwenden eine Mischkultur, um die Keimzahl von *L. reuteri* zu senken; nehmen Sie 125 Gramm täglich zu sich. Fermentieren Sie die Mischkultur bei 41 °C, um den höheren Temperaturanforderungen von *B. coagulans* gerecht zu werden.

Schwangere: Weitergabe der Schlüsselart Bifidobacterium infantis an das Baby

Joghurt mit *B. infantis*, 125 Gramm täglich. Erinnern Sie sich, dass *Bifidobacterium infantis* eine Schlüsselart ist, die es Ihrem Kind erlaubt, die Oligosaccharide in der Muttermilch zu verdauen, die dadurch vom Baby besser verwertet werden kann, und gleichzeitig andere gesunde Bakterienarten im Mikrobiom des Kindes kultiviert? Das kommerzielle Probiotikum Evivo mit dem EVC001-Stamm (siehe Anhang A) bietet viele Vorteile, unter anderem eine Verringerung der Darmbewegungen um 50 Prozent (das bedeutet also weniger Windelwechseln), weniger Koliken, weniger Windelausschlag, ein längerer Tag- und Nachtschlaf und ein verringertes langfristiges Risiko für Asthma und Autoimmunerkrankungen.

Aber wie wäre es, wenn Sie *B. infantis* in *Ihrem* Mikrobiom wiederherstellen, sodass Sie es Ihrem Kind während der Vaginalgeburt und in der Stillzeit geben können – so, wie es von der Natur vorgesehen ist? Wieder gilt: Statt ein kommerzielles Probiotikum zu nehmen, können Sie Ihr eigenes Joghurt mit *B. infantis* zubereiten, um die Keimzahl zu erhöhen. (Dieser Joghurt wird von *Ihnen*, nicht von Ihrem Baby konsumiert. Sie können Ihrem Kind natürlich auch *B. infantis* geben, indem Sie das Probiotikum in die Muttermilch rühren.)

Stärkeres Immunsystem

Joghurt mit einer Mischkultur aus *L. reuteri* + *L. casei* Shirota, 125 bis 250 Gramm täglich. Fermentieren Sie die Kombination bei 40 bis 41 °C.

Mit zunehmendem Alter lassen bei uns allen die Abwehrkräfte nach, und das erklärt beispielsweise, warum bei über 70-Jährigen die Wahrscheinlichkeit steigt, an Influenza oder Lungenentzündung (durch Pneumokokken) zu sterben oder an Krebs zu erkranken (geschädigte Immunabwehr). Bestimmte Mikroben haben ein enormes Potenzial, das Immunsystem zu stärken.

SIBO-JOGHURT

Ich habe bereits darauf hingewiesen, dass herkömmliche kommerzielle Probiotika willkürlich zusammengestellt sind. Die verwendeten Bakterienarten werden nicht unter dem Gesichtspunkt eines bestimmten Effekts ausgewählt, beispielsweise wie wirksam sie gegen SIBO-Spezies sind.

Wir hingegen wählen unsere Arten und Stämme aufgrund der Vorteile, die sie uns im Kampf gegen SIBO-Spezies bieten, Merkmale wie die Ansiedlung im Dünndarm (dort, wo SIBO auftritt) und die Bildung von Bacteriocinen, Peptid-Antibiotika, die gegen SIBO-Spezies wirksam sind. Wir erhöhen dann ihre Keimzahl durch Fermentation und konsumieren den Joghurt mehrere Wochen lang.

Die Ergebnisse sind noch vorläufig, aber ich habe erlebt, dass viele Menschen in meinem Programm einen anormal hohen Wasserstoffgehalt im Atem, der mit einem AIRE-Atemtester gemessen wurde, mithilfe dieses Joghurts rückgängig machen konnten. Viele von uns gehen wie folgt vor:

Wir fermentieren zwei spezielle *L.-reuteri*-Stämme (DSM 17938 + ATCC PTA 6475) + *L. gasseri* BNR17 + *Bacillus coagulans* GBI-30.6086 zu einem Joghurt, von dem wir täglich 125 Gramm essen.

Diese spezielle Mischung kombiniert die Wirkung von *L. reuteri* und *L. gasseri* zur Besiedlung des oberen GI-Trakts mit der Fähigkeit der drei Mikroben, Bacteriocine zu produzieren. Bis jetzt haben die meisten Anwender gut auf diese Mischung angesprochen.

Diese drei Arten und Stämme sollten gemeinsam fermentiert werden und zu guten Ergebnissen führen (siehe Rezept für SIBO-Joghurt auf Seite 287).

DER BEFREITE DARM

Ich hoffe, dass Sie jetzt die Macht erkennen, die direkt unter Ihrem Zwerchfell schlummert. Das Ding, das Sie nach jeder Mahlzeit mit seinem Glucksen und Gurgeln stört, ist in Wirklichkeit eine Fabrik, mit der Sie Produkte herstellen können, die Ihre Vitalität, Ihren Schlaf, Ihr Aussehen und Ihre Stimmung positiv beeinflussen. Es ist so, als würden Sie das Licht in Ihrer Garage anschalten und feststellen, dass Sie ein nagelneues, hochglanzpoliertes Auto haben, das Sie an Orte bringen kann, die Sie (noch) nicht kennen. Bestellen Sie tieferen Schlaf: Hierfür gibt es einen speziellen Joghurt. Wie wäre es mit mehr Körperkraft und Libido? Essen Sie 125 Gramm Joghurt. Unterstützen Sie die Gesundheit und den Schlaf Ihres Babys: Essen Sie ein wenig Joghurt. Sie können ihn nicht im Supermarkt kaufen, er wird weder Maissirup noch Carrageen enthalten, aber Sie können ihn trotzdem mit Himbeeren und Chia-Samen genießen.

Ihnen stehen jetzt therapeutische Hilfsmittel zur Verfügung, mit denen Sie ein gesundes Mikrobiom aufbauen und von gewaltigen gesundheitlichen Vorteilen profitieren, die sich entwickeln, wenn Sie die richtigen Arten – und Stämme! – verwenden.

REZEPTE

Sie haben im Laufe der Jahre sicher viele Kochbücher durchgeblättert und einige Rezepte nachgekocht – aber Sie haben noch nie Rezepte wie diese gesehen.

Wir werden verschiedene Bakterien züchten, um unsere Gesundheit auf vielfältige Weise zu unterstützen, und darüber hinaus kommen wir in den Genuss leckerer Gerichte, die Ihnen helfen, das Monster zu verdrängen, das Ihren GI-Trakt in seine Gewalt gebracht hat.

Die Rezepte, die hier vorgestellt werden, fallen in vier verschiedene Kategorien:

1. Joghurts: Diese Rezepte bringen hohe Keimzahlen spezifischer Bakterienarten und -stämme und damit erhebliche gesundheitliche Vorteile hervor.
2. Getränke und Smoothies: Ein Smoothie ist eine einfache Art, um sich viele präbiotische Ballaststoffe in Form eines schmackhaften Snacks oder statt einer Hauptmahlzeit zuzuführen.
3. Beilagen, Hauptgerichte und Snacks: Verschiedene Gerichte mit Zutaten, die Ihre Bemühung unterstützen, Ihr Darm-Mikrobiom umzuprogrammieren, beispielsweise Gewürze in einem leckeren Tee, die die Darmschleimhaut dicker machen und deren Schutzfunktion erhöhen, und Gebäck mit Rosmarin, der die Fähigkeit besitzt, einer Fehlbesiedlung mit Staphylococcus aureus und Candida albicans entgegenzuwirken.
4. Desserts: Süßspeisen, die mit denen man ein zucker- und getreidefreies Leben lecker und abwechslungsreich gestalten kann, wenn man beispielsweise Freunde einlädt oder ein Festessen zubereitet, das auch den Kindern und Enkelkindern schmeckt.

Ein Mahlzeitenplan für drei Tage und eine Einkaufsliste schließen diesen Rezeptabschnitt ab und sollen Ihnen den Einstieg erleichtern.

Wenn Sie Milchprodukte vertragen, werden Sie feststellen, dass sie das unkomplizierteste Medium für die Joghurtzubereitung sind. Vielleicht bezeichnen wir verschiedene Fermentationsprojekte als »Joghurts«, aber eigentlich darf man sie nicht so nennen. Den Vorschriften der US-amerikanischen Lebensmittelbehörde FDA (Food and Drug Administration) zufolge muss alles, was als »Joghurt« bezeichnet wird, die eher unspektakulären Spezies *Lactobacillus bulgaricus* und *Streptococcus thermophilus* enthalten, die wir eben gerade *nicht* verwenden. (Es schadet nicht, diese traditionellen Mikroben zu verwenden, aber ich glaube, dass wir mit anderen Arten und Stämmen interessantere Resultate erzielen können.) Wir nennen sie vielleicht »Joghurts«, aber unsere besonderen fermentierten Lebensmittel bieten gesundheitliche Vorteile, die viel tiefgreifender sind als die unscheinbaren Wirkungen konventioneller Joghurts. Hinsichtlich ihres Nährwerts sind diese Speisen den bunten Produkten in der Kühlabteilung des Supermarkts, die Maissirup und Verdickungsmittel wie Carrageen, Xanthan und Gellan enthalten, um ihre magere Keimzahl und Ausbeute an Metaboliten zu kaschieren, um Lichtjahre voraus.

Wir verwenden nicht nur spezifische Mikroben, wir optimieren auch traditionelle Methoden der Joghurtzubereitung, indem wir die Fermentationsdauer erhöhen und präbiotische Ballaststoffe zugeben, um die fleißigen Bakterien zu füttern. Diese zusätzlichen Maßnahmen erhöhen die Keimzahl von einigen Millionen, die in konventionellem Joghurt enthalten sind, auf Hunderte Milliarden, nicht selten ein *tausendfacher* Zuwachs. Im Allgemeinen gilt: Je höher die Keimzahl, umso stärker die biologische Wirkung. Um die Keimzahl zu messen, habe ich eine Reihe von Proben unserer Joghurts an Labore gegeben, die eine automatisierte Methode namens Durchflusszytometrie verwenden. Der letzte *L.-reuteri*-Joghurt, den wir zur Analyse einreichten, hatte zum Beispiel eine Keimzahl von 262 Milliarden Mikroben pro 125-Gramm-Portion – kommerzielle Joghurts oder Probiotika können solche Werte nicht erzielen.

Milchprodukte sind allerdings auch problembehaftet: Laktose, Casein-Beta-A1 und Molkeprotein sind potenziell heikle Bestandteile. Eine längere Fermentation trägt jedoch dazu bei, potenziell schädliche Wirkungen zu reduzieren, indem die Laktose maximal in Milchsäure umgewandelt wird (im

Joghurt ist nur noch sehr wenig Laktose übrig, deshalb schmeckt er säuerlich – wegen der Milchsäure). Die Akkumulation der Milchsäure senkt den pH-Wert auf 3,5, der dazu führt, dass das Casein-Protein denaturiert bzw. sich zersetzt und weniger immunogen wird (sein Potenzial zur Provokation von Immunreaktionen nimmt also ab). Und Sie können den Effekt des Molkenproteins minimieren, das die Bauchspeicheldrüse zur Insulinausschüttung anregt, indem Sie die flüssige Molke abgießen oder den Joghurt 4 bis 6 Stunden in einem feinmaschigen Käsetuch oder Kaffeefilter abtropfen lassen, um einen festeren Joghurt nach griechischer Art zu bekommen. (Kleiden Sie ein Sieb mit einem Käsetuch oder Kaffeefilter aus, hängen Sie das Sieb in eine große Schüssel oder einen Topf und gießen Sie den Joghurt in das Sieb, bevor sie ihn abdecken. Die Molke, die langsam aus dem Joghurt in die Schüssel tropft, können Sie anschließend weggießen oder als Starter für Ihren nächsten Joghurt verwenden, weil Molke viele Mikroben enthält.) Wenn Sie herkömmliche Milch nicht vertragen, können Sie A2-Milch verwenden, die von Kühen stammt, die das bessere verträgliche A2-Beta-Casein bilden, das identisch ist mit dem Protein in menschlicher Muttermilch. Sie können auch Ziegen- oder Schafsmilch verwenden, die ebenfalls A2-Milch ist. Oder Sie können vegane Varianten wie Kokosmilch verwenden. Ich stelle auch Rezepte vor, um verschiedene Beilagen wie Salsa und Hummus zu fermentieren.

Jedes Joghurtrezept basiert auf einem Liter Flüssigkeit. Wenn Sie Milch benutzen wollen, empfehle ich zu gleichen Teilen Bio-Milch und -Sahne (also 50 Prozent Vollmilch, 50 Prozent Sahne) oder Kaffeesahne mit einem Fettanteil von 10 bis 12 Prozent. (Ja: Wir verwenden bewusst fett- und kalorienreiche Quellen, weil wir das Fett *wollen*, und Kalorien eben *keine Rolle* spielen. Ironischerweise ist Fett der Milchbestandteil, der am stärksten verteufelt wird, obwohl er eigentlich die gesündeste Zutat in allen Milchprodukten ist.) Reine Vollmilch funktioniert auch gut, aber das Endresultat wird nur dann schön cremig, wenn man die Molke anschließend abtropfen lässt. Sie können auch mit reiner Schlagsahne anfangen, ich habe allerdings die Erfahrung gemacht, dass dieser Joghurt zu dick wird und beinahe die Konsistenz von Frischkäse erhält. Manche scheinen das aber zu mögen, deshalb bleibt Ihnen die Wahl überlassen. Ganz gleich, was Sie als Basis benutzen: Wichtig ist, dass die Flüssigkeit keine Zusätze wie Gellan oder Xanthan enthält, die zu einer Trennung der flüssigen und festen Bestandteile im Joghurt führen.

Nachdem wir die Bakterienarten ausgewählt haben, welche die spezifischen, oft spektakulären Wirkungen erzielen, die wir anstreben, fügen wir präbiotische Ballaststoffe hinzu, um die Keimzahl weiter zu erhöhen. Dieser Schritt sorgt auch dafür, dass das Endprodukt cremig und fest wird. Sie können den Joghurt auch ohne präbiotische Ballaststoffe fermentieren, aber das Endprodukt wird flüssiger, weniger cremig und hat aufgrund der geringeren Keimzahl möglicherweise nicht die volle Wirkung, die Sie anstreben. Inulinpulver und rohe Kartoffelstärke funktionieren am besten, sofern Sie nicht mit *Bifidobacterium* fermentieren, das Zuckerquellen wie roher Kartoffelstärke (eine Kette aus Glucosemolekülen) oder Saccharose den »Vorzug« vor Inulin zu geben scheint. Keine Sorge: Ich schreibe bei jedem Fermentationsprojekt dazu, welcher präbiotische Ballaststoff verwendet werden sollte.

Sie brauchen einen Behälter, in dem Ihr Joghurt bei der empfohlenen Temperatur fermentieren kann, die von der verwendeten Bakterienart abhängt. *L. reuteri* zum Beispiel gedeiht am besten bei Körpertemperatur, also bei 36 bis 38 °C (das heißt, dass sich die Bakterien in diesem Temperaturbereich optimal vermehren), während *Bacillus coagulans* eine höhere Temperatur zwischen 46 und 50 °C »bevorzugt«. Es gibt Geräte, bei denen Sie sowohl die Temperatur als auch die Fermentationsdauer einstellen können. Sous-Vide-Geräte (als Schüssel oder Stab, normalerweise für das Niedergaren von Fleisch), manche Joghurtbereiter und neuere Slow-Cooker-Modelle, die sich auf niedrige Temperaturen einstellen lassen, eignen sich ebenfalls gut (siehe Anhang A für eine Liste empfohlener Geräte).

Lassen Sie sich von diesen Fermentationsprojekten nicht einschüchtern, und glauben Sie nur nicht, dass Sie alle Rezepte ausprobieren müssen. Wenn Sie in einem Restaurant eine Speisekarte erhalten, müssen Sie schließlich auch nicht jede Vorspeise, jedes Hauptgericht und jeden Nachtisch bestellen – Sie bestellen nur das, worauf Sie Lust haben. Genauso sollten Sie diese Rezepte als eine Speisekarte betrachten und die Bakterienarten und -stämme nach ihrer Wirkung auswählen. Jeder Joghurt beginnt mit einer anderen Starterspezies bzw. einem anderen Starterstamm, den Sie nur einmal kaufen müssen, weil Sie Ihren Joghurt anschließend mit 1 oder 2 Esslöffeln des zuletzt zubereiteten Joghurts ansetzen. Sie können hierfür die Molke, den Joghurt selbst oder beides benutzen.

Seien Sie experimentierfreudig. Viele Menschen, die mein Programm befolgen, erzählen, dass die nachgekochten Rezepte neue und unerwartete Wirkungen mit sich bringen. Manche berichten zum Beispiel von mehr geistiger Klarheit durch *L. casei* Shirota, mehr Muskelkraft durch *L. gasseri* BNR17 und weniger zwanghaftes Verhalten durch *B. longum* BB536. Weil Sie möglicherweise anders auf jedes Fermentationsprojekt reagieren, kann es sein, dass Sie durch das Ausprobieren neuer Joghurts viele neue Vorteile entdecken.

Lassen Sie sich nicht entmutigen, wenn Ihr erster Versuch der Joghurtzubereitung nicht nach Plan verläuft und der Joghurt keine homogene Konsistenz hat, sondern eine feste und eine flüssige Schicht bildet; das passiert am Anfang oft. Die nächsten Versuche sind in der Regel cremiger und dicker. Sobald Sie die angestrebte Konsistenz erreicht haben, können Sie Ihren leckeren und sättigenden Joghurt mit einer Handvoll Erdbeeren, Chia-Samen und einem Schuss Stevia oder einem anderen nichtkalorischen Süßungsmittel genießen.

JOGHURTS

Mit diesen einzigartigen Rezepten werden Sie Lebensmittel kreieren, die so potent wie Medikamente sind, aber keine Nebenwirkungen haben. Sie werden Lebensmittel kreieren, die den Alterungsprozess aufhalten und die Stimmung aufhellen – Wirkungen, die die körperliche Leistungsfähigkeit von Sportlern oder die Konzentrationsfähigkeit verbessern, die vor allem für Studierende und Geschäftsleute wichtig ist. Dieses Fermentationsprojekt einen »Joghurt« zu nennen ist in etwa damit vergleichbar, einen Rolls-Royce als Gokart zu bezeichnen: Der Vergleich hinkt. Aber er sieht aus wie ein Joghurt, schmeckt wie ein Joghurt, und obwohl er nicht den Anforderungen der FDA entspricht, um offiziell ein Joghurt zu sein – mit diesen Rezepten werden Sie leckere Dinge essen und gesundheitliche Vorteile erzielen, die Sie vorher für unmöglich gehalten haben.

Um die stärkste Wirkung zu erzielen, sollte Sie einen Monokultur-Joghurt (oder anderes fermentiertes Lebensmittel) zubereiten, verwenden Sie für die Fermentation also nur eine Bakterienart oder einen Bakterienstamm, um eine maximal hohe Keimzahl von mehreren Hundert Milliarden pro 125 Gramm zu erhalten. Wenn Sie einen weniger intensiven Effekt anstreben oder, wie *L. reuteri* bei Kindern und Jugendlichen, die Vorteile der Bakterienarten und -stämme des normalen Joghurts in abgeschwächter Form haben wollen, müssen Sie einen *Mischkultur*-Joghurt herstellen; in diesem Fall fermentieren Sie einen Joghurt mit verschiedenen Arten und Stämmen (weiter unten werde ich ein exemplarisches Rezept vorstellen). Sie können es so sehen: Wenn Sie einen Garten haben und nur Tomaten anbauen wollen, wird das Gießen und Düngen des Gartens viele Tomaten hervorbringen. Wenn Sie aber außerdem noch Zucchini, Gurken, Kürbisse und Auberginen pflanzen, werden Sie weniger Tomaten ernten können. Bakterien verhalten sich auf dieselbe Weise, wenn sie um verfügbare Ressourcen streiten. Die Durchflusszytometrie-Untersuchungen unserer Joghurts ergaben eine Keimzahl von über 200 Milliarden pro 125 Gramm Joghurt, deshalb haben wir jede Menge Spielraum, um zwei, drei, vielleicht auch vier Spezies miteinander zu kombinieren – Sie werden am Schluss von jeder Spezies weniger Bakterien haben, aber die Gesamtzahl sollte immer noch ziemlich hoch sein, zum Beispiel 60 bis 80 Milliarden pro Stamm in 125 Gramm Joghurt.

Für die erste Zubereitung eines Joghurts benötigen Sie eine bakterielle Quelle, zum Beispiel zerstoßene probiotische Tabletten für den *L.-reuteri*-Joghurt. Wenn Sie das nächste Mal Joghurt herstellen wollen, können Sie 2 Esslöffel der letzten Zubereitung benutzen, entweder den Joghurt (fest), die Molke (flüssig) oder beides. Sie können weitere Joghurtzubereitungen unter Verwendung zusätzlicher Tabletten oder Kapseln der ursprünglichen Mikroben neu inokulieren, aber normalerweise ist das nicht nötig, weil sich die Bakterien gut vermehren, auch wenn Sie keine weiteren Organismen hinzufügen.

Wenn Sie Ihren Konsum von Milchprodukten einschränken möchten oder einfach gerne ein wenig mehr Abwechslung hätten, können Sie einen Blick auf die alternativen Fermentationsmedien ab Seite 288 werfen.

LACTOBACILLUS-REUTERI-JOGHURT

Dieser Joghurt ist unser Vorzeigeprojekt, weil er spektakuläre gesundheitliche Wirkungen wie eine straffere, geschmeidigere Haut (mehr Sebum), mehr dermales Kollagen (weniger Falten), schnellere Heilung und die Wiederherstellung von Muskelmasse erzielen kann, die insgesamt einen verjüngenden Effekt erzeugen.[207] Außerdem unterstützt der Oxytocin-Schub, den man mit diesem Joghurt erhält, unsere Empathie, und durch die Besiedlung des oberen GI-Trakts bietet er auch Schutz vor einem SIBO- oder SIFO-Rückfall. Wenn Sie schwanger sind, empfehle ich, diesen Joghurt nicht als Monokultur zu konsumieren, sondern das Rezept für den Mischkultur-Joghurt auf Seite 284 zu verwenden, der zu einer geringeren Keimzahl führt.

L. reuteri ist die erste probiotische Spezies, die ich fermentiert habe. Als ich mit den Herstellern des Produkts »Gastrus« erstmals über die Herstellung eines Joghurts mit *L. reuteri* sprach, vertraten sie die Ansicht, dass es *nicht* möglich sei, einen Joghurt mit dieser Art herzustellen. Als ich ihnen sagte, dass ich bereits Dutzende Male Joghurt damit zubereitet hatte (das ist schon eine Weile her; mittlerweile habe ich diesen Joghurt Hunderte von Malen zubereitet) und das Endresultat cremig und dick war, waren sie schockiert. (Die konventionelle Joghurtherstellung dauert normalerweise 4 Stunden und führt ohne den Zusatz von Verdickungsmitteln zu einem wässrigen Ergebnis, während ich 36 Stunden fermentiere und präbiotische Ballaststoffe verwende, um die Keimzahl zu erhöhen – kein Wunder, dass sie überrascht waren.) Das Gastrus-Produkt enthält die beiden *L.-reuteri*-Stämme DDM 17938 und ATCC PTA 6475, die mit den bereits erwähnten gesundheitlichen Wirkungen assoziiert sind. Derselbe Hersteller bietet auch ein Produkt an, das Osfortis heißt und nur den 6475-Stamm enthält, jedoch in höherer Keimzahl (5 Milliarden CFU pro Kapsel). Wenn beide Stämme miteinander kombiniert werden, scheint dieser Stamm die meisten, wenn nicht gar alle Vorteile zu bieten. Wenn Sie Osfortis als Starter für den Joghurt verwenden, ist nur eine Kapsel erforderlich.

Weil die Zahl der Oxytocin-Rezeptoren in der Gebärmutter schwangerer Frauen in den Tagen vor der Entbindung deutlich zunimmt, sollten Schwangere den Joghurt nicht in voller Konzentration konsumieren. Ein Mischkultur-Joghurt, der diese fehlende Mikrobe wiederherstellt, ist eine sicherere Alternative, um in den Genuss der Vorteile von *L. reuteri* zu kommen, eine Mikrobe, die alle Menschen haben sollten.

Wenn *L. reuteri* allein fermentiert wird, empfiehlt sich eine Temperatur, die der des menschlichen Körpers entspricht. Wird er mit anderen Spezies kombiniert, die höhere Temperaturen bevorzugen – *B. coagulans* gedeiht am besten zwischen 46 und 50 °C – verwenden wir eine Temperatur von etwa 38 °C – für *B. coagulans* nicht ideal, aber *L. reuteri* stirbt ab 42 bis 43 °C. Auch für Mikroben geht es im Leben schließlich um Kompromisse.

10 Gastrus-Tabletten, zerstoßen (oder Inhalt 1 Osfortis-Kapsel)
2 EL Präbiotikum (Inulin oder rohe Kartoffelstärke)
1 l Milch oder andere Flüssigkeit

10 Gastrus-Tabletten in eine Plastiktüte geben und mit einem schweren Krug, massiven Trinkglas oder Nudelholz zu Pulver zerstoßen. Wenn das Probiotikum in Kapselform vorliegt, öffnen Sie diese einfach und geben den Inhalt in eine Schüssel.

Probiotikum und Präbiotikum mit 2 EL Milch in einer ausreichend großen Schüssel vermischen. Zutaten zu einem glatten Brei verrühren, damit das Präbiotikum keine Klümpchen bildet. Alles gut miteinander verrühren. Die restliche Milch hinzugeben. Leicht abdecken (z. B. mit Frischhaltefolie), in das Fermentationsgerät stellen und 36 Stunden bei 38 °C fermentieren. Wenn Sie das nächste Mal Joghurt zubereiten, können Sie anstelle der Kapsel 2 EL dieses Joghurts und/oder der Molke verwenden.

Verwendetes Probiotikum: BioGaia Gastrus Tabletten (L.-reuteri-*Stämme DSM 17938, ATCC PTA 6475) oder Osfortis-Kapseln (nur der Stamm ATCC PTA 6475). Diese Produkte sind bei Amazon erhältlich.*

BACILLUS-COAGULANS-JOGHURT

Der Stamm GBI-30,6086 kann Entzündungen, Arthroseschmerzen und Symptome des Reizdarmsyndroms lindern und nach intensiver körperlicher Anstrengung die Muskelregeneration beschleunigen.[208] Mit *B. coagulans* erhält man einen milderen, weniger sauren Joghurt als mit *L. reuteri*. Viele Menschen, die einen Joghurt mit diesem Stamm hergestellt haben, berichten, dass sie noch nie einen leckereren und aromatischeren Joghurt gegessen haben.

1 Kapsel *Bacillus coagulans* GBI-30,6086
2 EL Präbiotikum (Inulin oder rohe Kartoffelstärke)
1 l Milch oder andere Flüssigkeit

Inhalt der probiotischen Kapsel, Präbiotikum und 2 EL Milch in eine ausreichend große Schüssel geben. Zutaten zu einem glatten Brei verrühren, damit das Präbiotikum keine Klümpchen bildet. Alles gut miteinander vermischen. Die restliche Milch (oder andere Flüssigkeit) hinzugeben. Leicht abdecken (z. B. mit Frischhaltefolie), in das Fermentationsgerät stellen und 36 Stunden bei 46 bis 50 °C fermentieren. Wenn Sie das nächste Mal Joghurt zubereiten, können Sie anstelle der Kapsel 2 EL dieses Joghurts und/oder der Molke verwenden.

Verwendetes Probiotikum: Ein Produkt namens Digestive Advantage der Marke Schiff ist in vielen Supermärkten, Apotheken und Drogerien erhältlich. Wir meiden jede Quelle, die keine Angaben zum verwendeten B.-coagulans-*Stamm macht.*

LACTOBACILLUS-GASSERI-JOGHURT

Der BNR17-Stamm des *L. gasseri* kann den Bauchumfang um 2 bis 3 Zentimeter verringern, wenn er über einen Zeitraum von 90 Tagen konsumiert wird, und zwar auch dann, wenn man nichts an seinen Ernährungs- oder Bewegungsgewohnheiten ändert.[209] Er kann auch Reizdarmsymptome verringern, den Oxalat-Spiegel im Blut und Harn senken, der Nierensteine begünstigt, und aufgrund seiner starken Fähigkeit zur Bacteriocin-Bildung einen wesentlichen Beitrag zum Schutz vor SIBO- oder SIFO-Rückfällen leisten.

1 Kapsel *L. gasseri* BNR17
2 EL Zucker (Saccharose) oder Präbiotikum (rohe Kartoffelstärke)
1 l Milch oder andere Flüssigkeit

Inhalt der probiotischen Kapsel, Zucker und 2 EL Milch in eine ausreichend große Schüssel geben. Zutaten zu einem glatten Brei verrühren, damit das Präbiotikum keine Klümpchen bildet. Alles gut miteinander vermischen. Restliche Milch (oder andere Flüssigkeit) hinzugeben. Leicht abdecken (z. B. mit Frischhaltefolie), in das Fermentationsgerät stellen und 36 Stunden bei 43 °C fermentieren. Wenn Sie das nächste Mal Joghurt zubereiten, können Sie anstelle der Kapsel 2 EL dieses Joghurts und/oder der Molke verwenden.

Verwendetes Probiotikum: Mit Mercola Market gibt es seit Kurzem einen in den USA ansässigen Anbieter, der L. gasseri BNR17 vertreibt: www.mercolamarket.com

Suchen Sie nach einem Produkt namens »Biothin Probiotic« mit 10 Milliarden CFU pro Kapsel. Benutzen Sie 1 Kapsel als Starter für den Joghurt.

LACTOBACILLUS-CASEI-SHIROTA-JOGHURT

Dieser *L.-casei*-Stamm ist in der Lage, das Immunsystem auf einzigartige Weise zu stärken, und ist vor allem gegen virale Atemwegserkrankungen wirksam.[210] Drei klinische Studien zeigen, dass eine Tageszufuhr in Höhe von 100 Milliarden CFU das Potenzial für Virenerkrankungen um 50 Prozent verringert und den Krankheitsverlauf um 50 Prozent verkürzt, sollte dieser doch eintreten. Weil diese Wirkung eine hohe Keimzahl zu erfordern scheint und die kommerzielle Quelle des Bakterienstamms nur 6,5 Milliarden CFU pro Fläschchen enthält (in einem Produkt namens Yakult), steigern wir die Zahlen und den Effekt mithilfe unserer längeren Fermentationszeit und dem Zusatz präbiotischer Ballaststoffe. (Der Zucker und die entrahmte Milch, die im Originalprodukt enthalten sind, gehen bei der Fermentation verloren.)

1 Fläschchen Yakult (65 ml)
2 EL Präbiotikum (Inulin oder rohe Kartoffelstärke)
1 l Milch oder andere Flüssigkeit

Yakult, Präbiotikum und 2 EL Milch in eine ausreichend große Schüssel geben. Zutaten zu einem glatten Brei verrühren, damit das Präbiotikum keine Klümpchen bildet. Alles gut miteinander vermischen. Restliche Milch (oder andere Flüssigkeit) hinzugeben. Leicht abdecken (z. B. mit Frischhaltefolie), in das Fermentationsgerät stellen und 36 Stunden bei 43 °C fermentieren. Wenn Sie das nächste Mal Joghurt zubereiten, können Sie anstelle der Kapsel 2 EL dieses Joghurts und/oder der Molke verwenden.

Verwendetes Probiotikum: Sie finden das Produkt Yakult in Supermärkten in der Kühlabteilung neben dem Joghurt- und Kefirsortiment. Mehr dazu unter: www.yakult.de/produkte

BIFIDOBACTERIUM-INFANTIS-JOGHURT

B. infantis ist eine Spezies, die heute vielen Müttern fehlt; sie können sie deshalb nicht an ihr neugeborenes Baby weitergeben, das dadurch in seinem Wachstum und seiner langfristigen Gesundheit benachteiligt ist. Wenn diese Bakterienart bei Säuglingen als Probiotikum wiederhergestellt wird, haben sie weniger Darmbewegungen (das heißt, man muss weniger oft die Windeln wechseln), weniger Koliken, weniger Ekzeme, weniger Windelausschlag, besseren Schlaf und ein geringeres Risiko für Asthma, Typ-1-Diabetes und andere Autoimmunerkrankungen, die im weiteren Kindheitsverlauf auftreten können.[211]

Statt einem Säugling ein Probiotikum zu geben, empfehle ich eine bessere Strategie: Bereiten Sie ein Joghurt mit dem EV-1000l-Stamm dieser Spezies zu, den *die werdende Mutter konsumieren kann*, die *B. infantis* bei der Passage durch den Geburtskanal oder durch Stillen an das Neugeborene weitergibt. Dies ist insofern vorteilhaft, als Mütter diese Bakterienart im Kontext eines größeren Mikrobioms anbieten können, das durch die Wiederherstellung von *B. infantis* vor der Entbindung vielfältiger gemacht wird. Man spart außerdem Geld, weil man nur ein Sachet des Probiotikums braucht, um immer und immer wieder Joghurt herzustellen. (Das Produkt Evivo, das diese Mikrobe enthält, wird in Sachets und nicht in Kapselform verkauft.) Das Probiotikum kann natürlich auch dem Baby gegeben werden, um sicherzustellen, dass sich die Mikrobe auch tatsächlich in seinem Darm ansiedelt.

Weil sich diese Mikrobe eher langsam vermehrt, verlängern wir die Fermentationszeit auf 36 bis 40 Stunden. *B. infantis* ist außerdem nicht in der Lage, Inulin zu verstoffwechseln, und wird nicht so stark fermentieren, wenn man Inulin als Präbiotikum verwendet, deshalb sollten Sie rohe Kartoffelstärke oder Saccharose als Futter für die Mikrobe benutzen.

1 Sachet Evivo *B. infantis* EVC001 (8 Milliarden CFU)
2 EL Zucker (Saccharose) oder Präbiotikum (rohe Kartoffelstärke)
1 l Milch oder andere Flüssigkeit

Evivo-Sachet, Zucker und 2 EL Milch in eine ausreichend große Schüssel geben. Zutaten zu einem glatten Brei verrühren, damit das Präbiotikum keine Klümpchen bildet. Alles gut miteinander vermischen. Restliche Milch (oder andere Flüssigkeit) hinzugeben. Leicht abdecken (z. B. mit Frischhaltefolie), in das Fermentationsgerät stellen und 36–40 Stunden bei 38 °C fermentieren. Wenn Sie das nächste Mal Joghurt zubereiten, können Sie 2 EL dieses Joghurts und/oder der Molke verwenden.

Verwendetes Probiotikum: Evivo

JOGHURT MIT LACTOBACILLUS HELVETICUS UND BIFIDOBACTERIUM LONGUM

Es hat sich gezeigt, dass die Kombination dieser beiden Spezies Angstzustände lindert, stimmungsaufhellend wirkt und einen Beitrag leistet, eine Depression rückgängig zu machen.[212] Wir lassen unsere Mikroben wieder für uns arbeiten, indem wir eine lange Fermentationsdauer und ein Präbiotikum verwenden, um die Keimzahl zu erhöhen und größere und schnellere Wirkungen zu erzielen. Diese Kombination vermehrt sich möglicherweise langsamer als andere Spezies, deswegen fermentieren wir sie für 36–40 Stunden bei 38 °C.

Nicht jeder stellt eine Stimmungsaufhellung fest, aber wer sie erlebt, berichtet von einer deutlichen Wirkung.

1 Kapsel Mood Probiotic
2 EL Zucker (Saccharose) oder Präbiotikum (rohe Kartoffelstärke)
1 l Milch oder andere Flüssigkeit

Inhalt der probiotischen Kapsel, Zucker und 2 EL Milch in eine ausreichend große Schüssel geben. Zutaten zu einem glatten Brei verrühren, damit das Präbiotikum keine Klümpchen bildet. Alles gut miteinander vermischen. Restliche Milch oder andere Flüssigkeit hinzugeben. Leicht abdecken (z. B. mit Frischhaltefolie), in das Fermentationsgerät stellen und 36–40 Stunden bei 38 °C fermentieren. Wenn Sie das nächste Mal Joghurt zubereiten, können Sie 2 EL dieses Joghurts und/oder der Molke verwenden.

Verwendetes Probiotikum: InnovixLabs Mood Probiotic oder Life Extension Florassist Mood Improve
Bezug über iHerb: de.iherb.com/innovixlabs
Auch erhältlich über Life Extension:
www.lifeextensioneurope.de

MISCHKULTUR-JOGHURT MIT *L. REUTERI*

So stellen Sie einen Joghurt für Kinder oder Schwangere her, bei denen kein starker Oxytocin-Anstieg angestrebt wird. Wir fermentieren *L. reuteri* mit anderen Bakterienarten. Jeder sollte von den gesundheitlichen Vorteilen einer Darmbesiedlung mit *L. reuteri* profitieren, und wir hätten sie bei der Geburt von unserer Mutter erhalten müssen; wenn das aber nicht der Fall war, kann ein Mischkultur-Joghurt wie dieser bei Kindern und Schwangeren diese Spezies auf sanfte Weise wiederherstellen. Diese Schlüsselart kann den oberen GI-Trakt kolonisieren, verbessert die Regenerationsfähigkeit und lässt den Oxytocin-Spiegel steigen, wodurch unsere Empathiefähigkeit gesteigert wird.

Wir fangen mit 2 EL *L.-reuteri*-Joghurt an, den wir bereits zubereitet haben, oder mit 10 zerstoßenen Gastrus-Tabletten. Wir mischen diese Ausgangsbasis mit 2 EL eines handelsüblichen Naturjoghurts mit lebenden Kulturen oder mit einer gekauften Starterkultur. Hierfür eignet sich ein einfacher Joghurt (z. B. die US-Marke »Oui«), der nur *Lactobacillus bulgaricus* und *Streptococcus thermophilus* enthält – wichtig ist, dass das Produkt nicht mit dem Zusatz »mild« versehen ist, weil es sonst keinen *L. bulgaricus* enthält. Wenn man diese beiden Spezies mit *L. reuteri* kombiniert, bekommt man ein feinsäuerliches aromatisches Endprodukt, das selbst Kinder gerne essen. Andere Joghurtmarken benutzen weitere Stämme. Abhängig von den verwendeten Bakterienkulturen kann sich der Geschmack leicht verändern. Alternativ dazu können Sie auch ein Mischkultur-Joghurt herstellen, indem Sie *L. reuteri* mit 2 EL eines oder mehrerer selbst hergestellter Joghurts bzw. mit seiner Starterkultur (1 Kapsel *B. coagulans* oder *B. infantis*) fermentieren.

2 EL *L. reuteri* oder 10 zerstoßene Gastrus-Tabletten

2 EL handelsüblicher Naturjoghurt mit lebenden Kulturen oder jeweils 2 EL Ihres selbstgemachten Joghurts oder jeweils 1 probiotische Kapsel jeder Mikrobe

2 EL Präbiotikum (Inulin oder rohe Kartoffelstärke)

1 l Milch oder andere Flüssigkeit

2 EL zubereiteten *L.-reuteri*-Joghurt, 2 EL Naturjoghurt(s) mit lebenden Kulturen (oder Kapseln), Präbiotikum und 2 EL Milch in eine ausreichend große Schüssel geben. Zutaten zu einem glatten Brei verrühren, damit das Präbiotikum keine Klümpchen bildet. Alles gut miteinander vermischen. Restliche Milch oder andere Flüssigkeit hinzugeben. Leicht abdecken (z. B. mit Frischhaltefolie), in das Fermentationsgerät stellen und 36 Stunden bei 41 °C fermentieren. Wenn Sie das nächste Mal Joghurt zubereiten, können Sie 2 EL dieses Joghurts und/oder der Molke verwenden.

EXTRASTARKER PROBIOTISCHER JOGHURT

So stellen Sie einen extrastarken probiotischen Joghurt mit einem kommerziellen Probiotikum oder einem kommerziellen Kefir her, mit dem Sie Geld sparen und gleichzeitig extrem hohe Keimzahlen inklusive aller Vorteile erhalten, die kommerziell produzierte starke Probiotika haben. Ich habe etwa 4 US-Dollar (ca. 3,80 Euro) für jeden kommerziellen Kefir bezahlt, den ich verwendet habe. Mit nur einigen Esslöffeln handelsüblichem Kefir hat man für viele Monate ein Probiotikum, wodurch man eine Menge Geld für teure kommerzielle Produkte sparen kann.

Verwenden Sie als Starter eine probiotische Kapsel mit mindestens 2 Milliarden CFU pro Spezies oder 2 EL eines kommerziellen Kefirs, der in der Regel zehn oder mehr Spezies enthält. Sie können auch verschiedene Kefirmarken miteinander kombinieren, die verschiedene Bakterienarten enthalten, um die Anzahl der fermentierenden Spezies zu erhöhen.

1 probiotische Kapsel oder 2 EL Kefir (falls Sie mehrere Kefirsorten verwenden, sollten Sie 2 EL pro Sorte verwenden)
2 EL Zucker (Saccharose) oder Präbiotikum (Inulin oder rohe Kartoffelstärke)
1 l Milch

Inhalt der probiotischen Kapsel, Zucker und 2 EL Milch in eine ausreichend große Schüssel geben. Zutaten zu einem glatten Brei verrühren, damit das Präbiotikum keine Klümpchen bildet. Alles gut miteinander vermischen. Restliche Milch hinzugeben. Leicht abdecken (z. B. mit Frischhaltefolie), in das Fermentationsgerät stellen und 36 Stunden bei 41 °C fermentieren. Wenn Sie das nächste Mal Joghurt zubereiten, können Sie 2 EL dieses Joghurts und/oder der Molke verwenden.

Das Endprodukt ist wegen der längeren Fermentationsdauer fester als der ursprüngliche Kefir, hinsichtlich der Konsistenz ähnelt es mehr einem Joghurt und weniger der flüssigen Konsistenz eines normalen Kefirs.

SIBO-JOGHURT

Mein Team und ich gehen der Frage nach, ob ein sorgfältig ausgewähltes Sortiment von probiotischen Arten und Stämmen, die hinsichtlich ihrer positiven Wirkungen gegen (Wasserstoff und möglicherweise auch Methan produzierende) Krankheitserreger ausgewählt wurden, benutzt werden können, um SIBO zurückzudrängen. Wenn man Arten und Stämme auswählt, die den oberen GI-Trakt besiedeln und Bacteriocine produzieren, sind diese wahrscheinlich besser in der Lage, SIBO-Spezies in ihre Grenzen zu weisen. Und wir können unseren Erfolg oder Misserfolg durch einen Atemtest mit vorheriger Einnahme eines Präbiotikums messen. Obwohl unsere Erfahrung mit sorgfältig zusammengestellten Joghurts noch nicht endgültig ist, stelle ich Ihnen hier diese moderate Strategie vor, falls Sie (noch) kein pflanzliches oder konventionelles Antibiotikum zur Behandlung Ihrer SIBO-Symptome verwenden möchten, weil immer mehr Menschen mit dieser Strategie bereits Erfolg hatten.

Statt drei Bakterienarten separat zu fermentieren, fermentieren wir sie für den SIBO-Joghurt gemeinsam, um eine potenzielle Wunderwaffe gegen SIBO zu schaffen. Dieser Prozess schränkt die Keimzahl von *L. gasseri* ein, der ersten Erfahrungen zufolge ziemlich potent ist, um keine übermäßig schnelle und starke Die-Off-Reaktion zu provozieren.

Als Starter für diesen Joghurt können Sie probiotische Kapseln oder ein bis 2 EL eines bereits zubereiteten probiotischen Joghurts mit einer oder mehreren Spezies benutzen.

- 10 BioGaia Gastrus Tabletten, zerstoßen (insgesamt 2 Milliarden CFU) oder 2 EL *L.-reuteri*-Joghurt (Joghurt und/oder Molke)
- 1 Kapsel *Lactobacillus gasseri* BNR17 (10 Milliarden CFU) oder 2 EL *L.-gasseri*-Joghurt (Joghurt und/oder Molke)
- 1 Kapsel *Bacillus coagulans* GBI-30,6086 (2 Milliarden CFU) oder 2 EL *B.-coagulans*-Joghurt (Joghurt und/oder Molke)
- 2 EL Präbiotikum (Inulin oder rohe Kartoffelstärke)
- 1 l Milch oder andere Flüssigkeit

Probiotikum, Präbiotikum und 2 EL Milch in eine ausreichend große Schüssel geben. Zutaten zu einem glatten Brei verrühren, damit das Präbiotikum keine Klümpchen bildet. Alles gut miteinander vermischen. Restliche Milch oder andere Flüssigkeit hinzugeben. Leicht abdecken (z. B. mit Frischhaltefolie), in das Fermentationsgerät stellen und 36 Stunden bei 41 °C fermentieren. Wenn Sie das nächste Mal Joghurt zubereiten, können Sie 2 EL dieses Joghurts und/oder der Molke verwenden.

WAS KÖNNEN WIR AUSSER MILCH NOCH FERMENTIEREN?

Die von uns verwendete längere Fermentationsdauer verringert die problematischen Komponenten, die in Milchprodukten enthalten sind, so wird zum Beispiel Laktose in Milchsäure umgewandelt und Casein denaturiert, wodurch das Endprodukt einen niedrigen pH-Wert erhält. Trotzdem haben viele Menschen ein Interesse daran, ihren Konsum an Milchprodukten zu verringern oder vollständig einzustellen. Zum Glück eignen sich auch andere Lebensmittel für die Fermentation.

Einige Ausgangsprodukte sind sehr zuckerhaltig, wie Mangos und Bananen, aber die Bakterien verstoffwechseln den Zucker während der Fermentation, vor allem wenn diese 48 bis 72 Stunden dauert (länger als bei Milch). Eine längere Fermentationsdauer verringert nicht nur den Zuckergehalt drastisch, sondern erhöht auch die Keimzahl exponentiell.

Sie können viele Ausgangsprodukte fertig kaufen oder selbst herstellen. Für die Fermentation von Salsa können Sie zum Beispiel eine gekaufte Salsa verwenden oder eine Salsa, die Sie selbst in der Küchenmaschine oder im Mixer zubereiten. Beim gekauften Produkt müssen Sie allerdings darauf achten, dass es keine Konservierungsstoffe, Emulgatoren oder andere unerwünschte Zutaten enthält, weil diese Zusätze nicht nur schlecht für Sie sind, sondern auch den Fermentationsprozess hemmen oder verändern können.

Wie bei der Fermentation mit Milch wählen Sie die Bakterienarten unter dem Gesichtspunkt des erwünschten Effekts aus, zum Beispiel *Bacillus-coagulans*-Kapseln oder etwas Molke von einer früheren Zubereitung, um den Prozess einzuleiten.

KOKOSMILCH

Verwenden Sie Kokosmilch aus der Dose (nicht die flüssigeren Produkte, die in Tetrapacks verkauft werden), die nur Kokosnuss und Wasser enthält, also keine Verdickungs- oder Geliermittel wie Xanthan oder Gellan – Guarkernmehl ist jedoch in Ordnung –, weil diese Zusätze nach der Fermentation dazu führen, dass sich die festen und flüssigen Anteile voneinander trennen. Weil Kokosmilch (manchmal auch als Kokoscreme bezeichnet) dazu neigt, sich in Wasser und Öl zu trennen, sind mehrere Verarbeitungsschritte nötig, um ein homogenes Endprodukt zu erzielen. Im Gegensatz zu Milch, die wir nicht vorheizen (sofern Sie bereits pasteurisiert oder ultrahocherhitzt ist), erwärmen wir die Kokosmilch vor der Fermentation. Wichtig ist, dass man ein Präbiotikum und Guarkernmehl als Verdickungsmittel benutzt, damit sich die Kokosmilch nicht trennt. Lassen Sie sich von dem Zucker nicht beunruhigen, der in diesem Rezept verwendet wird – die Mikroben verwerten den Zucker, der nach der Fermentation nicht mehr vorhanden sein sollte.

Zur Veranschaulichung stelle ich Ihnen nachfolgend ein Rezept für *L.-reuteri*-Joghurt mit Kokosmilch vor; wenn Sie eine andere Spezies oder eine Mischkultur verwenden, müssen Sie dieselben Temperaturen verwenden wie bei den normalen Joghurtrezepten, die Sie bereits kennengelernt haben. Außerdem sollte der Kokosmilch-Joghurt 48 Stunden fermentieren, damit das Endresultat eine dickere, cremigere Konsistenz hat.

Bitte beachten Sie, dass die Verarbeitung im Mixer *vor* der Zugabe der Bakterien erfolgt, weil das Pürieren die Mikroben töten kann. Wir geben die Mikroben daher erst unmittelbar vor der Fermentation hinzu.

ERGIBT 2 PORTIONEN

1 Dose Kokosmilch (380 ml)
¾ Teelöffel Guarkernmehl
2 EL Zucker
1 EL rohe Kartoffelstärke
1–2 TL *L.-reuteri*-Joghurt (Masse und/oder Molke) oder 10 Gastrus-Tabletten, zerstoßen

Kokosmilch in einen kleinen oder mittelgroßen Topf geben und bei mittlerer Stufe auf 80 bis 90 °C erhitzen, bis sie

leicht zu köcheln beginnt; von der Herdplatte nehmen. 5 Minuten abkühlen lassen.
Guarkernmehl, Zucker und Kartoffelstärke in die abgekühlte Kokosmilch geben und mit einem Stabmixer pürieren oder die Zutaten in einen Standmixer geben; mindestens 1 Minute verarbeiten, bis die Mischung eindickt und ungefähr die Konsistenz von Schlagsahne hat.
Die Mischung auf 38 °C (oder Zimmertemperatur) abkühlen lassen, dann den *L.-reuteri*-Joghurt einrühren. 48 Stunden bei 38 °C fermentieren.

HUMMUS

Kichererbsen mit Tahini (Sesampaste), die zu Hummus verarbeitet sind, lassen sich hervorragend fermentieren. Das Resultat schmeckt ein wenig anders als der normale, unfermentierte Hummus und hat einen Geruch und Geschmack, der an Käse erinnert. Er eignet sich bestens als schmackhafter Brotaufstrich oder Dip für Yambohnen und anderes Gemüse.

Ich halte es für notwendig, den Hummus vor der Fermentation mit Wasser zu verdünnen: Verwenden Sie pro 250 Gramm Hummus 125 ml Wasser. Lassen Sie den Hummus 48 Stunden fermentieren. Verwenden Sie dieselben Temperatureinstellungen wie bei den Joghurts, die je nach Mikrobe variieren können.

SALSA

Salsa entwickelt nach der Fermentation eine milde Kohlensäure. Salsa verde eignet sich ebenfalls. Die Fermentation sollte 48 bis 72 Stunden dauern. Verwenden Sie dieselben Temperatureinstellungen wie bei den Joghurts, die je nach Mikrobe variieren können.

PÜRIERTE FRÜCHTE, SÜSSKARTOFFELN

Erdbeeren, Heidelbeeren, Himbeeren, Brombeeren, Bananen, Mangos und Pfirsiche zählen zu den Früchten, die man pürieren und mit bestimmten Mikroben fermentieren kann. Man kann bereits püriertes Obst kaufen, wählen Sie aber Produkte ohne Zuckerzusatz, weil der natürliche Fruchtzucker für die Fermentation völlig ausreicht.

Lassen Sie das Püree mindestens 72 Stunden fermentieren, um den Zuckergehalt maximal zu reduzieren. Sie können auch Babynahrung wie pürierte Karotten fermentieren, ein ausgezeichnetes Medium für die Fermentation mit dem *B.-infantis*-Stamm ECV001, der Babys so viele Vorteile bietet (siehe hierzu das Joghurtrezept für diese Mikrobe auf Seite 282). Pürierte Süßkartoffeln eignen sich ebenfalls hervorragend für die Fermentation. Verwenden Sie dieselben Temperatureinstellungen wie bei den Joghurts, die je nach Mikrobe variieren können.

GETRÄNKE UND SMOOTHIES

PRÄBIOTISCHER SMOOTHIE MIT ERDBEEREN, KAROTTE UND LÖWENZAHN

Die Banane, Löwenzahnblätter und Karotte in diesem leckeren Smoothie steigern Ihre Tageszufuhr an präbiotischen Ballaststoffen. Sie können natürlich noch mehr präbiotische Ballaststoffe aufnehmen, indem Sie 1 TL Inulin oder Akazienfasern hinzufügen.

ERGIBT 1 SMOOTHIE

1 mittelgroße grüne Banane oder 1 mittelgroße rohe geschälte Speisekartoffel
60 g frischer Löwenzahn
1 mittelgroße Karotte, in dicke Scheiben geschnitten
140 g Erdbeeren, frisch oder gefroren
250 ml Wasser
Süßungsmittel, das 1 EL Zucker entspricht
1 TL Inulin- oder Akazienfaserpulver (optional)

Die grüne Banane (falls verwendet) schälen und grob hacken. Es empfiehlt sich, die Banane der Länge nach aufzuschneiden und das Fruchtfleisch herauszuschaben. Die Kartoffel (falls verwendet) grob hacken. Erst die Banane oder Kartoffel in den Mixer geben, dann Löwenzahn, Karotte, Erdbeeren, Wasser, Süßungsmittel und das optionale Präbiotikum. Zu einer homogenen Masse verarbeiten, bis die Banane oder Kartoffel ein flüssiger Brei geworden ist. Sofort servieren.

MATCHA-SMOOTHIE MIT ERDBEEREN UND LIMETTE

Matcha ist kein gewöhnlicher grüner Tee, den man zubereitet, indem man Teeblätter in heißem Wasser ziehen lässt, sondern es sind die feingemahlenen Teeblätter, die im Wasser aufgelöst werden. Man trinkt die Blätter also mit, und deshalb ist Matcha eine hochkonzentrierte Quelle von Polyphenolen, die die Proteine in der Mukusbarriere des Darms vernetzen, und dieses *Cross-Linking* hilft Patienten mit einer diagnostizierten chronisch-entzündlichen Darmerkrankung. Natürlich muss man keine Colitis ulcerosa haben, um diesen Smoothie zu trinken, der aufgrund der Katechine im grünen Tee weitere gesundheitliche Vorteile bietet, beispielsweise einen moderaten Gewichtsverlust. Und natürlich muss man sich keine Sorgen über die in der Banane enthaltenen Kohlenhydrate machen, weil eine grüne unreife Banane keine Kohlenhydrate, dafür aber viele präbiotische Ballaststoffe enthält.

Ergibt 1 Portion

250 ml Wasser
2 EL Limettensaft (aus der Flasche oder frisch gepresst)
1 grüne unreife Banane, grob gehackt
Süßungsmittel, das 1 EL Zucker entspricht
3–4 Erdbeeren, frisch oder gefroren
1 TL Matcha-Pulver
1 TL Inulin- oder Akazienfaserpulver (optional)

Wasser, Limettensaft, Banane, Süßungsmittel, Erdbeeren, Matcha-Pulver und Präbiotikum (optional) in einen Mixer geben und zu einer homogenen Masse verarbeiten. In ein Glas füllen und falls gewünscht mit Eiswürfeln servieren.

INGWERKEKS-SMOOTHIE

Hier ist ein leckeres und zugleich gesundes Getränk, mit dem man sich die essenziellen Öle zuführt, die wir verwenden, um einen Pilzbefall im Darm zu verringern. Zur Erinnerung: Wenn Sie gerade erst mit der Einnahme essenzieller Öle angefangen haben, sollten Sie mit der minimalen Dosis beginnen und nicht mehr als jeweils 1–2 Tropfen Zimt- und Nelkenöl zu sich nehmen. Im Lauf der nächsten Wochen können Sie die Dosis auf maximal 5–6 Tropfen pro Öl steigern.

ERGIBT 1 PORTION

250 ml Wasser
1 TL Zimtpulver
½ TL Ingwerpulver
1–2 Tropfen essenzielles Zimtöl
1–2 Tropfen essenzielles Nelkenöl
1 grüne, unreife Banane, grob gehackt
Süßungsmittel, das 1 EL Zucker entspricht
1 TL Inulin- oder Akazienfaserpulver (optional)

Wasser, Zimt, Ingwer, Zimt- und Nelkenöl, Muskat, Banane, Süßungsmittel und optional das Präbiotikum in einen Mixer geben und zu einer homogenen Masse verarbeiten.

GRÜNER TEE MIT NELKEN

Hier ist ein Rezept für einen schlichten und zugleich potenten Tee, der den Darmmukus aufbaut und viele Vorteile für die Darmgesundheit in sich vereint. Er hilft bei Reparatur, Wiederaufbau und Erhalt der Mukusbarriere und ist ein Bestandteil Ihres Programms zur Behandlung von Dysbiose/SIBO/SIFO, der die Reise angenehmer gestalten kann. Das in den Nelken enthaltene Eugenol stärkt den Mukus, die Katechine im grünen Tee vernetzen die Mukusproteine, und die Fructooligosaccharide (FOS) führen zu einem Wachstum der *Akkermansia*-Population.

Verwenden Sie für diesen Tee ganze Nelken und kein Nelkenpulver, das zu viele Feststoffe enthält, die nicht vom Eugenol getrennt werden können; wenn man den Tee filtert, schöpft man also auch einen Großteil des nützlichen Eugenols ab.

In ganzen Nelken halten sich die Inhaltsstoffe dagegen gut, und so habe ich festgestellt, dass man ganze Nelken drei- oder viermal ohne Qualitätsverlust wiederverwenden kann.

Um einen maximalen Nutzen zu erzielen, sollten Sie einen hochwertigen grünen Tee verwenden, vorzugsweise in Bioqualität, der reich an Katechinen ist. Matcha hat beispielsweise einen hohen Katechin-Gehalt.

Wenn Sie möchten, können Sie den Tee mit Allulose süßen, welche dieselben Eigenschaften hat wie ein Präbiotikum. (FOS und Allulose lösen sich im Gegensatz zu einigen anderen Präbiotika in Pulverform leicht in Tee auf.)

Um den Geschmack zu intensivieren, können Sie den Tee mit einer Zimtstange servieren.

ERGIBT 2 PORTIONEN

500 ml Wasser
1 EL ganze Nelken
1 Teebeutel grüner Tee
1 TL FOS-Pulver
2 TL Allulose (optional)
zusätzliches Süßungsmittel zum Abschmecken
1 Zimtstange (optional)

Wasser und Nelken in einen kleinen Topf geben und aufkochen lassen. Die Temperatur herunterschalten und 10 Minuten auf niedriger Stufe köcheln lassen.
Den Teebeutel in den letzten 1–2 Minuten hinzugeben und den Topf vom Herd nehmen. Den Teebeutel entfernen.
FOS, Allulose (optional), Süßungsmittel und Zimtstange (optional) einrühren und servieren.

FROZEN-MATCHA-SMOOTHIE MIT MINZE UND HEIDELBEEREN

Mit diesem Getränk können Sie Ihre Joghurts mit den Katechinen im grünen Tee kombinieren, die den Mukus stärken und in Matcha besonders potent sind. Die in den Heidelbeeren enthaltenen Flavonoide fördern *Akkermansia* und tragen somit ebenfalls zum gesundheitlichen Nutzen dieses Smoothies bei. Wir erzielen all diese positiven Wirkungen mit einem leckeren Frozen

Smoothie, der natürlich ohne Emulgatoren auskommt, die unserer Darmgesundheit schaden.

In diesem Rezept setzen wir den Mixer sparsam ein, weil seine starke mechanische Einwirkung probiotische Mikroben tötet. Sobald Sie den Joghurt in den Mixer geben, dürfen Sie nur sehr dosiert die Pulstaste betätigen, um die Zutaten leicht unterzuheben.

Verwenden Sie den Joghurt, der die Wirkungen bietet, die Sie sich wünschen, zum Beispiel *L. helveticus* und *B. longum*, um Ihre Stimmung zu heben oder Angstzustände zu lindern, oder *L. reuteri*, um Ihre Empathie und Haut zu verbessern. Probiotische Spezies sterben zwar bei hoher Temperatur, überleben aber in der Gefriertruhe.

Ergibt 2 Portionen

1 TL Matcha-Pulver
7–8 Minzblätter, grob gehackt, oder ½ TL Minzextrakt
190 g frische oder gefrorene Heidelbeeren
125 ml kaltes Wasser
Süßungsmittel, das 1½ EL Zucker entspricht
1 TL Inulin-/FOS-, Akazienfaserpulver oder ein anderes Präbiotikum in Pulverform (optional)
375 g Joghurt nach Wahl

Matcha-Pulver, Pfefferminzblätter, Heidelbeeren, Wasser, Süßungsmittel und Präbiotikum (optional) in einen Mixer geben und zu einer homogenen Masse verarbeiten. Die gefrorene Masse falls nötig mit einem Teigschaber oder Löffel von den Wänden des Mixers lösen.

Den Joghurt hinzugeben und mit der Pulstaste unterheben. Falls der Smoothie zu dünnflüssig ist, vor dem Servieren für 20–30 Minuten im Gefrierfach fest werden lassen.

MOKKA-MINZ-KEFIR

Sie werden von diesem Mokka-Minz-Kefir begeistert sein – es ist beinahe so, als würde man Eiscreme trinken. Kefir zählt zu den reichsten Quellen an mikrobiellen Spezies. Auch wenn auf der Packung keine Angaben zu den enthaltenen Stämmen gemacht werden, kann die Zugabe von Kefir mit seinen vielen Spezies ein hilfreicher Teil Ihres Programms sein, Ihr Mikrobiom aufzubauen.

Verwenden Sie einen kommerziellen Kefir oder stellen Sie Ihren eigenen Kefir mithilfe eines gekauften Kefirs oder einer Starterkultur her.

Ergibt 2 Portionen

500 g Kefir
1 TL löslicher Bohnenkaffee
1 EL ungesüßtes Kakaopulver
½ TL Minzextrakt
Süßungsmittel, das 1 EL Zucker entspricht

Kefir, Kaffee, Kakao, Minze und Süßungsmittel in einen Shaker geben und schütteln, bis alle Zutaten eine homogene Masse bilden. Kalt oder zimmerwarm servieren.

LEBKUCHEN-KAFFEE

Dieser Kaffee wärmt Sie an einem Herbst- oder Wintermorgen von innen und verbindet die starke mukusfördernde Wirkung der Nelken mit der moderat positiven Wirkung, die Zimt und Ingwer auf das Mikrobiom ausüben. Wenn Sie auch mit SIFO zu tun haben, ist es sinnvoll, 1 bis 2 Tropfen Zimtöl und/oder einen Tropfen Nelkenöl zuzugeben.

Ergibt 2 Portionen

1 TL Zimtpulver
½ TL Nelkenpulver
1 Prise Muskatpulver

½ TL Ingwerpulver
1 TL löslicher Bohnenkaffee
Süßungsmittel, das 1 EL Zucker entspricht
500 ml kochendes Wasser

Zimt, Nelken, Muskat, Ingwer, Kaffee, Süßungsmittel und Wasser in einem ausreichend großen Topf erhitzen. Aufkochen und in zwei Kaffeebecher füllen.
Es empfiehlt sich, beim Trinken gelegentlich umzurühren, damit die nichtlöslichen Stoffe an der Oberfläche bleiben und sich nicht auf dem Boden absetzen.

JOGHURT-SMOOTHIE MIT HIMBEEREN UND LIMETTE FÜR EINE GLATTERE HAUT

Hier ist ein Getränk, mit dem Sie Ihren *L.-reuteri*-Joghurt mit Kollagen-Hydrolysat kombinieren, um Ihrer Haut etwas Gutes zu tun.

Ergibt 1 Portion

125 g Himbeeren
7–8 Minzblätter, grob gehackt, oder ½ TL Minzextrakt
1 EL Kollagen-Hydrolysat
125 ml Wasser
Süßungsmittel, das 1 EL Zucker entspricht
250 g *L.-reuteri*-Joghurt

Himbeeren, Minze, Kollagen, Wasser und Süßungsmittel in einen Mixer geben und zu einer homogenen Masse verarbeiten. Den Joghurt hinzugeben und mit der Pulsfunktion leicht unterheben oder einen Löffel benutzen, um den Joghurt unterzurühren. Sofort servieren.

BEILAGEN UND SNACKS

SPEZIAL-ZAZIKI

Diese traditionelle Beilage, die aus Griechenland und dem Nahen Osten stammt, kann als Soße oder Dip zu Lamm, Kebap, Grillgemüse oder Souvlaki gereicht werden und macht aus jedem Gericht ein echtes Geschmackserlebnis.

Die Wirkung des Zazikis hängt von dem Joghurt ab, den Sie verwenden. Wenn Sie dieses Rezept mit *L.-gasseri*-Joghurt zubereiten, stellen Sie vielleicht fest, dass Sie weniger Stress empfinden und Ihr Bauchumfang schrumpft, und Olivenöl und Knoblauch leisten gemeinsam einen Beitrag, die gesunde *Akkermansia*-Population zu vergrößern. Konsumieren Sie den Zaziki idealerweise innerhalb von 72 Stunden.

ERGIBT ETWA 875 G

1 mittelgroße Gurke
500 g selbstgemachter Joghurt (Variante nach Wahl)
4 EL natives Olivenöl extra
3 Knoblauchzehen, zerdrückt
2 EL Zitronensaft, frisch gepresst oder aus der Flasche
2 EL Dill oder Minze, gehackt
½ TL Meersalz

Die Gurke reiben oder fein würfeln und in ein Sieb geben, das in einer großen Schüssel steht. 30 Minuten abtropfen lassen und gelegentlich ausdrücken, um sie zu entwässern. In der Zwischenzeit Joghurt, Olivenöl, Knoblauch, Zitronensaft, Dill und Salz in eine mittelgroße Schüssel geben und gut verrühren. Die ausgedrückte Gurke zufügen und alles gründlich miteinander vermischen.

MAROKKANISCHES GRILLGEMÜSE

Hier ein aromatisch gewürztes Gemüse, das man als Hauptgericht oder als Beilage servieren kann.

Zwiebel, Steckrübe und Knoblauch haben einige Gramm präbiotische Ballaststoffe, während die Pilze quasi-präbiotische Polysaccharide enthalten. Kurkuma unterstützt die Darmschleimhaut, und Aubergine und Kreuzkümmel liefern Polyphenole.

ERGIBT 6 PORTIONEN

1 Aubergine, in Scheiben geschnitten und geviertelt
1 große Zwiebel (gelb, weiß oder rot), halbiert und in Scheiben geschnitten
1 weiße Rübe, in Scheiben geschnitten
225 g weiße Champignons, halbiert
125 ml natives Olivenöl extra
2 EL Knoblauchpaste
1 TL Kurkumapulver
1 TL Kreuzkümmelpulver
1 TL Zimtpulver
1 TL Zwiebelpulver
Meersalz zum Abschmecken

Den Ofen auf 190 °C Ober-/Unterhitze vorheizen.
Aubergine, Zwiebel, Rübe und Champignons großzügig auf einem großen Backblech verteilen. Das Olivenöl über das Gemüse geben, dann Knoblauchpaste dazugeben. Mit Kurkuma-, Kreuzkümmel-, Zimt-, Zwiebelpulver und Salz bestreuen. Das Backblech vorsichtig schütteln, um die Zutaten zu mischen.
30 Minuten backen.

KRÄUTER-FOCACCIA

Hier ist ein Rezept, dass die Leser meiner *Weizenwampe*-Bücher und Kochbücher bereits kennen – ein duftendes, leckeres und kinderleicht zuzubereitendes Fladenbrot nach Art einer Focaccia, für die wir allerdings Mandelmehl verwenden. Ich habe das Rezept ein wenig verändert, es enthält jetzt mehr Kräuter, die gut für die Darmflora sind.

Man kann dieses Fladenbrot für Sandwiches verwenden, aber ich esse es am liebsten pur mit etwas nativem Olivenöl extra und grobem Meersalz.

ERGIBT 6 FLADENBROTE

225 g geriebener Mozzarella oder anderer Käse
300 g Mandelmehl
35 g Flohsamenschalen
1½ TL Meersalz
1 TL Zwiebelpulver
1 EL Knoblauchpaste oder 5 Knoblauchzehen, zerdrückt
1 EL Rosmarin, gehackt, oder 1½ TL getrockneter Rosmarin
1 EL Oregano, gehackt (ohne Stängel), oder 1½ TL getrockneter Oregano
90 g schwarze oder Kalamata-Oliven, in kleine Stücke geschnitten
15 g sonnengetrocknete Tomaten (am besten in Öl eingelegt, oder getrocknet und in heißem Wasser eingeweicht), in kleine Stücke geschnitten
2 große Eier
125 g natives Olivenöl extra

Den Ofen auf 190 °C Ober-/Unterhitze vorheizen.
Mozzarella, Mandelmehl, Flohsamenschalen, ½ TL Salz, Zwiebelpulver, Knoblauch, Rosmarin, Oregano, Oliven und sonnengetrocknete Tomaten in eine mittelgroße Schüssel geben und gut vermischen. Beiseitestellen.
Die Eier in einer kleinen Schüssel schaumig schlagen und das gesamte Olivenöl bis auf 1 EL einrühren. Die Eimischung zur

Mandelmehlmischung geben und gründlich verrühren. Backblech einfetten. Den Teig darauf verteilen, mit den Händen zu einem großen Rechteck formen oder mit einem Backpapier belegen und mit einem Nudelholz oder einem anderen flachen runden Gegenstand auf eine Dicke von etwa 1 cm ausrollen. Es kann sein, dass der Teig das Blech nicht ganz ausfüllt.
12 Minuten backen. Aus dem Ofen nehmen. Das hintere Ende eines Kochlöffels oder ein anderes kleines rundes Hilfsmittel nehmen, um im Abstand von jeweils 2–3 cm Löcher in die Teigoberfläche zu drücken. Die Oberfläche mit dem verbleibenden Olivenöl bestreichen und mit Meersalz bestreuen. Wieder in den Ofen geben und weitere 8–10 Minuten backen, bis das Fladenbrot leicht gebräunt ist.
Das Fladenbrot mit einem Pizzarad in 6 gleichgroße Teile schneiden. Die Stücke mit einem Pfannenwender vorsichtig aus der Form heben.

STECKRÜBENPOMMES MIT CHILISOSSE

Manche vermissen Pommes. Gestiftelte Steckrüben sind ein ziemlich guter Ersatz.

Hier ist ein Rezept, um kohlenhydratarme, ballaststoffreiche Steckrüben in eine Art von Backofen-Pommes zu verwandeln, die man mit einer scharfen Chilisoße geschmacklich aufpeppen kann, die aufgrund des enthaltenen Capsaicins gut für das Mikrobiom ist. Sie können den Capsaicingehalt noch steigern, indem Sie ein Chilipulver Ihrer Wahl in die Gewürzmischung geben. (Ich benutze Ancho-Chilipulver aus Poblano-Chilis. Wenn Sie ein sehr scharfes Chilipulver verwenden, beispielsweise Cayennepfeffer, können Sie die Menge reduzieren und beispielsweise ¼–½ TL benutzen.)

ERGIBT 2 PORTIONEN

STECKRÜBENPOMMES
2 EL Meersalz
1 EL Zwiebelpulver

2 TL Chilipulver (z.B. Ancho-Chilipulver)
2 EL geriebener Parmesankäse
70 ml natives Olivenöl extra
2 Steckrüben, in ca. 1 cm dicke Stifte geschnitten

SOSSE
2 EL scharfe Chilisoße
1 EL geschmolzene Butter

Den Ofen auf 220 °C Ober-/Unterhitze vorheizen und ein großes Backblech mit Backpapier auslegen.
Salz, Zwiebelpulver, Chilipulver und Parmesankäse in eine große Schüssel geben und gut vermischen. Das Olivenöl einrühren.
Die Steckrübenstifte zur Mischung geben und vorsichtig schütteln, bis sie von den Gewürzen vollständig ummantelt sind.
Die Steckrübenpommes in einer Lage auf das Backblech geben. 30–45 Minuten backen bzw. bis sie leicht knusprig sind.
Die Chilisoße und Butter in eine kleine Schüssel geben und vermischen.

BLUMENKOHLREIS-CURRY MIT ERBSEN

Viele, die ihre Kohlenhydratzufuhr einschränken müssen oder wollen, verzichten auf Erbsen, obwohl sie nicht sehr kohlenhydratreich sind – sie enthalten 14 Gramm pro 150 Gramm und liefern 3 bis 5 Gramm präbiotische Ballaststoffe. Die Galactooligosaccharide und Amylose der Erbsen leisten einen Beitrag zu Ihrer Tageszufuhr an präbiotischen Ballaststoffen, und auch der Blumenkohl und die Zwiebeln steuern in geringerem Maß dazu bei. Kurkuma im Currypulver unterstützt die Darmheilung.

ERGIBT 4 PORTIONEN

3 EL Butter
1 mittelgroße Zwiebel, gewürfelt

450 g »Blumenkohlreis«
150 g gefrorene Erbsen
1 Dose Kokosmilch (380 ml)
2 EL Currypulver
Meersalz und schwarzer Pfeffer zum Abschmecken
5 g Koriandergrün, gehackt (optional)

Die Butter in einer großen Pfanne auf mittlerer bis hoher Stufe erhitzen. Zwiebel, Blumenkohl und Erbsen hinzugeben und 5–7 Minuten unter häufigem Rühren anbraten, bis die Zwiebel glasig und der Blumenkohlreis zart ist.
Kokosmilch, Currypulver, Salz und Pfeffer einrühren. Weitere 2 Minuten köcheln lassen und vom Herd nehmen. Mit Koriandergrün bestreuen.

CHAMPIGNON-CREMESUPPE

Sie werden diese Neuinterpretation des Suppenklassikers lieben, den ich ein wenig verändert habe, damit er mehr präbiotische Ballaststoffe enthält, die das Mikrobiom ins Gleichgewicht bringen. Für alle Fans von Koriandergrün: Dieses Kraut hat eine leicht antimykotische Wirkung und ist eine perfekte Ergänzung für diese Suppe.

Wenn Sie ein intensiveres Aroma bevorzugen, sollten Sie braune statt weiße Champignons verwenden.

Ergibt 8 Portionen

70 ml natives Olivenöl extra oder 60 g Butter
1 Zwiebel, gewürfelt
1 Lauch, der weiße Anteil, halbiert und in Scheiben geschnitten
4 Knoblauchzehen, zerdrückt
450 g weiße (oder braune) Champignons, in Scheiben geschnitten
1 TL Kurkuma

1 TL Kreuzkümmel
1 EL frischer Thymian, fein gehackt und ohne Stängel, oder
½ EL getrockneter Thymian
1 TL Meersalz zum Abschmecken
½ TL schwarzer Pfeffer, gemahlen
1 Dose Kokosmilch (380 ml)
1 l Geflügel- oder Gemüsebrühe
5 g Koriandergrün, gehackt (optional)

Das Öl in einer großen Pfanne auf mittlerer bis hoher Stufe erhitzen und Zwiebeln, Lauch und Knoblauch etwa 3 Minuten anbraten, bis die Zwiebeln glasig sind.
Die Pilze zugeben und unter gelegentlichem Rühren etwa 5 Minuten garen, bis sie weich sind.
Kurkuma, Kreuzkümmel, Thymian, Salz und Pfeffer zugeben.
Kokosmilch und Brühe hinzufügen. Langsam aufkochen lassen, die Hitze herunterschalten, abdecken und 3 Minuten köcheln lassen. Von der Herdplatte nehmen.
Die Suppe in einen Mixer geben und zu einer homogenen Masse verarbeiten (falls nötig in mehreren Portionen). Mit Koriandergrün bestreuen (optional) und servieren.

FERMENTIERTE GEGRILLTE PAPRIKAS

Gegrillte Paprikas sind immer ein Genuss. Mit diesem Rezept können Sie ihren Geschmack intensivieren und dabei gleichzeitig die probiotische Mikrobe Ihrer Wahl fermentieren. Sie könnten mit gekauften Grillpaprikas anfangen, meiden Sie jedoch Produkte mit antibakteriellen Konservierungsstoffen. Aus diesem Grund ist es besser, die Paprikas für dieses Rezept selbst zuzubereiten.

Sie werden feststellen, dass sich Paprikas sehr leicht fermentieren lassen, weil sie im Gegensatz zu anderem Gemüse auf den Grund des Behälters sinken, sodass man kein zusätzliches Gewicht zum Beschweren verwenden muss.

Verwenden Sie die Mikrobe mit der Wirkung, die Sie anstreben, zum Beispiel *B. longum* zur Linderung von Angstzuständen, *Bacillus coagulans* für eine beschleunigte Regeneration nach intensivem Sport oder *L. reuteri* für straffe Haut und Muskeln. Sie können als Starter den Inhalt einer probiotischen Kapsel oder die Molke verwenden, die bei der Herstellung Ihres selbstgemachten Joghurts angefallen ist.

Ergibt ca. 4 Portionen

4 Paprikas (beliebige Farbe)
1 l gefiltertes oder destilliertes Wasser
1 EL jodfreies Salz
1 EL Pfefferkörner
1 EL ganze Koriandersamen
1 Lorbeerblatt
70 ml Weißweinessig
1 probiotische Kapsel mit der Mikrobe Ihrer Wahl oder 1 EL Molke vom Joghurt Ihrer Wahl

Den Ofen auf 200 °C Ober-/Unterhitze vorheizen.
Die ganzen Paprikas auf ein Backblech legen und 15 Minuten backen. Die Schoten wenden und weitere 15 Minuten backen. Aus dem Ofen nehmen und abkühlen lassen. Die Kerne und Strünke entfernen, die verbrannte Haut vorsichtig ablösen und die Paprikas anschließend in Streifen schneiden.
Wasser, Salz, Pfefferkörner, Koriander und Lorbeerblatt in einen Fermentationsbehälter füllen. Die Paprikastreifen und das Probiotikum bzw. die Molke hinzugeben und darauf achten, dass das Gemüse vollständig mit Flüssigkeit bedeckt ist. Mindestens 72 Stunden in einem Joghurtbereiter oder anderen Gerät fermentieren lassen und auf die korrekte Temperatur achten. Wenn Ihr Behälter zu groß für den Joghurtbereiter ist, können Sie den Inhalt auf mehrere kleine Gläser verteilen. (In den Joghurt-Rezepten am Anfang dieses Kapitels finden Sie die Temperaturangaben für die einzelnen Bakterienarten.)
Nach der Fermentation 70 ml Essig hinzugeben und in den Kühlschrank stellen. Die Paprikastreifen sind gekühlt mindestens 4 Wochen haltbar.

ROSMARINRÜBEN

Bevor Sie bei dem Gedanken an Steckrüben die Nase rümpfen, sollten Sie dieser schmackhaften und gesünderen Variante von Rosmarinkartoffeln eine Chance geben. Steckrüben enthalten deutlich weniger Kohlenhydrate als Kartoffeln und sind daher nicht so schädlich für Ihren Taillenumfang wie Ofenkartoffeln. Sie sind außerdem ein hervorragendes Medium für die intensiven Geschmacksträger, die hier zum Einsatz kommen – Rosmarin, Olivenöl und eine Prise Zwiebelpulver – und gut für die Darmgesundheit sind.

ERGIBT 4 PORTIONEN

900 g Steckrüben, in ca. 1 cm große Würfel geschnitten
70 ml natives Olivenöl extra
1 EL frischer Rosmarin, fein gehackt, oder 1½ TL getrockneter Rosmarin
1 TL Meersalz
1 TL Zwiebelpulver
½ TL schwarzer Pfeffer, gemahlen

Den Ofen auf 200 °C Ober-/Unterhitze vorheizen.
Rüben, Olivenöl, Rosmarin, Salz, Zwiebelpulver und schwarzen Pfeffer in eine große Schüssel geben und gründlich mischen.
Das gewürzte Gemüse auf einem Backblech verteilen und 40 Minuten backen bzw. bis es leicht gebräunt ist.

SALAT AUS LÖWENZAHN UND ROHER KARTOFFEL MIT AVOCADO-LIMETTEN-DRESSING

Dieses Rezept vereint viele gesundheitliche Vorteile in einem schlichten Salat: Löwenzahn, rohe Kartoffel, Zwiebel und Knoblauch sind reich an präbiotischen Ballaststoffen; Champignons enthalten Polysaccharide; die Avocado zeichnet sich durch einen hohen Pektinanteil aus; und Koriandergrün besticht durch seine antibakterielle Wirkung. Das Avocado-Limetten-Dressing wird am besten innerhalb von 48 Stunden aufgebraucht.

Ergibt 4 Portionen als Hauptgericht oder 6 Portionen als Beilage; Dressing: ca. 500 ml

SALAT
225 g Löwenzahn
1 mittelgroße rohe weiße Kartoffel, geviertelt und in dünne Scheiben geschnitten
1 rote Zwiebel, halbiert und in dünne Scheiben geschnitten
110 g weiße Champignons, in Scheiben geschnitten
4 hartgekochte Eier, in Scheiben geschnitten
5–6 Streifen Speck, gebraten, abgetropft und zerbröckelt

Löwenzahn, Kartoffel, Zwiebel, Champignons, Eier und Speck in eine große Schüssel geben und alles gut vermischen. Mit dem Dressing anmachen (siehe unten).

AVOCADO-LIMETTEN-DRESSING
2 mittelgroße Avocados, ohne Stein und Schale
70 ml natives Olivenöl extra
70 ml Weißweinessig
5 g frisches Koriandergrün, grob gehackt
1 Knoblauchzehe, zerdrückt, oder 1 TL Knoblauchpulver
Saft von 1 kleiner Limette
½ TL Salz
Süßungsmittel, das 1 EL Zucker entspricht
375 ml Wasser

Avocado, Öl, Essig, Koriandergrün, Knoblauch, Limettensaft, Salz, Süßungsmittel und Wasser in einen Mixer oder eine Küchenmaschine geben. Zu einer homogenen Masse verarbeiten. Sofort verwenden oder in einem luftdichten Behälter im Kühlschrank aufbewahren.

WÜRZIGE KNOBLAUCH-PICKLES

Dieses einfache Pickles-Rezept veranschaulicht, wie Gemüse fermentiert wird. Obwohl Sie den Fermentationsprozess mit 1 EL Esslöffel Joghurtmolke einleiten könnten, kommen in diesem Rezept die Mikroben zum Einsatz, die auf der Oberfläche des Gemüses leben. Wichtig ist, dass das Gemüse vollständig mit Flüssigkeit bedeckt ist und nicht mit Sauerstoff in Berührung kommt.

Es dauert mindestens 2 Wochen, bis diese Pickles vollständig fermentiert sind. Sie finden durch eine Geschmacksprobe heraus, ob sie verzehrfertig sind: vollständig fermentierte Pickles sollten leicht säuerlich schmecken.

ERGIBT 1 GLAS

6 Knoblauchzehen, halbiert
2 Frühlingszwiebeln, in Scheiben geschnitten
2 TL ganze Senfkörner
1 EL ganze Pfefferkörner
1 EL ganze Koriandersamen
1 Zweig frischer Oregano
1 l gefiltertes oder destilliertes Wasser
1 EL Meersalz oder anderes jodfreies Salz
450 g kleine Einlegegurken
70 ml Weißweinessig oder Apfelessig

Knoblauch, Frühlingszwiebeln, Senfkörner, Pfefferkörner, Koriandersamen, Oregano, Wasser und Salz in ein großes Glas oder einen Keramikbehälter geben und umrühren. Die Gurken hinzufügen und mit einem Teller oder anderen Objekt abdecken, damit das Einlegegut unter der Oberfläche der Lake bleibt. (Es ist in Ordnung, wenn manche Gewürze aufsteigen.)

Etwa 2 Wochen fermentieren lassen, bis das Gemüse einen säuerlichen Geschmack entwickelt hat. Essig hinzufügen, abdecken und in den Kühlschrank stellen. Pickles sind mehrere Wochen im Kühlschrank haltbar.

HAUPTGERICHTE

ZUCCHINISPAGHETTI MIT OREGANO-PESTO

Diese Neuinterpretation von Pasta mit Pesto besticht durch die antibakteriellen und antimykotischen Eigenschaften von Oregano (obwohl die hier verwendeten Blätter nicht ganz so potent sind wie das gereinigte essenzielle Öl), die *Akkermansia* anregenden Eigenschaften der Ölsäure im Olivenöl und die moderate Menge Inulin, das im Knoblauch enthalten ist. Dieses Oregano-Pesto eignet sich übrigens auch hervorragend als Salatdressing.

Für die Herstellung der »Nudeln« brauchen Sie einen Spiralschneider, der in vielen Kauf- und Küchenhäusern erhältlich ist. Sie können sich sogar ein wenig Arbeit sparen und bereits fertige Zucchinispaghetti kaufen, die in gut sortieren Supermärkten in der Tiefkühlabteilung oder im Kühlregal zu finden sind. Um die Feuchtigkeit der Zucchinispaghetti zu verringern (die die Soße wässrig machen kann), kann man sie bei Bedarf vor dem Kochen in Küchenpapier wickeln und ausdrücken, damit das überschüssige Wasser austritt.

Ergibt 2 Portionen

70 g rohe Pinienkerne
3 Knoblauchzehen
30 g Oregano, grob gehackt
2 EL Zitronensaft, frisch gepresst oder aus der Flasche
70 ml + 2 EL natives Olivenöl extra
25 g geriebener Parmesankäse
¼ TL Meersalz
schwarzer Pfeffer, frisch gemahlen, zum Abschmecken
450 g Zucchini, mit dem Spiralschneider zu Spaghetti geschnitten

Pinienkerne, Knoblauch, Oregano, Zitronensaft, 70 ml Olivenöl, Parmesankäse, Salz und Pfeffer in einen Mixer geben und zu einer homogenen Masse verarbeiten. Beiseitestellen.

2 EL Olivenöl in einer mittelgroßen bis großen Pfanne auf mittlerer bis hoher Stufe erhitzen, die Zucchini hineingeben und etwa 3 Minuten bissfest sautieren.
Das Pesto über die Zucchini geben und servieren.

INGWERHUHN

Hier eine Variante des chinesischen Küchenklassikers, die reich ist an präbiotischen Ballaststoffen.

Ich verwende Hähnchenschlegel, weil viele Fleischproduzenten und Metzger Hähnchenbrustfilets ohne Haut und Knochen anbieten, die für den Geschmack und gesundheitlichen Nutzen aber gerade wichtig sind. Sie sollten kein Hähnchenfleisch ohne Haut und Knochen kaufen. Wir schränken die Fettmenge natürlich nicht ein. Und Sie können aus den Knochen eine Suppe zubereiten.

Vorsicht bei der Wahl der Fischsoße, weil viele Marken ungesunde Zusätze enthalten.

ERGIBT 4 PORTIONEN

1,4 kg Hähnchenschlegel, mit Haut und Knochen
2 EL Kokosöl
5 Knoblauchzehen, zerdrückt
1 Stange Lauch, halbiert und in Scheiben geschnitten
110 g Shiitake-Pilze, in Scheiben geschnitten
6 Frühlingszwiebeln, weiße Teile dünn geschnitten, grüne Teile in ca. 2 cm dicke Streifen geschnitten
2½ EL glutenfreie Sojasoße, Tamari oder Kokos-Aminos-Würzsoße
2 EL frisch geriebener Ingwer oder 2 TL Ingwerpulver
2 EL Essig
1 EL Fischsoße

Den Ofen auf 190 °C Ober-/Unterhitze vorheizen.
Die Hähnchenschlegel auf ein Backblech legen und 45 Minuten backen.

In den letzten 10 Minuten der Backzeit das Kokosöl in einer großen Pfanne auf mittlerer bis hoher Stufe erhitzen. Knoblauch, Lauch, Pilze und weißen Anteil der Frühlingszwiebeln 4–5 Minuten anbraten, bis das Gemüse weich ist. Erst glutenfreie Sojasoße und Ingwer einrühren, dann Essig und Fischsoße. Grünen Anteil der Frühlingszwiebeln hinzugeben. Hähnchenschlegel mitsamt dem ausgetretenen Fleischsaft aus dem Ofen nehmen und in die Pfanne geben. Die Temperatur herunterschalten und alles 5 Minuten auf niedriger Stufe köcheln lassen. Die Hähnchenschlegel gelegentlich mit der Soße begießen.

ITALIENISCHER LINSENEINTOPF MIT SALSICCIA

Das Gemüse und die Linsen in dieser herzhaften Suppe sind reich an präbiotischen Ballaststoffen, die durch die *Akkermansia*-stimulierende Ölsäure im Olivenöl und die antimykotische Wirkung von Oregano ergänzt werden.

Linsen enthalten präbiotische Ballaststoffe in Form von Galactooligosacchariden, die zu den gesündesten Ballaststoffen überhaupt zählen. Zwiebel, Knoblauch und Rettich haben präbiotisches Inulin und werden durch das Capsaicin in der scharfen Soße ergänzt, die für zusätzlichen Pep sorgt (je nachdem, wie scharf die verwendete Soße ist und wie viel Schärfe Sie vertragen, können Sie die Dosis natürlich anpassen).

Ergibt 8 Portionen

35 ml natives Olivenöl extra
1 mittelgroße gelbe Zwiebel, gewürfelt
4 Knoblauchzehen, zerdrückt
350 g Salsiccia, in Scheiben geschnitten
1,5 l Hühnerbrühe oder Wasser
100 g Spinat, frisch oder gefroren, grob gehackt
1 Daikon-Rettich, in Scheiben geschnitten
2 Selleriestangen, in Scheiben geschnitten
200 g Linsen

1 Dose Tomatenwürfel (410 ml)
2 EL frischer Oregano, gehackt, oder 1 TL getrockneter Oregano
1 EL scharfe Soße
Meersalz und schwarzer Pfeffer, frisch gemahlen, zum Abschmecken

Das Öl in einer großen Bratpfanne bei mittlerer bis hoher Stufe erhitzen, dann Zwiebeln, Knoblauch und Salsiccia hineingeben. Abdecken und unter häufigem Umrühren 5–6 Minuten braten, bis die Salsiccia gar und die Zwiebelwürfel glasig sind.
Die Salsiccia-Mischung in einen großen Topf geben. Geflügelbrühe oder Wasser, Spinat, Rettich, Sellerie, Linsen, Tomaten, Oregano, Chilisoße, Salz und Pfeffer bei hoher Hitze hineingeben. Die Suppe aufkochen lassen, dann die Temperatur herunterschalten und zugedeckt 30 Minuten auf niedriger Stufe köcheln lassen, bis die Linsen weich sind.

SIZILIANISCHE PIZZA

Ich habe meine Version einer Pizza so weit modifiziert, dass man nicht wirklich von einer authentisch sizilianischen Pizza reden kann. Aber dieses Rezept zeigt, wie man eine Leibspeise so verändern kann, dass sie dazu beiträgt, das Mikrobiom aufzubauen, statt es zu zerstören.

Die Leinsamen und Flohsamenschalen im Teig und der vegetarische Belag aus Zwiebeln, Knoblauch, Champignons, Oregano und Basilikum sind darmfreundliche Zutaten. Um dem Mikrobiom einen zusätzlichen Schub zu geben, kann man sogar Inulin oder Akazienfasern in die Pizzasoße geben.

ERGIBT 4 PORTIONEN

BODEN
300 g Mandelmehl
60 g gemahlene Goldleinsamen

35 g Flohsamenschalen
2 Eier
½ TL Meersalz
120 g Frischkäse
120 g Mozzarella, gerieben oder in Scheiben geschnitten
125 ml Wasser

BELAG
4 EL natives Olivenöl extra, aufgeteilt
1 gelbe Zwiebel, gewürfelt
3 Knoblauchzehen, zerdrückt
120 g weiße Champignons, in Scheiben geschnitten
2 EL frischer Oregano, gehackt, oder 1 EL getrockneter Oregano
15 g frisches Basilikum, gehackt, oder 1½ EL getrocknetes Basilikum
2 EL Inulin- oder Akazienfaserpulver (optional)
170 g Pizzasoße
170 g Mozzarella, gerieben oder in Scheiben geschnitten

FÜR DEN BODEN:
Den Ofen auf 190 °C Ober-/Unterhitze vorheizen.
Mandelmehl, Leinsamen und Flohsamenschalen in eine große Schüssel geben und mischen. Eier hinzufügen und gut verrühren.
Frischkäse, Mozzarella und Wasser in eine mikrowellengeeignete Schüssel geben und 45 Sekunden in der Mikrowelle erhitzen. Die Käse- zur Mandelmehl-Mischung geben und alles gründlich vermengen.
Ein Backblech oder einen Pizzastein mit Backpapier auslegen. Den Teig mit den Händen oder einem großen Löffel gleichmäßig darauf verteilen, bis er etwa 1 cm dick ist, an den Rändern etwas höher. Die Hände in Wasser tauchen, um den Teig zu glätten.
18–20 Minuten backen bzw. so lange, bis der Teig langsam goldbraun wird. Aus dem Ofen nehmen.

FÜR DEN BELAG:
2 EL Olivenöl in einer mittelgroßen Pfanne auf mittlerer Stufe erhitzen und Zwiebelwürfel, Knoblauch und Pilze hineingeben. Anbraten, bis die Zwiebelwürfel glasig und die Champignons weich sind. Oregano und Basilikum hinzufügen, dann die Pfanne von der Herdplatte nehmen.
Das Gemüse auf dem vorgebackenen Pizzaboden verteilen. Falls Inulin- oder Akazienfaserpulver verwendet wird, dieses in die Pizzasoße rühren und die Soße gleichmäßig über dem Belag verteilen. Mit Mozzarella belegen.
Die Pizza wieder in den Ofen geben und in 15–18 Minuten fertigbacken, bis der Käse geschmolzen ist. Aus dem Ofen nehmen und in 8 Stücke schneiden.

LACHS MIT AVOCADO-LIMETTEN-SOSSE

Peppen Sie Ihren Lachs mit dieser Spezialsoße auf, die gleich drei gesundheitliche Vorteile in sich vereint: Ingwer, Koriandergrün und Koriandersaat (also Blätter und Samen derselben Pflanze) haben eine antibakterielle und antimykotische Wirkung, Avocado enthält präbiotische Ballaststoffe und die Ölsäure im Olivenöl unterstützt die *Akkermansia*-Kultivierung.

ERGIBT 2 PORTIONEN

1 Avocado, nur das Fruchtfleisch
3 EL natives Olivenöl extra
2 EL Limettensaft, frisch oder aus der Flasche
2 EL Zwiebeln, fein gehackt
15 g frisches Koriandergrün, gehackt
1 TL frisch geriebener Ingwer oder ½ TL Ingwerpulver
½ TL Korianderpulver
3 EL Weißweinessig
½ TL Salz
2 EL natives Olivenöl extra, alternativ: Butter
2 Lachsfilets (je 230 g)

Das Fruchtfleisch der Avocado mit 3 EL Olivenöl und Limettensaft, Zwiebeln, Koriandergrün, Ingwer, Korianderpulver, Essig und Salz in einen Mixer geben und zu einer glatten Masse verarbeiten. Beiseitestellen.
Den Lachs auf beiden Seiten mit Salz und Pfeffer würzen.
2 EL Öl in einer großen Pfanne auf mittlerer Stufe erhitzen. Die Lachsfilets mit der Haut nach oben ins Öl geben und 4–5 Minuten braten. Wenden und weitere 4–5 Minuten braten.
Den Lachs mit der Avocado-Limetten-Soße servieren.

RIND-SCHAWARMA MIT SPEZIAL-ZAZIKI

Bei Schawarma aus Rind (oder Lamm, Huhn, Schwein) profitieren Sie von den gesundheitlichen Vorteilen von Kreuzkümmel, Koriander, Nelken und Zimt, die zur Gewürzmischung Garam Masala verarbeitet werden.

Dieses Gericht ist außerdem eine gute Einsatzmöglichkeit für das Spezial-Zaziki (Rezept auf Seite 299), das die präbiotischen Ballaststoffe von Knoblauch mit der antimikrobiellen Wirkung von Minze und der probiotischen Kraft des selbstgemachten Joghurts kombiniert. Sie können das Schawarma in einen Kurkuma-Leinsamen-Wrap (Rezept auf Seite 317) wickeln oder einfach über ein wenig Blumenkohlreis geben. (Blumenkohlreis ist in einer Küchenmaschine oder per Hand zu einer körnigen Textur verarbeiteter Blumenkohl; viele Supermärkte bieten heute bereits fertigen Blumenkohlreis an, den man zu Hause nur noch dämpfen muss, eine große Zeitersparnis.)

Man kann sein eigenes Garam Masala herstellen, indem man zu gleichen Teilen eine Zimtstange, Kardamonkapseln, Kreuzkümmelsamen, Koriandersamen, Nelken und Pfefferkörner in eine Pfanne gibt und auf mittlerer Stufe erhitzt, bis die Gewürze zu duften beginnen (nach 3–5 Minuten). Anschließend verarbeitet man die Gewürze in einer Gewürzmühle zu Pulver.

Ergibt 4 Portionen

680 g Rindfleisch, in dünne Scheiben geschnitten (Rib Eye, Chuck-Eye – je fetter das Fleisch, umso besser)
125 ml natives Olivenöl extra

1 EL Weißweinessig
Saft von 1 Zitrone
1 TL Meersalz
¼ TL schwarzer Pfeffer, gemahlen
1 EL Garam Masala

Rindfleisch, Olivenöl, Essig, Zitronensaft, Salz und Pfeffer in eine große Schüssel geben, mischen und zudecken. 2 Stunden (oder länger) unter gelegentlichem Rühren ziehen lassen. Eine große Pfanne auf mittlerer Stufe erhitzen und die marinierten Fleischscheiben so hineingeben, dass sie den Pfannenboden einlagig bedecken. Ungefähr 3 Minuten braten, bis der gewünschte Gargrad erreicht ist. Das Garam Masala in die Mischung einrühren.
Das Fleisch vom Herd nehmen und über Blumenkohlreis geben oder in einen Kurkuma-Leinsamen-Wrap füllen, aufrollen und mit einem Esslöffel Zaziki toppen.

KURKUMA-LEINSAMEN-WRAP

Wenn Sie verschiedene Zutaten – Fleisch, Gurken, Tomaten, Zaziki usw. – in etwas einwickeln wollen, können Sie diesen einfachen und preisgünstigen Wrap verwenden statt auf getreidefreie Teigfladen zurückzugreifen, die es für viel Geld im Supermarkt gibt. Wir verwenden für diesen Wrap eine Prise Kurkuma, der antibakterielle und antimykotische Eigenschaften hat.

Ergibt 1 Wrap

60 g gemahlene Goldleinsamen
½ TL Zwiebelpulver
½ TL gemahlener Kurkuma
1 TL natives Olivenöl extra
1 Ei
1 EL Wasser
1 Prise Meersalz

Leinsamen, Zwiebelpulver, Kurkuma, Olivenöl, Ei, Wasser und Salz in eine kleine Schale geben und gründlich mischen. Eine 20 cm große, mikrowellengeeignete Kuchenform einfetten. Die Leinsamenmischung in die Form geben und gleichmäßig darauf verteilen. In der Mikrowelle 2–3 Minuten auf hoher Stufe erhitzen, bis der Teig gar ist. 5 Minuten abkühlen lassen und mit einem Teigwender aus der Form heben.

Alternativ den Teig in einer gefetteten, ofenfesten Kuchenform verteilen und 10 Minuten bei 190 °C backen, bis die Mitte gar ist. 5 Minuten abkühlen lassen und mit einem Teigwender aus der Form heben.

QUICHE MIT SPARGEL, LAUCH UND WEISSEN BOHNEN

Starten Sie mit einem Stück Quiche in den Tag, die dank Zwiebeln, Knoblauch, Lauch und weißen Bohnen viele präbiotische Ballaststoffe enthält. Dieses Rezept zeigt auch, wie man ohne Weizenmehl oder andere Getreidesorten einen schmackhaften Quiche-Boden herstellen kann.

Ergibt 8 Portionen

TEIG

150 g Mandelmehl (oder gemahlene Walnüsse oder Pekannüsse)
60 g gemahlene Goldleinsamen
60 g Butter oder Kokosöl, geschmolzen
60 ml Wasser
½ TL Meersalz

FÜLLUNG

2 EL Olivenöl, Butter oder Kokosöl
1 gelbe Zwiebel, gewürfelt
4 Knoblauchzehen, zerdrückt
1 Stange Lauch, halbiert und in Scheiben geschnitten
450 g Hackfleisch vom Schwein (oder Rind oder Geflügel)

40 g gekochte weiße Bohnen
60 ml Brühe
1 EL getrockneter Oregano
1 EL getrocknetes Basilikum
250 g frischer oder gefrorener Spargel, grob gehackt
8 Eier
1 TL Meersalz
schwarzer Pfeffer, frisch gemahlen, zum Abschmecken

Den Ofen auf 175 °C Ober-/Unterhitze vorheizen. Eine Tarteform mit einem Durchmesser von 25 cm einfetten.
Für den Teigboden Mandelmehl, Leinsamen, Butter, Wasser und Salz in eine Schüssel geben und gründlich verrühren. Die Mischung in die gefettete Form geben und mit einem Löffel oder Pfannenwender gleichmäßig darauf verteilen. Falls nötig mit Wasser anfeuchten, um den Teig zu glätten. Der Rand sollte mindestens 2,5 cm hoch sein.
In den Ofen geben und 15–18 Minuten backen bzw. so lange, bis der Teigboden goldbraun wird. Aus dem Ofen nehmen und abkühlen lassen.
In der Zwischenzeit das Olivenöl in einer großen Pfanne auf mittlerer Stufe erhitzen und Zwiebeln und Knoblauch 3–5 Minuten anbraten, bis sie weich und glasig sind. Lauch und Fleisch hinzufügen und während des Anbratens verteilen und auflockern. Bohnen, Brühe, Oregano und Basilikum hinzugeben, abdecken und gelegentlich umrühren, bis das Fleisch gar ist. Die Pfanne vom Herd nehmen, den Deckel abnehmen und 10 Minuten abkühlen lassen.
Spargel, Eier, Salz und Pfeffer in eine große Schüssel geben und mischen. Die Fleischmischung zur Eimischung geben und gründlich verrühren. Dann den gesamten Inhalt der Schüssel auf den abgekühlten Tarte-Boden geben und im Ofen nochmals 35 Minuten backen bzw. bis die Eier gestockt sind.

YAKISOBA-NUDELN

Wenn Sie schon einmal Yakisoba-Nudeln in einem japanischen Restaurant gegessen haben, wissen Sie, dass sie nicht nur satt und glücklich machen, sondern aufgrund ihres Umami-Geschmacks eine wahre Geschmacksexplosion sind. Aber weil wir nicht die Probleme bekommen wollen, die durch den Verzehr von Weizen- oder Buchweizennudeln entstehen können, verwenden wir Shirataki-Nudeln, die aus der Konjac-Wurzel gewonnen werden, die den präbiotischen Ballaststoff Glucomannan enthält. Shirataki-Nudeln sind sehr kohlenhydratarm (3 Gramm oder weniger pro 225-Gramm-Packung). Kaufen Sie Shirataki ohne zugesetzten Tofu, der aus Soja besteht, den wir gerade zu vermeiden versuchen. Sie können auch Spiralnudeln bzw. -Spaghetti aus Kohlrabi oder Palmherzen verwenden.

Shirataki-Nudeln nehmen die Aromen der Zutaten auf, mit denen sie gekocht werden, und haben wenig bis gar keinen Eigengeschmack. Lassen Sie sich also nicht durch den sonderbaren Geruch beirren, der Ihnen vielleicht aus der Packung entgegenströmt, weil er nach kurzem Abspülen verschwindet.

Shirataki-Nudeln eignen sich am besten für asiatische Speisen, obwohl man natürlich auch italienische und andere Gerichte damit zubereiten kann. Wählen Sie Ihre Austern- oder Fischsoße sorgfältig aus, weil viele Produkte unerwünschte Zutaten oder Zusätze enthalten; die Marke Thai Kitchen, die vielerorts erhältlich ist, ist eine gute Wahl.

ERGIBT 2 PORTIONEN

60 ml Kokosöl
450 g Hackfleisch vom Schwein (oder Rind oder Geflügel)
4 Knoblauchzehen, zerdrückt oder zerstoßen
115 g frische Shiitake-Pilze, ohne Strünke, die Hüte in Streifen geschnitten
5 Frühlingszwiebeln, in Scheiben geschnitten, die weißen und grünen Teile getrennt
1 EL geriebener frischer Ingwer oder ein Teelöffel Ingwerpulver
1 EL Sesam
½ TL rote Chiliflocken

2–3 EL glutenfreie Sojasoße, Tamari oder Kokos-Aminos-Würzsoße
2 EL geröstetes Sesamöl
1 ½ EL Austern- oder Fischsoße
2 Packungen (jeweils 225 g) Shirataki-Nudeln

Das Öl in einem Wok oder einer großen Pfanne auf mittlerer Stufe erhitzen. Hackfleisch, Knoblauch, Pilze, den weißen Anteil der Frühlingszwiebeln, Ingwer, Sesam und Chiliflocken hineingeben und braten, bis das Fleisch gar ist. (Sie können etwas Wasser zugeben, falls die Mischung zu trocken wird.) Die Hitze herunterschalten, Sojasoße, Sesamöl, Austernsoße und den grünen Anteil der Frühlingszwiebeln einrühren und 1–2 Minuten auf niedriger Stufe weitergaren.
In der Zwischenzeit 1 l Wasser in einem großen Topf zum Kochen bringen. Die Nudeln unter kaltem fließendem Wasser etwa 15 Sekunden in einem Sieb abbrausen und gut abtropfen lassen. Die Nudeln in das kochende Wasser geben und 2–3 Minuten kochen. In ein Sieb geben, abtropfen lassen und zur Fleischmischung in den Wok bzw. die Pfanne geben. Alles durch Schütteln vermischen und servieren.

DESSERTS

FROZEN YOGURT MIT CHOCOLATE CHIPS

Für unseren Frozen Yogurt verwenden wir keine Eismaschine, weil die mechanische Einwirkung bei der Zubereitung die probiotischen Mikroben in unserem Joghurt zerstören kann. Verwenden Sie den Joghurt, der die Wirkung hervorruft, die Sie erzielen möchten.

Ergibt 2 Portionen

375 g Joghurt nach Wahl
1 EL ungesüßtes Kakaopulver

1 ½ EL Zartbitter-Schokotropfen (ohne Soja-Lecithin, alternativ: Zartbitterschokolade ohne Emulgatoren, mit einem Wiegemesser zerkleinert)
Süßungsmittel, das 3 EL Zucker entspricht
Optional: 1 TL Inulin-/FOS-, Akazienfaserpulver oder ein anderes Präbiotikum in Pulverform

Joghurt, Kakaopulver, Schokotropfen, Süßungsmittel und optional das Präbiotikum in eine Schüssel geben und gründlich verrühren. Die Masse mindestens 1 Stunde in der Gefriertruhe fest werden lassen.

ERDBEER-BLITZEIS

Mit dieser Methode können Sie ohne großen Aufwand Ihr eigenes Eis herstellen. Damit dieses zeitsparende Rezept funktioniert, müssen die Erdbeeren (oder anderes Obst) gefroren sein. So erhalten Sie in Rekordzeit eine Schale Eiscreme ganz ohne die künstlichen Zusätze, die in herkömmlichen Produkten enthalten und schlecht für die Darmschleimhaut und das Mikrobiom sind.

Ergibt 2 Portionen

225 g Schlagsahne oder Kokosmilch aus der Dose
160 g gefrorene Erdbeeren oder anderes (Beeren-)Obst
1 grüne unreife Banane, geschält und grob gehackt
Süßungsmittel, das 1 EL Zucker entspricht
½ TL Vanilleextrakt

Schlagsahne, Beeren, Banane, Süßungsmittel und Vanille in einen Mixer geben und zu einer glatten Masse verarbeiten. Sofort servieren.

NELKEN-SCONES

Das Eugenol der Nelken zählt zu den potentesten natürlich vorkommenden Ölen, die die Mukusbarriere des Darms stärken – eine Wirkung, die durch die Proliferation von Bakterienarten erreicht wird, die die Mukusbildung anregen. Hier ist ein schmackhafter Scone mit dem Aroma, Geschmack und dem gesundheitlichen Nutzen gemahlener Nelken. Um den präbiotischen Ballaststoffgehalt auf 2 Gramm pro Scone zu erhöhen, können Sie 4 TL Inulin oder Akazienfasern zu den trockenen Zutaten geben.

ERGIBT 8 SCONES

SCONES
300 g Mandelmehl
60 g gemahlene Goldleinsamen
2 EL gemahlene Flohsamenschalen
½ TL Nelkenpulver
2 TL Natron
Süßungsmittel, das 200 g Zucker entspricht
1 Prise Meersalz
4 TL Inulin oder Akazienfasern (optional)
1 Ei
250 g Schlagsahne oder Kokosmilch aus der Dose
110 g Butter, geschmolzen

VANILLEGLASUR
50 g Xylit
2 EL Schlagsahne oder Kokosmilch aus der Dose
1 EL Kokosöl
1 TL Vanilleextrakt

Den Ofen auf 175 °C Ober-/Unterhitze vorheizen. Ein Backblech mit Backpapier auslegen.
Mandelmehl, Leinsamen, Flohsamenschalen, Nelkenpulver, Natron, Süßungsmittel, Salz und das optionale Präbiotikum in eine große Schüssel geben und gründlich mischen.

Ei, Schlagsahne und Butter in einer kleinen Schüssel schaumig schlagen. Die Eimischung zur trockenen Mischung geben und zu einer teigartigen Konsistenz verarbeiten.
Den Teig auf dem Backblech verteilen und zu einem ca. 2 cm hohen Kreis mit einem Durchmesser von etwa 18 cm formen. Mit einem Messer oder einer Spachtel den Teig (wie eine Pizza) in acht Segmente schneiden.
Die Scones 30 Minuten backen, bis ein eingesetzter Zahnstocher trocken entnommen werden kann. Abkühlen lassen.
Für die Glasur Xylit, Schlagsahne, Kokosöl und Vanilleextrakt in einem kleinen Topf auf niedriger Stufe erhitzen und gelegentlich umrühren, bis sich Schaum bildet. Von der Herdplatte nehmen und abkühlen lassen.
Die abgekühlten Scones mit der Vanilleglasur beträufeln.

KÄSEKUCHEN MIT HIMBEEREN

Selbst wenn Ihre unmittelbare Umgebung – Familie, Freunde, andere Personen in Ihrem sozialen Umfeld – kein Interesse an dem gesundheitlichen Abenteuer hat, auf das Sie sich einlassen, gibt es immer noch schmackhafte Mittel und Wege, wie Sie sich auch bei besonderen Gelegenheiten ausreichend präbiotische Ballaststoffe zuführen können (Pektin aus den Heidelbeeren, zusätzliches FOS/Inulin in der Füllung). Sie können diesen Kuchen mit Freunden und Familie teilen, und wahrscheinlich wird niemand außer Ihnen merken, dass sie gerade eine deutlich gesündere Alternative essen als die herkömmliche Variante aus Getreide und Zucker.

ERGIBT 8 PORTIONEN

BODEN
150 g gemahlene Pekannüsse, Walnüsse oder Mandeln (oder Mandelmehl)
4 EL Butter, geschmolzen
1 Prise Meersalz

FÜLLUNG UND BELAG
480 g Himbeeren, frisch oder gefroren, aufgeteilt
125 ml Wasser
450 g Frischkäse, auf Zimmertemperatur erwärmt
125 g saure Sahne
2 TL FOS-/Inulin-Pulver
Süßungsmittel, das 100 g Zucker entspricht

Den Ofen auf 190 °C Ober-/Unterhitze vorheizen. Eine Tarteform mit einem Durchmesser von 22 cm einfetten.

FÜR DEN BODEN:
Gemahlene Nüsse, Butter und Salz in eine Schüssel geben und gut mischen.
Die Nussmischung in die Form geben, gleichmäßig auf dem Boden verteilen und einen etwa 1 cm hohen Rand bilden. Ca. 10 Minuten backen, bis der Teig leicht gebräunt ist. Den Ofen auf 165 °C herunterschalten.

FÜR DIE FÜLLUNG UND DEN BELAG:
190 g Himbeeren und Wasser in einen kleinen oder mittelgroßen Topf geben und auf mittlerer Stufe erhitzen. Aufkochen und 1 Minute unter Rühren köcheln lassen, dann von der Herdplatte nehmen. Die Himbeeren mit einem Stabmixer pürieren oder mit einem Löffel zu Mus zerdrücken.
Frischkäse, saure Sahne, FOS/Inulin und Süßungsmittel in eine große Schüssel geben und gründlich verrühren.
Ungefähr die Hälfte der Himbeermischung zur Frischkäsecreme geben und mit einem Stabmixer zu einer glatten Masse verarbeiten. Den Teig gleichmäßig mit der Himbeer-Frischkäse-Creme bestreichen und 15 Minuten backen. Den Käsekuchen aus dem Ofen nehmen und auf Zimmertemperatur abkühlen lassen.
Das verbleibende Himbeerpüree auf dem Käsekuchen verteilen und mit den restlichen Heidelbeeren garnieren.

MAHLZEITENPLAN FÜR DREI TAGE MIT EINKAUFSLISTEN

Dieser beispielhafte Mahlzeitenplan basiert auf den im letzten Abschnitt vorgestellten Rezepten, um Ihnen einen guten Start in das Vier-Wochen-Programm zu ermöglichen. Obwohl Sie in diesem Zusammenhang einige einschneidende Veränderungen Ihrer Essgewohnheiten vornehmen müssen, werden Sie schnell erkennen, dass es viele gesunde und leckere Gerichte gibt, die Sie ausprobieren können, während Sie ein gesundes Mikrobiom aufbauen und pflegen. Jetzt, da Sie sich keinen Weizen und damit auch keine Gliadin-abgeleiteten Opioid-Peptide mit appetitanregender Wirkung mehr zuführen, die Menge an sättigenden Fetten oder Ölen nicht mehr einschränken und vielleicht sogar schon das *L.-reuteri*-Joghurt essen, das über Oxytocin den Appetit zügelt, werden Sie vielleicht feststellen, dass drei Mahlzeiten am Tag zu viel sind. Viele Menschen, die sich auf diese Weise ernähren, nehmen maximal zwei Mahlzeiten am Tag zu sich. Hören Sie auf Ihr Bauchgefühl und essen Sie nur dann, wenn Sie wirklich Appetit haben und nicht, weil es Zeit zum Essen ist.

Wenn Sie möchten, können Sie natürlich weiterhin die Dinge essen, die Ihnen schmecken – sofern sie darmfreundlich sind. Sie werden höchstwahrscheinlich kein Rezept benötigen, um sich zum Frühstück drei Spiegeleier mit einigen Scheiben Schinken zuzubereiten, garniert mit etwas Chilisoße (die wegen des enthaltenen Capsaicins eine positive Wirkung auf das Mikrobiom hat) und einer kleinen Portion schwarze Bohnen, die präbiotische Ballaststoffe enthalten.

Machen Sie es sich zur Gewohnheit, sich mit jeder Mahlzeit eine Form von präbiotischem Ballaststoff zuzuführen. Sie könnten zum Beispiel 1 TL Inulin oder Akazienfaser in Ihren Joghurt oder Smoothie rühren. Geben Sie einige Bohnen, Erbsen oder andere Hülsenfrüchte in Ihr Omelett, Ihren Salat oder essen Sie sie als Beilage. Geben Sie Spargel, Lauchringe, Avocadoscheiben oder Löwenzahn oder auch fein aufgeschnittene rohe Kartoffel in Ihren Salat.

Auf diesen Mahlzeitenplan folgt eine Einkaufsliste. Lassen Sie sich von der Menge der Zutaten nicht verunsichern – Sie füllen Ihren Vorratsschrank mit gesünderen Alternativen. Sobald Sie sich mit diesen neuen Gewohnheiten vertraut gemacht haben, werden Sie nicht mehr so viele neue Lebensmittel kaufen müssen.

TAG 1

FRÜHSTÜCK

- Joghurt mit *L. reuteri* + *B. coagulans*, 25 g Heidelbeeren und einem Spritzer flüssiger Stevia
- Grüner Tee mit Nelken

MITTAGESSEN

- Salat aus Löwenzahn und roher Kartoffel mit Avocado-Limetten-Dressing
- Steckrübenpommes mit Chilisoße

ABENDESSEN

- Sizilianische Pizza
- Erdbeer-Blitzeis

TAG 2

FRÜHSTÜCK

- Quiche mit Spargel, Lauch und weißen Bohnen
- Grüner Tee mit Nelken

MITTAGESSEN

- Champignoncremesuppe
- Nelken-Scones

ABENDESSEN

- Lachs mit Avocado-Limetten-Soße
- Mokka-Minz-Kefir

TAG 3

FRÜHSTÜCK

- Matcha-Smoothie mit Erdbeeren und Limette
- Grüner Tee mit Nelken

MITTAGESSEN

- Kräuter-Focaccia belegt mit Speck, Salat und Tomate (oder eine andere Kombination aus Fleisch und Gemüse)
- Lebkuchen-Kaffee

ABENDESSEN

- Rind-Schawarma mit Spezial-Zaziki
- Fermentierte gegrillte Paprikas (mindestens 72 Stunden fermentiert)
- Käsekuchen mit Himbeeren

EINKAUFSLISTEN

HÄUFIG VERWENDETE LEBENSMITTEL

Dies sind die Lebensmittel, die Sie oft benötigen werden und von denen Sie daher einen Vorrat anlegen sollten. Lassen Sie sich nicht von den anfänglichen Kosten verunsichern – wahrscheinlich werden Sie Ihren Kühlschrank und Ihre Speisekammer zunächst mit vielen neuen Dingen auffüllen müssen. Mit der Zeit werden Sie feststellen, dass diese Lebensweise nicht teurer ist als herkömmliche Essgewohnheiten, möglicherweise werden Sie sogar Geld sparen, weil Sie weniger Appetit haben und deshalb deutlich weniger essen werden.

Die folgende Liste enthält *nicht* die Zutaten für die drei Beispieltage; die Listen dafür finden Sie direkt im Anschluss.

- Akazienfasern
- Butter
- Chilisoßen
- Fructooligosaccharid-Pulver (FOS-Pulver)
- Gemahlene Flohsamenschalen
- Gemahlene Goldleinsamen
- Grüner Tee (Teebeutel oder lose Blätter)
- Inulinpulver
- Knoblauchzehen
- Kokosmilch (Dosen)
- Kokosöl
- Kräuter und Gewürze (frisch und/oder getrocknet) – Basilikum, Oregano, Rosmarin, Muskat, Zimt, Koriander, Cayennepfeffer oder eine

andere scharfe Chilisorte, Kurkuma, Kreuzkümmel, Currypulver, Garam Masala, Thymian, Ingwer
- Mandelmehl
- Natives Olivenöl extra
- Nelken, ganz
- Süßungsmittel (siehe Liste empfehlenswerter Zuckeraustauschstoffe auf Seite 355)
- Vollmilch (oder ein anderes Medium für Ihren Joghurt)

Hier sind die Zutaten, die Sie neben der eben genannten Liste benötigen, um den Mahlzeitenplan von oben umsetzen zu können:

TAG 1

- Avocados
- Eier
- Erdbeeren, gefroren
- Koriandergrün, frisch
- Frischkäse
- Geriebener Parmesankäse
- Heidelbeeren, frisch oder gefroren
- Limette
- Löwenzahn
- Mozzarella
- Pizzasoße
- Rohe weiße Kartoffeln
- Rote Zwiebel
- Scharfe Chilisoße
- Schlagsahne
- Speck
- Weiße Champignons
- Steckrüben
- Weißweinessig
- Zwiebelpulver

TAG 2

- Avocado
- Eier
- Gekochte weiße Bohnen
- Gelbe Zwiebeln
- Hackfleisch (vom Schwein, Rind oder Geflügel)
- Hühner- oder Gemüsebrühe
- Hühner- oder Rinderbrühe
- Kakaopulver, ungesüßt
- Kefir
- Kokosmilch (Dose)
- Koriandergrün, frisch
- Lachsfilets
- Lauch
- Löslicher Bohnenkaffee
- Minzextrakt
- Natron
- Spargel, frisch oder gefroren
- Süßungsmittel nach Wahl (siehe Liste empfehlenswerter Zuckeraustauschstoffe auf Seite 355)
- Weiße Champignons
- Weißweinessig

TAG 3

- Blattsalat
- Dill oder Minze, frisch
- Eier
- Frischkäse
- Gemahlene Pekannüsse, Walnüsse oder Mandeln (oder Mandelmehl)
- Gurke
- Heidelbeeren, frisch oder gefroren
- Himbeeren, frisch oder gefroren
- Lorbeerblatt

- Matcha-Teepulver
- Minzblätter
- Mozzarella, gerieben
- Paprikas
- Rindfleisch
- Saure Sahne
- Schwarze oder Kalamata-Oliven
- Sonnengetrocknete Tomaten
- Speck
- Tomate
- Zitrone
- Zitronensaft, frisch gepresst oder aus der Flasche
- Zwiebelpulver

NACHWORT: REGEN SIE SICH ÜBER KLEINIGKEITEN AUF

Im Gegensatz zum wohlgemeinten Rat glaube ich, dass man sich *durchaus* über Kleinigkeiten aufregen sollte.

Selbstverständlich möchte ich nicht, dass Sie schlaflose Nächte verbringen, weil Sie an die kleinen Tierchen denken, die in Ihrem GI-Trakt leben – so wie vielleicht damals, als Sie erfuhren, dass Milben in Ihrer Matratze hausen. Aber so, wie wir den heutigen Lebensumständen Rechnung tragen und beispielsweise auf die Menschen aufpassen müssen, die beim Autofahren Kurznachrichten versenden und dabei von der Fahrspur abkommen, müssen wir achtsam mit den Mikroorganismen umgehen, die unseren Darm besiedeln, nachdem wir diesen Mikrokosmos völlig zerstört haben.

Das vollkommen Verrückte und Verstörende an der ganzen Sache ist, dass Billionen von Kleinstlebewesen, die weder Gehalt beziehen noch Steuern zahlen, sich deutlich stärker auf Ihr Leben auswirken als Ihr Hausarzt; sie sind viel wichtiger als jedes Nahrungsergänzungsmittel, das Sie einnehmen, und sie stehen Ihnen näher als jeder Mensch, den Sie je geliebt haben. Sie spielen für Ihr Leben eine wesentliche und intime Rolle. Und dennoch haben die meisten von uns in der jüngsten Menschheitsgeschichte nichts anderes getan als sie niederzuknüppeln.

Infolgedessen haben sie bei sehr vielen von uns eine Revolte angezettelt. Sie nennen es vielleicht Colitis ulcerosa, Rosacea, Panikanfälle oder unerwartete akute Darmbewegungen, die gerade dann auftreten, wenn man sie am wenigsten brauchen kann. Aber es sind nicht Sie, es ist kein Mangel an verschreibungspflichtigen Medikamenten, es ist kein Pech – es sind jene Mikroorganismen, die selbst in diesem Augenblick jede Bewegung verfolgen, die Sie machen, jeden Bissen, jeden Gedanken, mag er gut oder schlecht sein.

Sie sind in vielerlei Hinsicht ein kumulativer Spiegel Ihrer gesamten Lebenserfahrungen: schlechte Essgewohnheiten, Antibiotika gegen Ihre Blasenentzündung 1998, zu viel Bier während des Studiums, die Antibabypille, die Sie zehn Jahre lang einnahmen, bevor Sie Kinder bekamen, die schmerzhafte Scheidung 2005, das viele emulgatorhaltige Erdbeereis, das Sie in den zwei Jahren danach aßen, weil Sie sich einsam und unglücklich fühlten.

Es ist daher gefährlich, sich *nicht* über Kleinigkeiten aufzuregen. Das heißt nicht, dass Sie sich über jede flapsige Bemerkung eines schlechtgelaunten Kollegen oder einen misslungenen Haarschnitt aufregen sollen. Ich will auch nicht sagen, dass die Körperhygiene Ihres halbwüchsigen Sohnes oder seine Internetgewohnheiten Ihnen den Schlaf rauben sollen. Ich meine vielmehr, dass Sie die körperlichen Symptome zur Kenntnis nehmen sollen, die auf Milliarden von Darmmikroben zurückzuführen sind, die mit Ihnen »reden«, die nicht nur Ihre Niederlagen mit Ihnen teilen, sondern auch Ihre Erfolge, die allzu oft von einem Glas Sekt begleitet werden, und die dem mikrobiellen Desaster erliegen, wenn ein Arzt, der sich der Konsequenzen für das Mikrobiom nicht bewusst ist, Ihnen Statine, Antibiotika (»nur zur Sicherheit«, falls Sie einen bakteriellen Infekt haben), Magensäureblocker oder Entzündungshemmer verschreibt.

Alle diese Faktoren spielen eine Rolle. Aber die Lösung findet sich nicht in einer Tablettenschachtel. Ein Medikament wird akuten Stuhldrang nicht lindern (zumindest nicht ohne unerwünschte Nebenwirkungen), eine Operation wird Ihre Magengröße nicht auf gesunde Weise verkleinern, ein Antidepressivum wird Ihre Stimmung nicht auf natürliche Weise heben, und Antibiotika werden nicht die Mikroben töten, die die Darmwand überwunden und einen divertikulären Abszess gebildet haben, ohne die guten »Tierchen« zu dezimieren, die die Ursache für die Divertikulitis heilen könnten.

Niemand von uns kennt alle Antworten oder weiß genau, wie man den Schaden rückgängig machen kann, den wir dem modernen menschlichen Mikrobiom angetan haben. Aber neue Erkenntnisse erreichen uns in nie dagewesener Geschwindigkeit. So wie die Technologie sich in schwindelerregender Geschwindigkeit weiterentwickelt und mehr Geräte und Innovationen hervorbringt als man sich vorstellen kann – wie viele Smartphone-Apps braucht man eigentlich? –, so offenbaren sich die Antworten in der Welt des Mikrobioms. Es vergeht kein Tag, an dem sich nicht eine – oder zehn – neue Lektionen präsentieren und uns zum Nachdenken veranlassen, wie diese Information möglicherweise ein neues Schlaglicht auf unser gestörtes Mikrobiom wirft.

Stellen wir nun eine Frage, die weit mehr umspannt als die Korrektur alter Missstände: Können wir nicht mehr tun als nur die Fehler zu beheben, die wir im Laufe des Lebens begangen haben, können wir unsere Situation möglicherweise *verbessern* und wichtige Aspekte wie Gesundheit, Wohlbefinden, Körpergewicht und -komposition und eine positive Einstellung auf eine *höhere* Stufe heben, wenn wir die Tatsache anerkennen würden, dass es nicht ausreicht, sich gesund zu ernähren und ein Probiotikum einzunehmen, um all dies zu erzielen?

Ich glaube, dass wir das können.

So revolutionär und aufschlussreich einige Konzepte in *Neustart für den Darm* sind, ich sehe eine Parallele zwischen unserem aktuellen Verständnis des menschlichen Mikrobioms und der frühen Arbeit des Automobil-Pioniers Henry Ford, der über sein Modell T sagte: »Jeder Kunde kann ein Auto in jeder beliebigen Farbe haben, solange die Farbe schwarz ist.« Das waren die bescheidenen Anfänge, und jetzt gibt es Teslas, selbstfahrende Pkw, bemannte Raumfahrt und andere Transportmöglichkeiten, die sich Ford wahrscheinlich nicht hätte vorstellen können. Ich glaube, dass wir uns in einer ähnlichen Situation befinden – das heutige Mikrobiom entspricht dem Modell T von 1908, das mit einer Kurbel gestartet wurde und Rauchschwaden hinter sich herzog. Die Gesundheitskonzepte entwickeln sich sehr schnell und werden voraussichtlich in den nächsten Monaten und Jahren wirksame und nachhaltige Lösungen hervorbringen. Während es über ein Jahrhundert dauerte, bis aus einem schwarzen Ford Modell T für 400 Dollar (ca. 384 Euro) ein modernes, in vielen Farben erhältliches, computergesteuertes E-Auto werden konnte, wage ich die Prognose, dass es nur wenige Jahre dauern wird, bis wir das Äquivalent eines selbstfahrenden Autos haben, das uns zielsicher zu unserer mikrobiellen Gesundheit bringt.

Wir können aber schon jetzt wirklich Beeindruckendes erreichen, wenn wir unser Mikrobiom mit Sinn und Verstand steuern. Wer hätte noch vor einigen Jahren gedacht, dass wir eine Reihe positiver Effekte wie glattere Haut, mehr Kraft und Muskelspannung, eine höhere Knochendichte, mehr Empathie, eine Reduktion des Bauchumfangs und auftretender Angstzustände erzielen können, indem wir unserem internen Ökosystem einfach eine Mikrobe wiederzuführen? Oder Blutzucker und Blutdruck senken und andere metabolische Vorteile erreichen können – gesundheitliche Korrekturen, die nach Auffassung vieler Menschen weltweit nur durch verschreibungspflichtige Medikamente erzielt werden können?

Schon bald werden wir eine Fülle faszinierender neuer Ideen, Produkte und Praktiken erleben, die uns helfen werden, das mikrobielle Universum in uns besser zu steuern, beispielsweise:

- Probiotika der zweiten Generation mit Schlüsselarten und -stämmen, die die Wirksamkeit des Präparats verbessern und unsere aktuell minimal wirksamen Probiotika ablösen werden. Es ist vorstellbar, dass wir künftig eine mehrwöchige Therapie mit Probiotika vornehmen, die anschließend unseren GI-Trakt für den Rest des Lebens besiedeln. Eine wachsende Zahl von Probiotika wird auch interaktive Gilden- oder Konsortieneffekte nutzen, also die »Kollaboration« der Mikroben untereinander, um einen synergistischen metabolischen Nutzen für die Bakterien und den Wirt zu erzielen.
- Die Produktion von »Probiotika der dritten Generation«, wie ich sie nenne, die Schlüsselmikroben mit nichtmikrobiellen Faktoren kombinieren, um potentere Wirkungen zu erzielen, die das Mikrobiom formen.
- Zielgerichtete Probiotika, die SIBO und SIFO ohne Antibiotika oder Antimykotika beseitigen. Diese Ansätze werden die »Macht des Normalen« hervorbringen. Ich glaube, dass mein SIBO-Joghurt ein Schritt in diese Richtung sein kann.
- Die Pflege und Behandlung des Mikrobioms wird die bevorzugte Methode sein, um so verschiedene Krankheiten wie Typ-2-Diabetes, rheumatoide Arthritis oder Parkinson zu behandeln. Stellen Sie sich nur einmal vor, welche Konsequenzen es hätte, wenn man eine Depression oder Angststörung durch Heilung des Mikrobioms verbessern könnte – es ist vorstellbar, dass einige schwere psychische und affektive Störungen leichter und wirksamer durch eine zielgerichtete Therapierung des Mikrobioms behandelt werden können, wodurch die Einnahme zahlreicher wirkungsloser, toxischer, kostspieliger Medikamente wegfiele.
- Ein geringerer Bedarf an vielen Vitaminpräparaten und das Verschwinden der damit verbundenen Mangelzustände durch die Kul-

tivierung von Bakterienarten, die Vitamine wie B_1, B_2, B_3, B_6, B_9 (Folsäure), B_{12} und K_2 produzieren. In absehbarer Zukunft werden Frauen in gebärfähigem Alter, die ihre Darmflora ins Gleichgewicht bringen – indem sie die Population an nicht nährstoffproduzierenden Enterobacteriaceae-Spezies verringern und nährstoffproduzierende *Lactobacillus*- und *Bifididobacterium*-Arten vermehren –, vielleicht nicht mehr auf Getreideprodukte angewiesen sein, um sich genügend Folsäure zuzuführen, sondern können sich darauf verlassen, dass sie über genügend Mikroorganismen verfügen, die dieses Vitamin für sie bilden.

- Lebensmittelunverträglichkeiten und Allergien werden der Vergangenheit angehören, weil wir lernen, die Mikroben zu steuern, die solche Reaktionen verursachen.
- Krankheiten, die mit der Akkumulation potenziell schädlicher Metaboliten assoziiert sind, beispielsweise Harnsäure bei Gicht oder Oxalate bei Nierensteinen, können durch spezifische Manipulationen des Mikrobioms kontrolliert werden.

Könnten wir noch einen Schritt weitergehen und die »normale« menschliche Gesundheit bzw. das »normale« menschliche Verhalten sogar noch *verbessern*? Wäre es möglich, das menschliche Mikrobiom so zu verändern und zu optimieren, dass wir indigene Völker wie die Hadza oder Yanomami mit ihren unbelasteten Mikrobiomen in Sachen Gesundheit und Fitness sogar noch übertrumpfen könnten? Können wir beispielsweise mikrobielle Strategien entwickeln, die unser Gedächtnis, unsere Energie und körperliche Leistungsfähigkeit steigern? Ich glaube, dass wir nur einige Schritte – oder Joghurtzubereitungen – davon entfernt sind.

Angesichts der Geschwindigkeit, mit der ständig neue Fortschritte gemacht werden, werden Sie und ich vielleicht die Entstehung von Techniken zur Steuerung des Mikrobioms erleben, um ungeahnte mentale Fähigkeiten zu entwickeln, so wie Bradley Cooper in dem Film *Ohne Limit*, oder Erschöpfung und Depressionen zu beseitigen – wird Ihnen jetzt das unglaubliche Ausmaß der Veränderungen bewusst, die eines Tages vielleicht möglich sein werden?

Aber bevor wir auch nur einen dieser erstaunlichen Vorteile realisieren können, müssen wir erst das Monster besiegen, das wir in uns haben, und dann müssen wir das wundersame, wunderbare Gebilde, das sich unter dem Zwerchfell befindet, alle möglichen peinlichen Geräusche macht und ein Endprodukt hinterlässt, das wir (hoffentlich) jeden Tag in die Toilettenschüssel verabschieden, umstrukturieren, neu aufbauen und schließlich verbessern.

KÖNNEN SIE 40 JAHRE ALT BLEIBEN … DIE NÄCHSTEN 60 JAHRE LANG?

Niemand hat bis jetzt den Code geknackt, wie man das Leben um 20, 50 oder 100 Jahre verlängert. Natürlich wird allerlei behauptet, aber gibt es handfeste Beweise? Von Würmern und Mäusen einmal abgesehen gibt es keinen Beweis, dass Menschen länger leben können, indem sie bestimmte Strategien anwenden. Und bedeutet ein längeres Leben, dass man auf einen Gehstock oder Rollator angewiesen ist und Gedächtnislücken bekommt, bis man nicht einmal mehr seine eigenen Angehörigen und Freunde erkennt, dass man so gebrechlich ist, dass man selbst für die einfachsten Alltagsverrichtungen auf fremde Hilfe angewiesen ist? Unser Ziel ist nicht die Verlängerung der Lebensspanne, sondern die Verbesserung der Lebensqualität, damit wir bis an unser Lebensende laufen, springen, tanzen, lieben und all die Dinge tun können, die uns Menschen zu Menschen machen. Und wir wollen dies nicht durch ein makabres frankensteinartiges Experiment mit Leichenteilen und Blitzschlägen erreichen, sondern indem wir die Weisheit der Milliarden Mikroben verstehen und nutzen, die wir in uns haben.

Was wäre, wenn wir den Alterungsprozess im Alter von, sagen wir einmal, 40 Jahren anhalten könnten und ab diesem Zeitpunkt von einem Geburtstag zum nächsten in der Lage wären, 50 Liegestütze zu machen, ohne tiefere Hautfalten, ohne osteoporotische Knochenbrüche, ohne nachlassendes Interesse an sozialen Kontakten? Was wäre, wenn wir mit 98 immer noch voller Freude an geselligen Veranstaltungen teilnehmen könnten, nachdem wir eine Fahrradtour gemacht oder Samba getanzt haben? Was wäre, wenn wir unserem Partner oder unserer Partnerin immer noch lustvolle Blicke zuwerfen und den nächsten gemeinsamen Urlaub planen könnten? Mit den Strategien in diesem Buch denke ich, dass wir einer solchen Realität gleich mehrere Schritte nähergekommen sind.

Viele halten Mikroben immer noch für »Bazillen«, die es auszumerzen gilt. Aber was wäre, wenn wir vorteilhafte Mikroben wählen und ihnen die Nährstoffe und Umgebungsbedingungen bereitstellen, die sie brauchen, um sich erfolgreich zu vermehren? Werden sie unsere Gesundheit verbessern, unsere gesundheitlichen Einschränkungen beheben und Aspekte des altersbedingten Abbaus rückgängig machen? Wir streben nicht nach Vernichtung, sondern nach *Kollaboration*. Vielleicht müssen wir die schädlichen »Tierchen« töten, die durch Glyphosat, Statine, billiges Schokoladeneis und Diätlimonade in unserem Frankenbauch der schrecklichen Mikroben entstanden sind. Aber was wäre, wenn wir die Proliferation der mikrobiellen Spezies kultivieren und unterstützen, die schließlich auf uns angewiesen sind, um zu überleben? Kämen wir dann den vielen Geheimnissen unserer Gesundheit auf die Spur, die sie bergen?

Ich gehe davon aus, dass wir das können. Und wir sind solchen gewaltigen Erkenntnissen näher, als wir dachten. Streuen Sie nun einige Chia-Samen in den selbstgemachten *L.-reuteri*-Joghurt, und trinken Sie eine Tasse Grünen Tee mit Nelken, um die Lebensuhr zurückzudrehen und zu Ihrer Jugendlichkeit zurückzufinden.

DANKSAGUNG

Es ist 2022, aber wenn das die Automobilindustrie wäre, hätten wir 1908. Wenn das die aufstrebende Computerindustrie wäre, hätten wir 1982, und Sie hätten einen Commodore-Computer mit grünem Bildschirm und Pong. Mit anderen Worten: In der Welt des Darmmikrobioms fangen wir gerade erst an.

Es ist schockierend, atemberaubend und spannend zugleich, wenn man weiß, dass man wieder einmal die Geburt einer Industrie erlebt, die das Potenzial hat, die Welt zu verändern, indem sie sich darauf konzentriert, dieses interne Ökosystem wiederherzustellen und aufzubauen, von dem Sie und ich früher dachten, es sei höchstens für Verdauungsstörungen und Durchfall nach der Einnahme eines Antibiotikums verantwortlich.

Die meisten Wissenssprünge vollziehen sich schrittweise und bauen auf dem Wissen und der Vorarbeit vieler Menschen auf. In *Neustart für den Darm* habe ich genau das getan: Ich habe auf der beachtlichen Fülle von Arbeiten aufgebaut, die Tausende von Forscher, Mikrobiologen und andere Wissenschaftler geleistet haben. Ich war jahrelang in der Kardiologie tätig, einer Disziplin, die genauso weit weg vom Darmmikrobiom entfernt zu sein scheint wie Quantenphysik von Bingo. Aber jeder kann große Weisheit erlangen, und jeder Prozess, der als Brücke dient, um vormals separate Disziplinen zu verbinden und das kollektive Wissen aus verschiedensten Perspektiven zu kombinieren, kommt zu neuen und einzigartigen Schlussfolgerungen.

Und es gibt eine Kraft, die die Geschwindigkeit des Wissenserwerbs zunehmend beschleunigt: das Wissen und die Erfahrung der Vielen. Wenn wir die Weisheit und Erfahrung von Schullehrern, Geschäftsleuten, Ingenieuren, Wissenschaftlern, Friseuren, Fabrikarbeitern, Callcenter-Mitarbeitern, Müttern, Vätern, Großeltern usw. zusammennehmen, die sich alle darum bemühen, dieselben Gesundheitsfragen zu beantworten – wissen Sie, was dann geschieht? Wir werden auf Antworten stoßen, Antworten auf Fragen, die selbst Ärzte jahrelang nicht beantworten konnten.

Ich sage den Lesern meiner Bücher und Online-Artikel, dass sie niemals eine Antwort bekommen werden, wenn sie keine Frage stellen. Fragen Sie also. Die Antworten werden vielleicht nicht morgen, übermorgen oder im nächsten Jahr kommen, aber sobald die Frage im Raum steht, ist Ihr Geist wie ein Empfänger auf die richtige Frequenz eingestellt, und früher oder später werden Sie auf etwas stoßen, das Sie der Antwort näherbringen wird.

Mein größter Dank gilt daher den vielen Menschen, die nach besseren Antworten suchen, die sich trotz ihres hektischen Lebens die Mühe gemacht haben, einen Beitrag zu diesem riesigen, chaotischen, aber zugleich wundervollen Prozess namens »Weisheit der Vielen« zu leisten. Vielleicht hat eine Person die Antwort nicht, auch nicht zehn oder hundert Personen. Aber wenn man das Wissen und die Erfahrung von Tausenden von Menschen miteinander kombiniert, geschehen wundervolle Dinge. Das bedeutet natürlich, dass es viel zu viele Menschen gibt, denen ich gerne danken würde: der Mutter aus Kalifornien, die feststellte, dass die Gesundheit, Essgewohnheiten und Lebensmittelunverträglichkeiten ihrer Tochter durch die Wiederherstellung verlorener Mikroben fast vollständig geheilt werden konnten. Und die Frau in Florida, die ihre Hautfalten verringerte und ihre Jugendlichkeit aus den 1990er-Jahren wiedererlangte, indem sie einen cremigen und leckeren Joghurt mit Mikroben zubereitete, die die Oxytocin-Ausschüttung unterstützten und Entzündungen verringerten.

Aber es gibt einige Menschen, denen ich persönlich danken möchte und die eine entscheidende Rolle für die Entstehung dieser Sammlung von Erkenntnissen gespielt haben, die bewusst *präskriptiv* ist – ich gebe mich nicht damit zufrieden, endlos zu schwadronieren und zu beschreiben, sondern muss Ihnen einen Weg zeigen, der zu neu entdeckter Gesundheit, Schlankheit und Jugend führt und der, da bin ich zuversichtlich, Ihr weiteres Leben maßgeblich verändern wird. Ich bin sehr dankbar für die vielen Menschen, die mir halfen, meine Gedanken zu sammeln, die ich kollektiv als *Neustart für den Darm* bezeichne. Zu den Personen, denen ich für ihre Beiträge danken möchte, zählen:

Chris Kliesmet, mein langjähriger Freund und eine Inspirationsquelle, mit dem ich viele – viel zu viele – Abende mit Diskussionen und Argumenten verbracht habe, aber durch den ich das Desaster namens amerikanisches Gesundheitssystem besser verstehe und in der Lage bin, nach Lösungen zu suchen, die der aktuelle suboptimale Status quo nicht bieten kann. Ich habe Chris bereits in anderen Büchern erwähnt, möchte ihm an dieser Stelle aber gerne ein weiteres Mal danken.

Mein Agent, Rick Broadhead, der viele Höhen und Tiefen durchgemacht hat, als ich öffentlich und lautstark meine Ansichten und Erkenntnisse geäußert habe, die oft den konventionellen Ansichten zuwiderliefen. Ich bin sicher, dass Rick viele schlaflose Nächte verbracht und sich gefragt hat, welche scheinbar verrückten Ideen seinen Weg gekreuzt haben. Aber angesichts der Erfolge, die Rick und ich mit den *Weizenwampe*-Büchern feiern konnten, bin ich dankbar dafür, dass er zu diesen Projekten gestanden hat.

Obwohl sie nicht direkt mit dem Inhalt und den Gedanken in Verbindung stehen, die hier in *Neustart für den Darm* geäußert werden, gibt es einige Menschen, die meine Denkweise geprägt haben; sie halfen mir bei der notwendigen finanziellen Förderung, um meine Forschung zu unterstützen und meine Ideen weiterzuentwickeln. Ich betrachte sie als langjährige Freunde und Kollegen:

Mark Nottoli – selten hat ein Geschäftsmann auch ein tiefes Interesse an der praktischen Anwendung von Wissenschaft, um einen Nutzen zu erzielen. Obwohl ich Mark schon seit über 15 Jahren kenne, weiß ich sein Genie hinsichtlich der Verbindung verschiedener Fachdisziplinen erst seit einigen Jahren zu schätzen. Vielen Dank.

Roy Bingham – Brite, ein sensibler und kluger Geschäftsmann, der für mich die Bestätigung dafür ist, dass es größere Ziele in der Welt gibt und dass wir sie mit Anstand und Würde meistern können. Roy ist vor Kurzem in den mittleren Westen der USA gezogen, und ich kann nur hoffen, dass dieser Umzug eine noch größere Synergie und Zusammenarbeit hervorbringen wird.

Natürlich schulde ich meinen Redakteuren bei Hachette, Lauren Marino, Cisca Schreefel, Mollie Weisenfeld und Christina Palaia, aufrichtigen und tiefen Dank dafür, dass sie sich eines Projekts annahmen, das sich angefühlt haben muss wie ein Sumpf voller Alligatoren: kalt, langsam, nur darauf wartend, dass ein Bein abgerissen wird, und sie halfen mir, eine Botschaft zu formulieren, die – so wichtig sie auch sein mag – ein wenig kompliziert ist und bei Menschen mit einem hektischen Alltag vielleicht nicht gerade auf offene Ohren stößt.

Zu guter Letzt möchte ich meinen Freunden, meiner Familie, meine Nachbarn und allen anderen danken, die mir wissentlich oder unwissentlich Feedback zu diesem riesigen menschlichen Experiment gaben, die mir zum Beispiel sagten, wie ihnen der *L.-reuteri*-Joghurt zu deutlich glatterer Haut verhalf oder der *B.-coagulans*-Joghurt nahezu übermenschliche Kräfte verlieh, und die alle dazu beitrugen, neue und einzigartige Erkenntnisse zu erlangen, wie diese mikroskopisch kleinen Lebewesen, die unbemerkt und weitgehend unbeachtet den Unterschied ausmachen zwischen einem Leben, das man über sich ergehen lässt, und einem Leben, das kraftvoll und voller Zuversicht gelebt wird.

ANHANG A

HILFSMITTEL UND BEZUGSQUELLEN

AIRE-ATEMTESTER FÜR DIE MESSUNG VON H_2, METHAN UND H_2S IM ATEM

Weil das AIRE-Gerät ursprünglich entwickelt wurde, um den Wasserstoffgehalt im Atem von Menschen mit Reizdarmsyndrom zu ermitteln, wenn sie FODMAP-haltige Lebensmittel konsumieren, steht in der Bedienungsanleitung nichts darüber, wie man den Atemtester benutzen kann, um SIBO festzustellen. Solange der Hersteller die Bedienungsanleitung nicht aktualisiert, müssen Sie sich an meine Beschreibung in Kapitel 8 halten, um Wasserstoff und Methan im Atem zu erkennen, SIBO zu identifizieren und eventuell vorhandene Lebensmittelunverträglichkeiten zu verstehen. (Das AIRE-Gerät identifiziert auch Schwefelwasserstoff, aber die Wissenschaft hinter dieser Anwendung ist noch nicht ausgereift. Bitte folgen Sie unseren Online-Diskussionen auf www.DrDavisInfiniteHealth.com, um zu verstehen, wie man das Gerät in diesem Kontext anwendet.)

Der Atemtester kann über den Hersteller FoodMarble bezogen werden. (www.foodmarble.com)

H_2-ATEMTEST

Es gibt Atemtests für H_2 und Methan, die zu Hause oder beim Hausarzt durchgeführt werden können. Zu Hause nehmen Sie eine Form von Zucker ein, entweder Glukose oder Laktulose, und senden mehrere Atemproben an ein Labor, das Ihnen die Resultate dann zurücksendet. Weil Glukose für die Beurteilung von SIBO unzuverlässig ist, empfehle ich ausschließlich die Verwendung von Laktulose, die allerdings normalerweise nur beim Arzt erhältlich ist. Life Extension Foundation bietet Laktulose aber auch direkt an und wertet den H_2- und Methangehalt im Atem für etwa 250 US-Dollar (ca. 200 Euro) aus.

STUHLTESTS

Es gibt verschiedene Methoden, um sich ein Bild von der Darmflora-Komposition zu verschaffen. Ältere Methoden, die sich auf das Anlegen einer Mikrobenkultur in einer Petrischale verließen, haben sich als unzuverlässig erwiesen, weil viele Darmbakterien unter diesen Bedingungen nicht wachsen. »Kulturunabhängige« Methoden haben eine Artenvielfalt offenbart, die weit größer ist als zuvor angenommen. Die folgenden Laboranalysen verwenden kulturunabhängige Bewertungsmethoden wie eine DNA-Analyse durch Polymerase-Kettenreaktion, kurz PCR. (Trotz der ständigen technologischen Weiterentwicklung verwenden manche Labore immer noch veraltete Methoden; ich rate von solchen Tests ab bzw. sie sollten nur verwendet werden, wenn Sie die unten angeführten Anbieter nicht in Anspruch nehmen können.)

Leider können manche Stuhltests nur von einem Arzt angeordnet werden. Bitten Sie daher Ihren Arzt um Unterstützung (der sich aber unter Umständen nicht damit auskennt), der sich bei dem Labor registrieren und ein Benutzerkonto anlegen muss, wenn er nicht bereits angemeldet ist. Wenn sich Ihr Arzt weigert, sollten Sie nach einem anderen Mediziner suchen, der bereit ist, mit Ihnen zusammenzuarbeiten und diesen Aspekt Ihrer Gesundheit zu beurteilen. Die Kundenbetreuer der Gesundheitsunternehmen können Ihnen Ärzte nennen, die diese Dienste bereits in Anspruch nehmen und in Ihrer Nähe praktizieren.

Vibrant Wellness Gut Zoomer:
Gut Zoomer hat zwar einen seltsam klingenden Namen, ist aber der umfassendste Stuhltest und gibt Auskunft über folgende Marker:

- Identifikation und Quantifikation der Bakterienarten mit Spezifikation der Stämme
- Identifikation von Archaeen
- Identifikation von Pilzen
- Identifikation von Parasiten
- Identifikation einiger Viren
- Identifikation physiologischer Marker wie pankreatische Elastase, Calprotectin, Gallen- und Fettsäuren

Diagnostic Solutions Laboratory GI-Map:
Dieses mikrobielle Screening verwendet einen quantitativen PCR-Test, um die Stuhlspezies zu identifizieren.

Genova GI Effects Comprehensive Profile:
Mit dem Comprehensive Profile erhalten Sie die umfassendste Analyse. Die GI-Map- und GI-Effects-Stuhlprofile stellen viele nützliche Informationen bereit, haben aber auch einige Nachteile; so sind sie beispielsweise nicht in der Lage, Spezies und Stämme zu identifizieren. Diese Tests bieten daher nur einen groben Überblick über die Komposition der Darmbakterien. Sie identifizieren Archaeen, Pilze und Parasiten wie auch eine Reihe wichtiger physiologischer Marker.

Thryve Gut Health Test:
Der Test von Thryve ist umfassend und in der Lage, die einzelnen Bakterienarten und -stämme zu identifizieren und zu quantifizieren. Der Test sagt jedoch nichts über eventuell vorliegende Archaeen, Pilze oder Viren aus. Das Unternehmen rät aufgrund der Testauswertung außerdem zum Kauf der eigenen Probiotika, und ich finde diese Strategie wenig hilfreich. Der Vorteil ist, dass Thryve zu den preisgünstigsten Tests zählt.

(www.thryveinside.com/products/thryves-gut-health-test)

Viome Gut Intelligence:
Meiner Meinung nach sind die Tests von Viome am wenigsten nützlich. Obwohl sie die mikrobiellen Arten und Stämme ausführlich identifizieren, fehlt eine Quantifikation. Mit anderen Worten: Wenn eine unerwünschte Bakterienart wie *Klebsiella* oder *Clostridium difficile* erkannt wird und eine

Quantifikation fehlt, kann man nicht wissen, ob sie ein Problem darstellen oder nicht. Die dem Ergebnis beigefügten Ernährungsratschläge sind meiner Meinung nach auch nicht hilfreich.

(www.viome.com/products#tests)

PFLANZLICHE ANTIBIOTIKA

CandiBactin-AR + CandiBactin-BR:
Diese beiden Produkte sind bei Amazon erhältlich, aber Arztpraxen können sie direkt vom Hersteller Metagenics beziehen.
FC-Cidal + Dysbiocide:
Diese beiden Produkte sind bei Amazon erhältlich.

EMPFEHLENSWERTE PROBIOTIKA

Synbiotic 365:
Dieses Probiotikum enthält 20 Milliarden CFU mit den folgenden Stämmen: *L. rhamnosus* GG, *L. reuteri* UALre-16 (auch bekannt als NCIMB 30242), *L. gasseri* BNR17, die Schlüsselarten sind, und eine Reihe anderer wichtiger Stämme. Es enthält auch *Saccharomyces boulardii*, eine Hefe, die für den Aufbau des Mikrobioms zusätzliche Vorteile bietet.

Ther-Biotic Synbiotic:
Dieses Produkt enthält 50 Milliarden CFU pro Kapsel mit sieben Stämmen, viele davon stehen auf unserer Liste der Schlüsselmikroben, unter anderem *L. rhamnosus* GG und *L. reuteri* UALre-16 (auch bekannt als NCIMB 30242). Es kann über Klaire Labs oder ausgewählte Gesundheitsdienstleister bezogen werden. Mit diesem Produkt lässt sich ein Joghurt herstellen.

(www.klairelabs.de)

Vital Flora:
Vital Flora von Vital Planet verfolgt einen anderen Ansatz: Es enthält möglichst viele Arten und Stämme in möglichst hoher Keimzahl. Deshalb sind in einer Kapsel 60 Milliarden CFU von 60 Stämmen, ganz nach der Philosophie der Mitgründerin Brenda Watson (die auch Renew Life mitgegründet hat), der es darum geht, eine große Artenvielfalt zu kultivieren.

Sugar Shift:
Der berühmte Mikrobiologe Dr. Raul Cano entwickelte diese Sammlung ungewöhnlicher Arten auf Grundlage seiner Forschung über synergistische »Gilden« von Bakterienarten, die verschiedene Metaboliten in überraschend großer Menge produzieren. Erste Erfahrungen legen nahe, dass diese Sammlung wichtige Vorteile bietet und unter anderem zu einer Blutzuckersenkung führt. Leider steht nicht auf dem Etikett, welche Stämme verwendet werden, aber die Anwendung des Gildeneffekts setzt dieses Produkt an die vorderste wissenschaftliche Front. Mit diesem Produkt lässt sich ein Joghurt herstellen.

(www.biotiquest.com)

Jarro-Dophilus EPS Digestive Probiotic:
Die in diesem Produkt verwendeten Arten und Stämme, darunter einige potenzielle Schlüsselstämme, machen es vor allem in Bezug auf die Beeinflussung der Stimmung und emotionalen Gesundheit nützlich. Jede Kapsel hat nur 5 Milliarden CFU, deshalb lässt sich die Keimzahl erhöhen, wenn man mit diesem Produkt einen schmackhaften Joghurt zubereitet.
(de.iherb.com/jarrow-formulas)

DS-01 Daily Synbiotic:
Dies ist insofern ein interessantes Probiotikum, als eine Menge Wissenschaft dahintersteckt und in jeder Kapsel über 20 Arten/Stämme mit einer Keimzahl von insgesamt 53,6 Milliarden CFU enthalten sind. Seed Health hat eine Kapsel entwickelt, die den Transit durch den Dünndarm überlebt und angeblich im Kolon freigesetzt wird, aber meiner Meinung nach wäre das ein Nachteil, weil wir im Rahmen unserer SIBO-Behandlung eine Auflösung im Dünndarm anstreben. Ich würde die Kapselhülle entfernen und nur den Kapselinhalt verwenden. Außerdem sind nur einige Stämme erkennbar, und viele sind proprietär. Trotzdem ist Seed eine interessante Ergänzung der hier vorgestellten Auswahl.
(www.seed.com)

Pendulum Glucose Control:
Pendulum hat das erste Probiotikum der Welt entwickelt, das einen *Akkermansia*-Stamm und vier andere butyratproduzierende Spezies enthält. Das Produkt »Glucose Control« zielt darauf ab, den Blutzucker bei Typ-2-Diabetikern zu kontrollieren, kann aber auch von Nichtdiabetikern eingenommen werden, die andere Ziele verfolgen, beispielsweise wenn sie *Akkermansia* in ihre Darmflora wiedereinführen wollen, weil ihnen diese Spezies fehlt.

Ich empfehle nur jenen von uns das Pendulum-Produkt, bei denen per Stuhlprobe nachgewiesen werden kann, dass *Akkermansia* tatsächlich fehlt. Wenn Ihr Stuhltest ein Vorliegen von *Akkermansia* gezeigt hat, würde ich Strategien empfehlen, mit denen Sie Ihre vorhandene *Akkermansia*-Population vermehren können, statt mit diesem überaus teuren Produkt zu supplementieren, bei dem ein Monatsvorrat zwischen 160 und 200 US-Dollar (ca. 154 und 192 Euro) kostet (siehe Kapitel 5 zur Frage, wie man *Akkermansia* vermehren kann.) Mit diesem Produkt lässt sich ein Joghurt herstellen, weil

Akkermansia bei Luftkontakt stirbt (obwohl es einige andere Arten im Pendulum-Produkt gibt, die sich durchaus zu einem Joghurt fermentieren lassen).

Pendulum Glucose Control enthält:

- Akkermansia muciniphila WB-STR-0001
- Clostridium beijerinckii WBR-STR-005
- Clostridium butyricum WBR-STR-006
- Eubacterium hallii WBR-STR-008
- Bifidobacterium infantis 100

Pendulum kann direkt über den Hersteller bezogen werden.

Evivo:
Bifidobacterium infantis EVC001 ist der Schlüsselstamm von *Bifidobacterium infantis*, und es hat sich gezeigt, dass es über Muttermilch weitergegeben bei Neugeborenen und Säuglingen ein gesundes Mikrobiom kultiviert, wenn es in den ersten Lebensmonaten zugeführt wird. (Es ist noch unklar, ob Babys, die mit Babymilch gefüttert werden und daher keine Oligosaccharide über die Muttermilch beziehen, von ähnlichen Vorteilen profitieren, obwohl es sicher nicht schadet, mit Babymilch gefütterte Babys mit diesem Probiotikum zu supplementieren.) Ich schlage allerdings vor, dass Schwangere einen Joghurt mit diesem Stamm herstellen und selbst konsumieren; auf diese Weise geben sie diese Mikrobe bei der Entbindung und beim Stillen an das Kind weiter. Der Joghurt, der dabei entsteht, ist dick, cremig und schmackhaft.

Evivo kann direkt über den Hersteller bezogen werden.

Florastor:
Sie erinnern sich sicher daran, dass *Saccharomyces boulardii* eine nützliche Hefe ist, die besonders hilfreich ist, um sich nach einer Antibiotikatherapie von Durchfall zu erholen. Weil es sich nicht um ein Bakterium handelt, kann man daraus keinen Joghurt herstellen, aber diese Hefe kann immer noch ein hilfreicher Baustein Ihrer Bemühungen sein, ein gesundes Mikrobiom aufzubauen.

Es ist auch unklar, welcher Stamm am besten geeignet ist, deshalb halten wir uns an den Stamm, der am ausführlichsten untersucht worden ist, *Sac-*

charomyces boulardii lyo CNCM I-745. (Die relative Wirksamkeit verschiedener *S.-boulardii*-Stämme wurde bisher noch nicht eingehend erforscht.)

Dieser Stamm von *Saccharomyces boulardii* ist als kommerzielles Produkt namens Florastor über Amazon erhältlich.

Bezugsquellen für spezifische mikrobielle Arten/Stämme für die Fermentation

Lactobacillus reuteri DSM 17938, ATCC PTA 6475

Die Gastrus-Tabletten der Marke BioGaia können bei Amazon bestellt werden. Die Osfortis-Kapseln, die nur den 6475-Stamm enthalten, sind auf denselben Webseiten erhältlich.

Eine weitere Quelle für *L. reuteri*, der NCIMB-30242-Stamm, der wahrscheinlich auch ein Schlüsselstamm ist, kann über das Produkt Florassist Heart Health der Firma Life Extension bezogen werden, das 2,5 Milliarden CFU pro Kapsel enthält. Benutzen Sie diesen Stamm aber nicht, um den in diesem Buch vorgestellten SIBO-Joghurt herzustellen, weil ihm ein Bacteriocin fehlt.

(www.lifeextensioneurope.de)

Lactobacillus reuteri SD 5865

Hier eine weitere Option: ein Set namens »LR Superfood Starter« für die Joghurtzubereitung, das einen anderen *L.-reuteri*-Stamm verwendet, der bei ersten Versuchen einen Großteil derselben Effekte erzielt hat.

Lactobacillus gasseri BNR17

Während diese Mikrobe zuvor nur über einen südkoreanischen Hersteller angeboten wurde und importiert werden musste, hat Dr. Joseph Mercola dieses Produkt auf seiner Website Mercola Market nun endlich für US-amerikanische Verbraucher direkt verfügbar gemacht. Sie müssen nur einmal eine Kapsel (mit 10 Milliarden CFU) kaufen und können damit beliebig viel Joghurt oder andere fermentierte Lebensmittel zubereiten. Viele meiner Follower kaufen ein solches Produkt und teilen es gegen eine Aufwandsentschädigung mit anderen (über meine Facebook-Seiten), um Kosten zu sparen. Auf meiner Website www.DrDavisInfiniteHealth.com finden Sie Updates zur Verfügbarkeit.

(www.mercolamarket.com)

Bacillus coagulans GBI-30,6086
B. coagulans wird von der Firma Schiff unter dem Produktnamen »Digestive Advantage Daily Probiotic« vertrieben, das in vielen Einzelhandelsketten und Online-Shops erhältlich ist, darunter Meijer und Walmart.

Lactobacillus helveticus R0052 und *Bifidobacterium longum* R0175
Diese Kombination aus Arten, die stimmungsaufhellend wirken und Angstzustände lindern, kann über den Hersteller Innovix Labs wie auch über Life Extension, Amazon und andere große Händler bezogen werden.

(www.innovixlabs.com;
www.lifeextensioneurope.de)

Lactobacillus casei Shirota
Dieser Stamm trägt dazu bei, das Immunsystem gegen Virenerkrankungen zu stärken, verbessert die geistige Klarheit, kann zu einem tieferen Schlaf führen (vor allem in Kombination mit *L. reuteri*) und ist als kommerzielles Getränk unter dem Namen Yakult erhältlich. Wir fermentieren Yakult, um die Anzahl der Bakterien zu erhöhen und ein Joghurt herzustellen, das im Gegensatz zum ursprünglichen Produkt weder Magermilch noch Zucker enthält.

Einzelhandelsketten und asiatische Supermärkte führen Yakult.
(www.yakult.de/produkte)

Lactobacillus rhamnosus GG
Im Vergleich zu anderen Stämmen derselben Bakterienart hat sich *L. rhamnosus* GG immer wieder als überlegenes Probiotikum erwiesen, das hilft, mit Antibiotika assoziierten Durchfall oder einen Pilzbefall zu bekämpfen.

L. rhamnosus GG wird als Produkt mit dem Namen Culturelle verkauft, das 20 Milliarden CFU pro Kapsel enthält und bei größeren Einzelhandelsketten wie Walmart, Meijer, Target und Walgreens verfügbar ist. Wie immer können Sie die gesundheitlichen Wirkungen verstärken, indem Sie unser spezielles »System zur Erhöhung der Keimzahl« anwenden, also einen Joghurt daraus machen, mit dem Sie Hunderte Milliarden CFU erzielen können.

Eine wachsende Anzahl von Produkten macht diesen Stamm verfügbar, darunter SuperSmart (www.supersmart.com) und Pure Encapsulations (www.purecaps.net).

Lactobacillus plantarum 299v

L. plantarum ist eine weitere interessante probiotische Bakterienart, die nachweislich die Symptome von Blähungen, Bauchschmerzen und akutem Stuhldrang bei Menschen mit Reizdarmsyndrom (und wahrscheinlich auch SIBO) verringern. Obwohl dieses Milchsäurebakterium den Nachteil hat, dass es nicht den oberen GI-Trakt besiedelt, sondern nur das Kolon, hat es eine stark antibakterielle Wirkung und regt die Mukusbildung an. Und natürlich kann man daraus einen leckeren Joghurt machen.

Jarrow Formulas bietet ein Produkt an, das 10 Milliarden CFU pro Kapsel enthält und als Starter für die Fermentation verwendet werden kann. Sie können das Produkt über alle größeren Online-Anbieter von Nahrungsergänzungsmitteln wie beispielsweise iHerb beziehen.

(de.iherb.com/jarrow-formulas)

Starterkulturen für die Fermentation

Cutting Edge Cultures bietet Produkte an, mit denen sich Gemüse und andere Lebensmittel fermentieren lassen; so ist man nicht nur auf die Mikroben angewiesen, die die Oberfläche der Lebensmittel besiedeln. Sie bieten Starterkulturen für die Fermentation von Gemüse und Kefir an.

Cultures for Health bietet eine erstaunlich große Anzahl von Startern für Joghurt, Kefir, Kombucha und Käse an.

KOMMERZIELLE PRÄBIOTIKA

Abgesehen von Inulin-, Akazienfaser-, Glucomannan- und Galactooligosaccharid-Pulvern sind die nachfolgenden Produkte hervorragende kommerzielle Quellen für präbiotische Ballaststoffe, die bei allen größeren Anbietern von Nahrungsergänzungsmitteln wie beispielsweise Vitacost, iHerb und Amazon wie auch in Reformhäusern erhältlich sind:

- Garden of Life Organic Fiber
- Swanson Ultra Inulin
- NOW Inulin Prebiotic Pure Powder
- Jarrow Formulas Prebiotic Inulin-FOS
- Cutting Edge Cultures Prebio Plus
- Micro Ingredients Organic Inulin Powder
- NOW Certified Organic Acacia Fiber
- Hyperbiotics Organics Prebiotic Fiber Blend

FERMENTIERTES FLEISCH

Neben Salami, Dauerwurst, Soppressata und anderen fermentierten Fleischsorten, die hauptsächlich aus Italien stammen und in der Kühlabteilung des Supermarkts oder im Feinkostgeschäft zu finden sind, gibt es auch Online-Händler, die fermentierte Fleischstreifen vom Weiderind anbieten.

NICHTRESORBIERTES CURCUMIN

Trotz des großen kommerziellen Wirbels um die Zugabe dieser oder jener Zutat zur Verbesserung der Resorption von Curcumin sei an dieser Stelle noch einmal gesagt: *Wir streben keine Resorption an* – wir wollen, dass Curcumin im GI-Trakt bleibt, damit es dort seine Wirkung entfaltet, die Darmbarriere stärkt und Pilze bekämpft. Ich rate Ihnen daher, Marken zu vermeiden, die mit Zutaten wie Bioperin, Piperin oder anderen Zugaben werben. Die folgenden Produkte bestehen ausschließlich aus Curcumin, das für seine geringe Bioverfügbarkeit bekannt ist, das heißt, es wird im Darm bleiben:

- NOW Curcumin Softgels
- Jarrow Formula Curcumin 95
- Life Extension Curcumin Elite Turmeric Extract
- Solaray Curcumin

UNBEDENKLICHE SÜSSUNGSMITTEL

Um Zucker (Saccharose) in Rezepten zu ersetzen, gibt es hier eine Umwandlungstabelle, die sichere nichtkalorische oder minimal kalorische Zuckeraustauschstoffe in einer Menge angibt, die 200 Gramm Zucker entspricht. Obwohl Mönchsfrucht und Inulin unbedenkliche Süßungsmittel sind, werden sie so gut wie nie einzeln verwendet.

Äquivalent zu **200 g Zucker:**

- Stevia, als Pulver oder flüssig – markenspezifisch verschieden; beachten Sie die Angaben auf dem Etikett
- Allulose – 208 g
- Erythrit – 208 g
- Xylit – 215 g
- (Inulin)
- (Mönchsfrucht)

Zuckeraustauschstoffe aus verschiedenen Süßungsmitteln:

- Truvía (Erythrit + Rebiana, ein Stevia-Isolat): 105 g
- Pyure (Erythrit + Stevia): 100 g
- Virtue (Erythrit + Mönchsfrucht): 50 g
- Swerve (Erythrit + Inulin): 125 g
- Lakanto (Erythrit + Mönchsfrucht): 200 g

EMPFEHLENSWERTE FERMENTATIONSGERÄTE

Eigentlich eignet sich jedes Gerät, das in der Lage ist, die »Wohlfühltemperatur« der bakteriellen Spezies aufrechtzuerhalten, die Sie fermentieren möchten, um einen leckeren »Joghurt« mit Gesundheitswirkungen zu erzielen, die weit über das hinausgehen, was herkömmliche Supermarkt-Produkte zu leisten vermögen. Ich stellte die ersten 30-mal *L.-reuteri*-Joghurt her, indem ich eine Schüssel in den Ofen stellte, diesen für 1 bis 2 Minuten auf eine beliebige Temperatur erhitzte (zum Beispiel 150 °C), damit er sich ordentlich aufheizte, und wiederholte diesen Prozess jeweils nach 4 bis 6 Stunden. Aber diese Methode verwirrte einige meiner Leser, die dachten, sie müssten den Joghurt backen, oder manche vergaßen gelegentlich, den Ofen wieder auszuschalten, wodurch sie ihre Mikroben töteten. Am einfachsten ist es daher, wenn Sie ein Gerät benutzen, das Sie anschalten, mit Ihrem Joghurt oder anderen Fermentationsprojekt befüllen und dann einfach laufen lassen, ohne sich weiter darum kümmern zu müssen.

Viele Joghurtbereiter und ältere Multikocher haben feste Temperatureinstellungen, allerdings lassen sich diese nur bei einigen Bakterienarten verwenden. *L. reuteri* zum Beispiel gedeiht optimal bei einer Temperatur von 36 bis 38 °C, stirbt aber bei 42 bis 46 °C – die beiden Einstellungen, die es bei den meisten solchen Geräten gibt. Idealerweise verwenden Sie ein Gerät, bei dem Sie die Temperatur zwischen 36 und 52 °C variabel einstellen können, um den Anforderungen der verschiedenen Spezies gerecht zu werden. Wenn ich sage, dass eine Bakterienart eine »Wohlfühltemperatur« hat, dann meine ich damit, dass sich die Spezies bei dieser Temperatur maximal vermehrt und lebensfähig bleibt. *L. reuteri* zum Beispiel proliferiert schnell bei 38 °C, stirbt aber bei 50 °C, der idealen Temperatur für *Bacillus coagulans.*

Wenn Sie Probleme damit haben, ein dickes, cremiges und aromatisches Endprodukt zu erzielen, sollten Sie ein Thermometer in das Gerät einsetzen, entweder in das Wasserbad oder in den Joghurt selbst, um die Genauigkeit der Temperatureinstellung zu kontrollieren. Leider zeigen manche Geräte eine ungenaue Temperatur an, die die Fermentation beeinträchtigt. (Ein beliebter Joghurtbereiter, den ich getestet habe, zeigte zum Beispiel eine Temperatur von 46 °C an, obwohl ich ihn auf 41 °C eingestellt hatte, womit ich keinen Joghurt erhielt, sondern saure Milch.)

Sous Vide

Ein Sous-Vide-Garer ist einfach ein Wasserbad mit Temperaturregelung, mit dem man Fleisch und andere Lebensmittel bei niedrigen Temperaturen garen kann. Wir können dieses praktische Gerät allerdings für unsere Fermentationsprojekte umfunktionieren.

Ich begann den gesamten Prozess der Joghurtzubereitung mit einem Sous-Vide-Garer der Marke Gourmia, für den ich bei Bed, Bath, and Beyond 79 US-Dollar zahlte (umgerechnet etwa 70 Euro). Weil ich mich in den sozialen Medien positiv zu diesem Gerät äußerte, zog die Nachfrage anschließend stark an, was leider zur Folge hatte, dass der Preis für dieses Modell auf über 400 US-Dollar stieg (ca. 355 Euro). Genauso war es auch mit den Preisen für viele andere Sous-Vide-Garer. So sind einfache Geräte mancher Hersteller unverhältnismäßig teuer geworden, deshalb nenne ich sie in der nachfolgenden Aufzählung nicht. Zum Glück gibt es immer noch einige Produkte für etwa 100 US-Dollar (ca. 96 Euro), die ein gutes Preis-Leistungs-Verhältnis haben.

Sous-Vide-Garer gibt es entweder in Behälterform oder als Stab, den man in einen Topf einhängt. Wenn man sich für einen Stick-Garer entscheidet, wird man also einen Behälter brauchen, an dem man das Gerät befestigen kann; hierfür eignet sich ein großer Topf oder ein anderes Gefäß, oder man kauft sich einen preisgünstigen Sous-Video-Behälter aus Kunststoff (siehe hierfür die bei Amazon verfügbare Funktion »Verwandte Produkte zu diesem Artikel«).

Dash Chef Series Sous Vide (Behälterform)

Dieser Sous-Vide-Garer mit integriertem Behälter hat einen einstellbaren Temperaturbereich zwischen 40 und 90 °C, gerade niedrig genug für unsere Spezies wie *L. reuteri*, die bei niedriger Temperatur fermentieren. Im Gegensatz zu anderen Händlern, die ihre Preise erhöht haben, nachdem ich öffentlich über die Zubereitung von Joghurts gesprochen habe, ist dieses Gerät noch erschwinglich und kostet bei Amazon unter 120 US-Dollar (ca. 115 Euro).

Instant Accu Slim

Der Stick-Garer von dem Hersteller, der auch die sogenannten Instant Pots anbietet, hat einen großen Temperaturbereich zwischen 20 und 90 °C und einen einstellbaren Timer. Er kostet um die 80 US-Dollar (ca. 77 Euro).

Anova Culinary Sous Vide Precision Cooker Nano

Dieser Stick-Garer ist von allen Sous-Vide-Produkten der Marke Anova das preisgünstigste Modell, weil es eine geringe Wattleistung hat. Für unsere Zwecke der Joghurtbereitung spielt das keine Rolle. Der Temperaturbereich liegt zwischen 0 und 92 °C und hat eine beeindruckende Genauigkeit von 0,1 °C. Das Gerät lässt sich auch über Bluetooth mit dem Smartphone verbinden.

(www.anovaculinary.com)

Joghurtbereiter

Bei vielen Joghurtbereitern lässt sich die Temperatur zwischen 42 und 46 °C einstellen. Das ist zwar für die Zubereitung herkömmlicher Joghurts ausreichend, tötet aber einige der Mikroben, die für uns von Interesse sind, beispielsweise *L. reuteri.* Wenn Sie einen konventionellen Joghurtbereiter mit festgelegten Temperatureinstellungen haben, sollten Sie das Gerät einige Stunden mit eingesetztem Thermometer laufen lassen, um die tatsächlich erreichte Temperatur zu prüfen. Sollte diese zu hoch sein, werden Sie ein anderes Gerät benötigen.

Hier einige gute Joghurtbereiter, bei denen sich Temperatur und Fermentationsdauer einstellen lassen:

MV Power

Dieses preisgünstige Gerät (um die 33 US-Dollar oder 30 Euro) ist ein beliebtes Produkt mit einstellbarer Temperatur (20 bis 55 °C) und Zeit (bis zu 48 Stunden). Amazon ist die vermutlich bekannteste Bezugsquelle für dieses Gerät.

Luvele

Der Joghurtbereiter von Luvelle ist ein weiteres beliebtes Gerät, um Joghurts bei verschiedenen Temperaturen herzustellen. Der Nachteil: Es gibt nur drei Temperatureinstellungen: 36, 38 und 40 °C, das heißt, dass manche Mikroben (wie *Bacillus coagulans*) nicht bei ihrer Wohlfühltemperatur fermentiert werden können. Dieses Gerät muss außerdem nach 24 Stunden Laufzeit neu gestartet werden.

(www.luvele.de)

Suteck

Der Joghurtbereiter von Suteck ist preisgünstig und lässt sich für bis zu 48 Stunden auf einen Temperaturbereich zwischen 20 und 55 °C programmieren. Er kann zum Beispiel über Amazon bezogen werden.

Instant Pots

Viele Menschen hatten Erfolg mit ihrem Instant-Pot-Multikocher, sofern bei ihrem Modell eine Einstellung für Joghurt verfügbar ist (im Gegensatz zur Bedienungsanleitung, die bei diesen Geräten mitgeliefert wird, heizen wir pasteurisierte Milch nicht vor, weil wir eine fetthaltigere Milch und ähnliche Flüssigkeiten verwenden, die im Gegensatz zu Magermilch oder fettarmer Milch durch Vorheizen nicht besser werden). Die einzige Schwierigkeit besteht darin, dass bei den meisten älteren Modellen die Joghurttemperatur vorgegeben ist und nicht eingestellt werden kann. In diesem Fall sollten Sie einen Testdurchlauf mit etwas Wasser und einem Thermometer vornehmen, um die tatsächlich erzielte Temperatur zu messen.

Bei neueren Geräten können Sie die Temperatur einstellen, aber es empfiehlt sich auch hier ein Testdurchlauf mit einem Thermometer, damit bei der tatsächlichen Joghurtbereitung die Mikroben nicht versehentlich getötet werden.

Andere

Brod & Taylor bieten ein Gerät mit dem seltsamen Namen »Folding Proofer and Slow Cooker« an. Lassen Sie sich nicht von dem Werbeversprechen verunsichern, dass es sich um den »Traum eines jeden Bäckers« handelt, weil das Gerät auch für die Zubereitung von Joghurt und anderen Fermentationsprojekten verwendet werden kann. Es hat ein großes Temperaturspektrum von 21 bis 90 °C. Es kostet zwar 170 US-Dollar (ca. 163 Euro) und ist somit teurer als andere Produkte, kann aber auch als Slow Cooker verwendet werden.

ANHANG B

BEZWINGUNG IHRER FRANKENWAMPE: SIBO- UND SIFO-PROTOKOLLE

Sobald Sie bei sich SIBO identifiziert und/oder bestätigt haben, weil der AIRE-Atemtester hohe H_2-Werte angezeigt hat (siehe Seite 140 für Informationen zur Bedienung), haben Sie die Option, eine Fehlbesiedlung durch schädliche Bakterienarten zu behandeln, die in Ihrem GI-Trakt aufgestiegen sind und sich somit an einem Ort befinden, an den sie nicht gehören.

Um ideale Resultate zu erzielen, kombinieren wir unsere SIBO-Bekämpfungsstrategien zurzeit mit mindestens einer Form von Anti-Pilz-Behandlung, weil mindestens ein Drittel aller SIBO-Fälle mit einem Pilzbefall einhergeht und weil die Verringerung bakterieller Populationen oft einen Pilzbefall provoziert. Sie erinnern sich, dass Sie auch die Möglichkeit haben, den SIBO-Joghurt anstelle pflanzlicher Antibiotika zu verwenden, weil er in Vortests die Fähigkeit bewiesen hat, den Wasserstoffgehalt im Atem zu normalisieren. (Sie sollten es trotzdem in Erwägung ziehen, etwas gegen einen Pilzbefall zu tun.)

SIBO-PROTOKOLL

Ihnen stehen für die Behandlung von SIBO einige Optionen zur Verfügung:

1. **Natürliche Antibiotika auf pflanzlicher Basis:** Sie haben die Wahl zwischen CandiBactin-AR/BR oder FC-Cidal + Dysbiocide.

2. **SIBO-Joghurt:** Sie können anstelle pflanzlicher Antibiotika diesen Joghurt zu sich nehmen, um Ihre SIBO in den Griff zu bekommen.
3. **Antimykotika:** Wir verwenden im Rahmen unseres Programms Curcumin, ganz gleich, ob SIFO vorliegt oder nicht. Wenn Sie glauben, dass Sie an SIFO leiden, können Sie die zusätzlichen Strategien anwenden, die weiter unten für SIFO aufgelistet sind.

Pflanzliche Antibiotika

Verwenden Sie ein pflanzliches Antibiotikum, um Krankheitserreger aus dem oberen GI-Trakt zu entfernen. Zwei pflanzliche Antibiotika haben sich als wirksam erwiesen: CandiBactin-AR/BR und FC-Cidal + Dysbiocide. Entscheiden Sie sich für eine der beiden Präparat-Kombinationen und nehmen Sie sie 14 Tage bzw. so lange, bis der AIRE-Atemtester nach vorheriger Präbiotika-Einnahme ein niedriges Ergebnis (< 4) anzeigt (ein niedriger H_2-Wert nach Konsum eines präbiotischen Ballaststoffs).

- CandiBactin-AR: zweimal täglich 1–2 Kapseln und CandiBactin-BR: zweimal täglich 2 Kapseln, 14 Tage
- oder
- FC-Cidal: zweimal täglich 1 Kapsel und Dysbiocide: zweimal täglich 2 Kapseln, 14 Tage

SIBO-Joghurt

Sie können anstelle pflanzlicher Antibiotika auch den SIBO-Joghurt zubereiten und essen. In ersten Versuchen hat sich gezeigt, dass dieser Joghurt in der Lage ist, den H_2-Gehalt im Atem zu normalisieren, das bedeutet, dass er den oberen GI-Trakt von problematischen Mikroorganismen befreien kann. Weil der Joghurt ein Probiotikum und kein Antibiotikum ist, zeigte er bei einer vierwöchigen Einnahme Erfolg (während bei einem Antibiotikum eine zweiwöchige Einnahme ausreicht). Die drei Spezies in diesem Joghurt sollten bei einer Temperatur von 41 °C gemeinsam fermentiert werden. Um mehr über den SIBO-Joghurt zu erfahren und auf dem Laufenden zu bleiben, können Sie sich an meinen Diskussionen auf www.DrDavisInfiniteHealth.com beteiligen.

- SIBO-Joghurt: 125 g täglich

Hier eine kurze Erinnerung, welche Stämme für den SIBO-Joghurt verwendet werden. Im Abschnitt zu Woche 4 werden die Schritte der Joghurtzubereitung ausführlich beschrieben:

- *Lactobacillus reuteri* DSM 17938, ATCC PTA 6475; die Gastrus-Tabletten von BioGaia können über Amazon bezogen werden.
- *Lactobacillus gasseri* BNR17; *L. gasseri* BNR17 ist auf Mercola Market verfügbar: www.mercolamarket.com Halten Sie Ausschau nach dem Produkt »Biothin Probiotic« mit 10 Milliarden CFU pro Kapsel.
- *Bacillus coagulans* GBI-30,6086; *B. coagulans* ist unter dem Produktnamen »Digestive Advantage« von Schiff verfügbar und ist über Amazon erhältlich.

Curcumin als Antimykotikum

Ob Sie sich für ein pflanzliches Antibiotikum oder den SIBO-Joghurt entscheiden – ich glaube, dass es in jedem Fall gut ist, zusätzlich Curcumin zu konsumieren. Weil es eine antimykotische Wirkung hat und die Darmbarriere stärkt, sollten Sie Curcumin in nichtresorbierbarer Form aufnehmen, zweimal täglich 300 mg, und über mehrere Tage hinweg die Dosis auf 600 mg steigern, die Sie ebenfalls zweimal täglich einnehmen.

- Curcumin: zweimal täglich 300–600 mg, 14 Tage

SIFO-PROTOKOLL

Wenn Sie einen Pilzbefall bekämpfen und keine SIBO behandeln müssen, nehmen Sie am Anfang zweimal täglich 300 bis 600 mg Curcumin und ein oder zwei verzehrbare essenzielle Öle ein (Oregano, Zimt oder Nelke). Merke: Nehmen Sie diese Öle *niemals* direkt oder unverdünnt ein. Fangen Sie mit

1 oder 2 Tropfen an, die Sie zweimal täglich in 1 EL Oliven-, Avocado- oder (flüssigem) Kokosöl verdünnen, und steigern Sie die Dosis langsam auf 5 bis 6 Tropfen pro Esslöffel Speiseöl, die Sie mindestens vier Wochen einnehmen oder so lange, bis die Zeichen einer mykotischen Fehlbesiedlung verschwunden sind.

Wenn Sie mit pflanzlichen Antibiotika angefangen haben oder das SIBO-Joghurt gegen SIBO nehmen: Setzen Sie die Einnahme von Curcumin fort, zweimal täglich 300 bis 600 mg, und fügen Sie ein oder zwei essenzielle Oregano-, Zimt- und/oder Nelkenöle hinzu, die sie in 1 EL Speiseöl verdünnen und mindestens vier Wochen einnehmen.

Sie können die Wahrscheinlichkeit einer erfolgreichen Reaktion auf Ihre SIBO-Behandlung erhöhen, wenn Sie diese beiden Zusatzstrategien anwenden:

1. **Zersetzung des Biofilms: Nehmen Sie N-Acetylcystein, der ein Biofilm-Disruptor ist.** Wenn Sie eine Substanz hinzufügen, die den Biofilm angreift, den Bakterien bilden, kann sich die Wirksamkeit der pflanzlichen Antibiotika erhöhen. Biofilme stellen ein ideales Versteck für Mikroben dar und machen sie weniger anfällig für Antibiotika. Angesichts seiner langen Geschichte und erwiesenen Wirksamkeit verwenden wir in diesem Zusammenhang N-Acetylcystein (NAC). Im Rahmen einer SIFO-Behandlung ist der Einsatz von NAC als Biofilm-Disruptor nicht erforderlich, weil dafür bereits die verwendeten essenziellen Öle – Oregano-, Zimt- und Nelkenöl – zuständig sind. **N-Acetylcystein:** zweimal täglich 600–1.200 mg in Kombination mit einem pflanzlichen Antibiotikum, 14 Tage
2. **Verhinderung der Sporenbildung: Nehmen Sie wieder präbiotische Ballaststoffe in Ihren Speiseplan auf.** Manche Bakterien können im Laufe ihres Lebenszyklus in einen Zustand der Sporenbildung treten und auf diese Weise resistent gegen Antibiotika werden. Die Einnahme präbiotischer Ballaststoffe kann dafür sorgen, dass das nicht passiert und Bakterien besser auf Antibiotika ansprechen. Nach mehreren Tagen der Antibiotika-Einnahme werden Sie wahrscheinlich in der Lage sein, präbiotische Ballaststoffe zu essen, die Sie zuvor nicht vertragen haben. Erhöhen Sie je nach Toleranz die Zufuhr präbiotischer Ballaststoffe und peilen Sie als langfristiges Ziel eine Tageszufuhr von mindestens 20 Gramm

an. Quellen wie Hülsenfrüchte, Knoblauch, Spargel, Lauch, Löwenzahn, Jicama, rohe Speisekartoffel, unreife Banane, Inulinpulver, Pektin und Akazienfasern sind gute Quellen für präbiotische Ballaststoffe. **Präbiotische Ballaststoffe:** mindestens 20 g täglich; führen Sie sich mit jeder Mahlzeit präbiotische Ballaststoffe zu.

VERHINDERN SIE SIBO-RÜCKFÄLLE

Konsumieren Sie weiterhin präbiotische Ballaststoffe, verwenden Sie ein Probiotikum mit mehreren Spezies und essen Sie regelmäßig fermentierte Lebensmittel, um eine erneute Überwucherung durch Bakterien und Pilze zu verhindern. SIBO und SIFO kommen oft wieder. Es ist noch nicht ganz klar, warum solche Rückfälle auftreten, aber wahrscheinlich liegt es an einer ungesunden Ernährung (mit Getreide und Zucker), einer Entzündung der Darmwand, einer geschädigten Mukusbarriere oder der Unfähigkeit, die unerwünschten Spezies effizient zu verringern. Um das Potenzial für künftige Rückfälle zu verringern, sollten Sie sich täglich präbiotische Ballaststoffe zuführen, sobald Sie Ihre Behandlung mit pflanzlichen Antibiotika oder dem SIBO-Joghurt abgeschlossen haben. Nehmen Sie ein wirksames Probiotikum mit vielen Bakterienarten (siehe die Liste der empfehlenswerten Probiotika in Anhang A); essen Sie fermentierte Lebensmittel wie Kombucha, fermentiertes Sauerkraut, Kefir und fermentiertes Gemüse; konsumieren Sie zusätzlich den *L.-reuteri*-Joghurt. Wenn Ihnen ein AIRE-Atemtester zur Verfügung steht, sollten Sie regelmäßig testen, ob ein Rückfall vorliegt, und diesen beurteilen, indem Sie nach der Einnahme eines Präbiotikums eine H_2-Messung vornehmen. Wichtig ist, dass Sie zwei Wochen vor der AIRE-Testung aufhören, den *L.-reuteri*-Joghurt zu essen, um ein falsch positives Ergebnis zu vermeiden.

Die Rolle von *L. reuteri* bei der Verhinderung von SIBO-/SIFO-Rückfällen

Erinnern Sie sich daran, dass *L. reuteri* unter den probiotischen Mikroben eine Sonderstellung einnimmt, weil er den oberen GI-Trakt auf natürliche Weise besiedelt und Bacteriocine produziert, und diese beiden Eigenschaften leisten einen Beitrag zur Verhinderung von SIBO und SIFO. Ein *L.-reuteri*-Joghurt ist daher fester Bestandteil unserer Maßnahmen, um SIBO- und SIFO-Rückfällen vorzubeugen, nachdem diese Zustände behoben worden sind.

Es gibt jedoch einen Haken. Während der *L.-reuteri*-Joghurt wahrscheinlich hilft, SIBO zu beseitigen und eventuelle Rückfälle zu verhindern, führt er auch zu positiven H_2-Ergebnissen auf dem AIRE-Atemtester, sodass es unmöglich wird, zwischen SIBO und der Wasserstoffbildung durch den gesunden *L. reuteri* zu unterscheiden. Wenn Sie den AIRE-Atemtester benutzen wollen, um Ihre H_2-Werte während oder unmittelbar nach der Behandlung mit pflanzlichen Antibiotika zu messen, sollten Sie mindestens zwei Wochen lang keinen *L.-reuteri*-Joghurt mehr essen, bis negative H_2-Werte angezeigt werden. Anschließend können Sie wieder anfangen, diesen Joghurt mit allen damit verbundenen Vorteilen zu genießen.

METHANOGENES SIBO

Bei methanogenem SIBO folgen Sie demselben Protokoll wie bei H_2-SIBO und wenden die Wirkstoffkombination CandiBactin-AR/BR an. Alternativ dazu können Sie auch vier Wochen lang den SIBO-Joghurt konsumieren, weil es erste Hinweise dafür gibt, dass *L. reuteri* Methanbildner verringert. Sie können das Methan in Ihrem Atem mit einem Präbiotikum testen, nachdem Sie Ihre zwei- bzw. vierwöchige Einnahme der pflanzlichen Antibiotika oder des SIBO-Joghurts abgeschlossen haben.

H_2S-SIBO

Bleiben Sie auf dem neuesten Stand und beteiligen Sie sich an unseren Online-Diskussionen, in denen wir die neuesten wissenschaftlichen Erkenntnisse über Schwefelwasserstoff in Bezug auf das Mikrobiom besprechen. Wir werden wahrscheinlich feststellen, dass viele Personen von SIBO betroffen sind, die zwar negativ auf H_2 und Methan testen, aber positiv auf H_2S.

ANHANG C

BESEITIGUNG VON H. PYLORI

Wenn Sie positiv auf *Helicobacter pylori* getestet wurden (mittels eines Fingerstick-Antikörper- oder Stuhl-Antigentests), stelle ich Ihnen nun einige Strategien vor, die sich bewährt haben, um dieses Bakterium auszumerzen, das mit langfristigen gesundheitlichen Komplikationen assoziiert worden ist. Weil konventionelle Antibiotika immer weniger in der Lage sind, *H. pylori* zu beseitigen, gibt es Beweise für die Wirksamkeit »alternativer« Therapien.

Um eine erfolgreiche Beseitigung dieses Bakteriums zu dokumentieren, empfiehlt es sich, nach der Behandlung einen Stuhl-Antigentest (aber nicht der Antikörpertest, der auch nach der Vernichtung des Bakteriums positiv bleibt, weil Sie jetzt Antikörper gegen diese Spezies entwickelt haben) zu wiederholen.

Probiotika: Bisher konnte nicht bewiesen werden, dass Probiotika für sich *H. pylori* auslöschen können, sie zeigen jedoch eine moderate Verbesserung der Behandlungswirksamkeit, wenn sie mit einer konventionellen Therapie kombiniert werden, obwohl bisher noch unklar ist, welche Bakterienarten dafür verantwortlich sind. Die Stämme des *Lactobacillus reuteri*, die wir in unserem Joghurt verwenden, sind in der Lage, *H. pylori* durch die Produktion antibakterieller Bacteriocine und Wasserstoffperoxid zu supprimieren (obwohl sie sie nicht selbst vernichten können). *L. reuteri* zeichnet sich durch eine Resistenz gegen Magensäure und seine Fähigkeit aus, den Magen zu besiedeln – Wirkungen, die einen Schutz vor einer Überwucherung mit *H. pylori* bieten. *Lactobacillus rhamnosus* GG trägt ebenfalls nachweislich dazu bei, *H. pylori* zu supprimieren.

***Nigella sativa* (echter Schwarzkümmel):** Die Samen dieser Pflanze werden seit Jahrtausenden in Südeuropa, dem Nahen Osten und Asien verwendet, um die verschiedensten Krankheiten zu behandeln, und sie können wie Mohnsamen verzehrt werden, mit denen Backwaren oft bestreut werden. Der echte Schwarzkümmel wurde vor einiger Zeit als Quelle antibakterieller Substanzen untersucht. Eine kleine klinische Studie, die vor Kurzem durchgeführt wurde, zeigte, dass 2 Gramm (ungefähr ein gestrichener Teelöffel) gemahlener Schwarzkümmel bei 67 Prozent aller Studienteilnehmer *H. pylori* beseitigen konnte, wodurch dieses Gewürz beinahe genauso wirksam ist wie eine konventionelle Dreifachtherapie. Man kann die Samen des echten Schwarzkümmels online bestellen. Geben Sie den echten Schwarzkümmel in Ihren Joghurt oder Smoothie oder streuen Sie ihn über Ihr Essen.

Mastix-Harz: Das Harz ist in Griechenland und dem Mittelmeerraum eine traditionelle Zutat und ein Hausmittel gegen Magenschmerzen, das seit über 2500 Jahren verwendet wird. Es wird aus einem immergrünen Strauch gewonnen, der in der Region beheimatet ist. Beweise sprechen dafür, dass selbst 1 Milligramm täglich, über einen Zeitraum von zwei Wochen eingenommen, *H. pylori* beseitigen und auf diese Weise Magengeschwüre heilen kann, obwohl in den wenigen kleinen klinischen Studien höhere Dosen verwendet wurden. In einer Studie konnten 350 Milligramm und 1.050 Milligramm, die jeweils über einen Zeitraum von 14 Tagen dreimal täglich eingenommen wurden, bei einem Drittel bis der Hälfte der Teilnehmer *H. pylori* beseitigen.

Bismutsubsalicylat/Bismutsubcitrat: Bismut ist nicht verschreibungspflichtig und wird unter dem Produktnamen Pepto Bismol in Tabletten- und in flüssiger Form verkauft; es war die ursprüngliche Behandlung für *H. pylori* in Kombination mit Wirkstoffen, die H_2 blockieren. Dieser Säureblocker und Durchfallhemmer war in der Anfangszeit der Bemühungen, *H. pylori* zu vernichten, beinahe so wirksam wie die moderne Dreifach- oder Vierfachtherapie, hat aber in den letzten Jahren an Wirksamkeit eingebüßt. Vielleicht hilft es aber immer noch in Kombination mit anderen Substanzen.

Vitamin C: In mehreren Studien hat sich gezeigt, dass 500 Milligramm Vitamin C, zweimal täglich oral eingenommen, *H. pylori* verringern oder vernichten können, vor allem in Kombination mit anderen Therapien. Das liegt vielleicht daran, dass Vitamin C in der Lage ist, das Enzym Urease zu blockieren, das durch *H. pylori* exprimiert wird.

N-Acetylcystein (NAC): NAC ist ein Biofilm-Disruptor, das heißt also, dass er die Mukusschicht zersetzt, die *H. pylori* bildet, um sich selbst zu schützen. 600 Milligramm NAC, zweimal täglich eingenommen, können in Kombination mit anderen Therapien die Behandlungswirksamkeit erheblich verbessern, und das gilt auch für Menschen, die in der Vergangenheit nicht auf eine konventionelle Behandlung angesprochen haben; vermutlich liegt das daran, dass der Organismus empfänglicher für Antibiotika gemacht wird.

In einer kleinen Studie mit 39 Teilnehmern wurde eine Kombination natürlicher Substanzen angewendet, die bei 29 Personen (74,3 Prozent) *H. pylori* erfolgreich vernichtete, was durch einen Stuhl-Antigentest bestätigt werden konnte. Diese Ergebnisse stehen einer konventionellen Dreifach- oder Vierfachtherapie in nichts nach. Folgende Kombination wurde angewendet:

- Mastix-Harz (Jarrow Formulas): 500 Milligramm, dreimal täglich 1 Kapsel
- Emulgiertes Oregano-Öl als ADP (Anti-Dysbiose-Produkt; Biotica Research Corporation): 50 Milligramm, dreimal täglich 1 Tablette
- Pepto-Bismol (Bismutsubsalicylat): täglich 4–6 Tabletten, aufgeteilt zwischen den Mahlzeiten

Zusätzlich wurden zwei weitere Präparate verwendet: ein Probiotikum, das zweimal täglich eingenommen wird und zehn Spezies mit einer Gesamtkeimzahl in Höhe von 5 Milliarden CFU enthält (Vital 10; Klaire Laboratories), sowie ein präbiotisches Nahrungsergänzungsmittel.

INDEX

ANMERKUNGEN

KAPITEL 1

1 Carrera-Bastos P, Fontes, O'Keefe J, Lindeberg S, Cordain L. The Western diet and lifestyle and diseases of civilization. *Res Rep Clin Cardiol* 9. März 2011;2:15–35.

2 Data and Statistics: Inflammatory Bowel Disease Prevalence (IBD) in the United States. Website der Centers for Disease Control. https://www.cdc.gov/ibd/data-statistics.htm. Durchsicht am 11. August 2020. Zugriff am 25. Mai 2021.

3 US Cancer Statistics Working Group. US Cancer Statistics Data Visualization Tool, beruhend auf eingereichten Daten von 2019 (1999–2017). US Department of Health and Human Services, Centers for Disease Control and Prevention, und National Cancer Institute. https://gis.cdc.gov/Cancer/USCS/DataViz.html. Veröffentlichung im Juni 2020. Zugriff am 25. Mai 2021.

4 Cani PD, Amar J, Iglesias MA et al. Metabolic endotoxemia initiates obesity and insulin resistance. *Diabetes*. 2007;56(7):1761–1772.

5 Lasselin J, Lekander M, Benson S et al. Sick for science: experimental endotoxemia as a translational tool to develop and test new therapies for inflammation-associated depression. *Mol Psych*. 2020. doi.org/10.1038/s41380–020–00869–2.

6 Takakura W, Pimentel M. Small intestinal bacterial overgrowth and irritable bowel syndrome - an update. *Front Psych*. 2020;11:664.

7 Takakura W, Pimentel M. Small intestinal bacterial overgrowth and irritable bowel syndrome - an update. *Front Psych*. 2020;11:664.

Pimentel M, Wallace D, Hallequa D et al. A link between irritable bowel syndrome and fibromyalgia may be related to findings on lactulose breath testing. *Ann Rheum Dis*. 2004;63(4):450–452.

Weinstock LB, Fern SE, Duntley SP et al. Restless legs syndrome in patients with irritable bowel syndrome: response to small intestinal bacterial overgrowth therapy. *Dig Dis Sci*. 2008;53(5):1252–1256.

Mikolasevic I, Delija B, Mijic A et al. Small intestinal bacterial overgrowth and nonalcoholic fatty liver disease diagnosed by transient elastography and liver biopsy. *Int J Clin Pract*. 2021;75(4):e13947.

Losurdo G, D'Abramo FS, Indellicati G et al. The influence of small intestinal bacterial overgrowth in digestive and extra-intestinal disorders. *Int J Mol Sci*. 2020;21(10):3531.

Polkowska-Pruszynska B, Gerkowicz A, Szczepanik-Kulak P et al. Small intestinal bacterial overgrowth in systemic sclerosis: a review of the literature. *Arch Dermatol Res.* 2019;311(1):1–8.

Yan LH, Mu B, Pan D. Association between small intestinal bacterial overgrowth and beta-cell function of type 2 diabetes. *J Int Med Res.* 2020;48(7):300060520937866.

8 Wijarnpreecha K, Werlang ME, Watthanasuntorn K et al. Obesity and risk of small intestine bacterial overgrowth: A systematic review and meta-analysis. *Dig Dis Sci.* 2020;65(5):1414–1422.

9 Erdogan A, Rao SSC. Small intestinal fungal overgrowth. *Curr Gastroenterol Rep.* 2015;17(4):16.

10 Zhang W, Zhang K, Zhang P et al. Research progress of pancreas-related microorganisms and pancreatic cancer. *Front Oncol.* 2021;10:604531.

Alonso R, Pisa D, Aguado R, Carrasco L. Identification of fungal species in brain tissue from Alzheimer's disease by next-generation sequencing. *J Alzheimers Dis.* 2017;58(1):55–67.

Nicoletti A, Ponziani FR, Nardella E et al. Biliary tract microbiota: a new kid on the block of liver diseases? Eur Rev Med Pharmacol Sci. 2020; 24(5):2750–2775.

11 Erdogan A, Rao SSC. Small intestinal fungal overgrowth. *Curr Gastroenterol Rep.* 2015;17(4):16.

KAPITEL 2

12 Datenspeicher der Global Health Observatory: Geburte durch Kaiserschnitt. Website der Weltgesundheitsorganization. https://apps.who.int/gho/data/node.main.BIRTHSBYCAESAREAN?lang=en. Update am 9. April 2018. Zugriff am 25. Mai 2021.

CDC 2018 Breastfeeding Report Card [Presseveröffentlichung]. Website der Centers for Disease Control and Prevention. https://www.cdc.gov/media/releases/2018/p0820-breastfeeding-report-card.html. Veröffentlichung am 20. August 2018. Zugriff am 25. Mai 2021.

13 Goedert JJ, Hua X, Shi J. Diversity and composition of the adult fecal microbiome associated with history of Cesarean birth or appendectomy: Analysis of the American Gut Project. *EBioMedicine.* 2014;1(2–3):167–172.

Lundgren SN, Madan JC, Emond JA et al. Maternal diet during pregnancy is related with the infant stool microbiome in a delivery mode-dependent manner. *Microbiome.* 2018;6:109.

14 Vinturache AE, Gyamfi-Bannerman C, Hwand J et al. Maternal microbiome – A pathway to preterm birth. *Seminars Fetal Neonat Med.* 2016;21(2):94–99.

15 Torres J, Hu J, Seki A et al. Infants born to mothers with IBD present with altered gut microbiome that transfers abnormalities of the adaptive immune system to germ-free mice. *Gut.* 2020;69(1):42–51.

16 Vinturache AE, Gyamfi-Bannerman C, Hwand J et al. Maternal microbiome – A pathway to preterm birth. *Seminars Fetal Neonat Med.* 2016;21(2):94–99.

17 Barcik W, Boutin RCT, Solokowska M, Finlay BB. The role of lung and gut microbiota in the pathology of asthma. *Immunity.* 2020;52(2):241–255.

Stewart CJ, Ajami NJ, O'Brien JL et al. Temporal development of the gut microbiome in early childhood from the TEDDY Study. *Nature.* 2018;562(7728):583–588.

Robertson RC, Manges AR, Finlay BB, Prendergast AJ. The human microbiome and child growth – first 1000 days and beyond. *Trends Microbiol.* 2019;27(2):131–147.

18 Solomon S. The controvery over infant formula. *New York Times*, 6. Dezember 1981. https://www.nytimes.com/1981/12/06/magazine/the-controversy-over-infant-formula.html?pagewanted=all.

19 Palmer C, Bik EM, Di Giulio DB, Relman DA, Brown PO. Development of the human infant intestinal microbiota. *PLoS Biol.* 2007;5:e177.

20 Ip S, Chung M, Raman G et al. Breastfeeding and maternal and infant health outcomes in developed countries. *Evid Rep Technol Assess.* 2007;153:1–186.

21 Frese SA, Hutton AA, Contreras LN et al. Persistence of supplemented *Bifidobacterium longum* subsp. *infantis* EVC001 in breastfed infants. *mSphere.* 2017;2(6):e00501–17.

22 Vangay P, Ward T, Gerber JS, Knights D. Antibiotics, pediatric dysbiosis, and disease. *Cell Host Microbe.* 2015;17(5):553–564.

23 Hicks LA, Taylor TH, Hunkler RJ. 2013. U.S. outpatient antibiotic prescribing, 2010. *N Engl J Med.* 368:1461–62.

24 Su T, Lai S, Lee A et al. Meta-analysis: proton pump inhibitors moderately increase the risk of small intestinal bacterial overgrowth. *J Gastroenterol.* 2018;53(1):27–36.

25 Muraki M, Fujiwara Y, Machida H et al. Role of small intestinal bacterial overgrowth in severe small intestinal damage in chronic non-steroidal anti-inflammatory drug users. *Scand J Gastroenterol.* 2014;49(3):267–273.

26 Saffouri GB, Shields-Cutler RR, Chen J et al. Small intestinal microbial dysbiosis underlies symptoms associated with functional gastrointestinal disorders. *Nat Commun.* 2019;10:2012.

27 Mao Q, Manservisi F, Panzacchi S et al. The Ramazzini Institute 13-week pilot study on glyphosate and Roundup administered at human-equivalent dose to Sprague Dawley rats: effects on the microbiome. *Environ Health.* 2018; 17:50.
Claus SP, Guillou H, Ellero-Simatos S. The gut microbiota: a major player in the toxicity of environmental pollutants? *NPJ Biofilms Microbiomes.* 2016;2:16003.
Zhan J, Liang Y, Liu D et al. Antibiotics may increase triazine herbicide exposure risk via disturbing gut microbiota. *Microbiome.* 2018; 6:224

28 Cho Y, Osgood RS, Bell LN et al. Ozone-induced changes in the serum metabolome: Role of the microbiome. *PLoS One.* 2019; 14(8):e0221633.

KAPITEL 3

29 Appelt S, Drancourt M, Le Bailly M. Human coprolites as a source for paleomicrobiology. *Microbiology Spectrum.* 2016;4(4). Doi:10.1128/microbiolspec.PoH-0002–2014.
Adler CJ, Dobney K, Weyrich LS et al. Sequencing ancient calcified dental plaque shows changes in oral microbiota with dietary shifts of the Neolithic and Industrial revolutions. *Nat Genet.* 2013;45:450–455.
Tito RY, Knights D, Metcalf J et al. Insights from characterizing extinct human gut microbiomes. *PLoS One.* 2012;7(12):e51146.

30 Pasolli E, Ascinar F, Manara S et al. Extensive unexplored human microbiome diversity revealed by over 150,000 genomes from metagenomes spanning age, geography, and lifestyle. *Resource.* 2019;176(3):649–662.

31 Schnorr SL, Candela M, Rampelli S et al. Gut microbiome of the Hadza hunter-gatherers. *Nat Commun.* 2014;5:3654.

Obregon-Tito A, Tito R, Metcalf J et al. Subsistence strategies in traditional societies distinguish gut microbiomes. *Nat Commun.* 2015; 6:6505.

Clemente JC, Pehrsson EC, Blaser MJ et al. The microbiome of uncontacted Amerindians. *Sci Adv.* 2015; 12(3):e1500183.

32 Abdel-Gadir A, Stephen-Victor E, Gerber GK et al. Microbiota therapy acts via a regulatory T cell MyD88/RORγt pathway to suppress food allergy. *Nat Med.* 2019;25(7):1164–1174.

33 PeBenito A, Nazzal L, Wang C et al. Comparative prevalence of Oxalobacter formigenes in three human populations. *Sci Rep.* 2019;9(1):574.

Dwyer ME, Krambeck AE, Bergstralh EJ et al. Temporal trends in incidence of kidney stones among children: a 25-year population based study. *J Urol.* 2012;188:247.

34 Henrick BM, Hutton AA, Palumbo MC et al. Elevated fecal pH indicates a profound change in the breastfed infant gut microbiome due to reduction of *Bifidobacterium* over the past century. *mSphere.* 2018;3(2):e00018-e00041.

35 Underwood MA, German JB, Lebrilla CB, Mills DA. *Bifidobacterium longum* subspecies Infantis: Champion colonizer of the infant gut. *Pediatr Res.* 2015;77(1–2):229–35.

36 Frese SA, Hutton AA, Contreras LN et al. Persistence of supplemented *Bifidobacterium longum* subsp. infantis EVC001 in breastfed infants. *mSphere.* 2017;2(6):e00501-e00517.

Del Giudice MM, Indolfi C, Capasso M et al. Bifidobacterium mixture (*B longum* BB536, *B infantis* M-63, *B breve* M-16V) treatment in children with seasonal allergic rhinitis and intermittent asthma. *Ital J Pediatr.* 2017;43(1):25.

Giannetti E, Maglione M, Alessandrella A et al. A mixture of 3 Bifidobacteria decreases abdominal pain and improves the quality of life in children with irritable bowel syndrome: a multi-center, randomized, double-blind, placebo-controlled, crossover trial. *J Clin Gastroenterol.* 2017;51(1):e5-e10.

37 Molin G, Jeppsson B, Johansson ml et al. Numerical taxonomy of *Lactobacillus* spp. associated with healthy and diseased mucosa of the human intestines. *J App Bacteriol.* 1993;74(3):314–323.

Walter J, Britton RA, Roos S. Host-microbial symbiosis in the vertebrate gastrointestinal tract and the *Lactobacillus reuteri* paradigm. *Proc Nat Acad Sci.* 2001;108(suppl 1):4645–4652.

38 Erdman SE, Poutahidis T. Microbes and oxytocin: Benefits for host physiology and behavior. *Int Rev Neurobiol* 2016;131:91–126.

39 Erdman SE, Poutahidis T. Microbes and oxytocin: Benefits for host physiology and behavior. *Int Rev Neurobiol* 2016;131:91–126.

Poutahidis T, Kleinewietfeld M, Smillie C et al. Microbial reprogramming inhibits Western diet-associated obesity. *PLoS One.* 2013;8(7):e68596.

Levkovich T, Poutahidis T, Smillie C et al. Probiotic bacteria induce a »glow of health«. *PLoS One.* 2013;8(1):e53867.

Varian BJ, Poutahidis T, DiBenedictis BT et al. Microbial lysate upregulates host oxytocin. *Brain Behav Immun.* 2017;61:36–49.

40 Varian BJ, Poutahidis T, DiBenedictis BT et al. Microbial lysate upregulates host oxytocin. *Brain Behav Immun.* 2017;61:36–49.

Elabd C, Cousin W, Upadhyayula P et al. Oxytocin is an age-specific circulating hormone that is necessary for muscle maintenance and regeneration. *Nat Commun.* 2014;5:4082.

Elabd S, Sabry I. Two birds with one stone: Possible dual-role of oxytocin in the treatment of diabetes and osteoporosis. *Front Endocrinol* (Lausanne). 2015;6:121.

Nilsson AG, Sundh D, Backhed F, Lorentzon M. *Lactobacillus reuteri* reduces bone loss in older women with low bone mineral density: a randomized, placebo-controlled, double-blind, clinical trial. *J Intern Med.* 2018;284(3):307–317.

41 Faria C, Zakout R, Araujo M. Helicobacter pylori and autoimmune diseases. *Biomed Pharmacother.* 2013;67(4):347–349.Mounika P. *Helicobacter pylori* infection and risk of lung cancer: A meta-analysis. *Lung Cancer Int.* 2013;2013:131869. doi:10.1155/2013/131869.

Kato M, Toda A, Yamamoto-Honda R et al. Association between *Helicobacter pylori* infection, eradication and diabetes mellitus. *J Diabetes Investig.* 2019;10(5):1341–1346.

Dardiotis E, Tsouris Z, Mentis AFA et al. *H. Pylori* and Parkinson's disease: Metaanalyses including clinical severity. *Clin Neurol Neurosurg.* 2018;175:16–24.

42 Bjarnason IT, Charlett A, Dobbs RJ et al. Role of chronic infection and inflammation in the gastrointestinal tract in the etiology and pathogenesis of idiopathic parkinsonism. Part 2: response of facets of clinical idiopathic parkinsonism to *Helicobacter pylori* eradication. A randomized, double-blind, placebo-controlled efficacy study. *Helicobacter.* 2005;10:276–287.

Yang X. Relationship between Helicobacter pylori and rosacea: Review and discussion. *BMC Infect Dis.* 2018;18(1):318.

43 Kato M, Toda A, Yamamoto-Honda R et al. Association between *Helicobacter pylori* infection, eradication and diabetes mellitus. *J Diabetes Investig.* 2019;10(5):1341–1346.

Atherton JC, Blaser MJ. Coadaptation of *Helicobacter pylori* and humans: ancient history, modern implications. *J Clin Invest.* 2009;119:2475–2487.

44 Atherton JC, Blaser MJ. Coadaptation of *Helicobacter pylori* and humans: ancient history, modern implications. *J Clin Invest.* 2009;119:2475–2487.

45 Mao Q, Manservisi F, Panzacchi S et al. The Ramazzini Institute 13-week pilot study on glyphosate and Roundup administered at human-equivalent dose to Sprague Dawley rats: effects on the microbiome. *Environ Health.* 2018;17:50.

46 Sonnenburg ED, Smits SA, Tikhonov M et al. Diet-induced extinctions in the gut microbiota compound over generations. *Nature.* 2016;529:212–215.

Sonnenburg JL, Xu J, Leip DD et al. Glycan foraging in vivo by an intestinal-adapted bacterial symbiont. *Science.* 2005;307(5717):1955–1959.

Olson CA, Vuong HE, Yano JM et al. The gut microbiota mediates the anti-seizure effects of the ketogenic diet. *Cell.* 2018;173(7):1728–1741.

KAPITEL 4

47 Olsan EE Byndloss MX, Faber F et al. Colonization resistance: The deconvolution of a complex trait. *J Biol Chem.* 2017;292(21):8577–8581.

48 2018 Update: Antibiotic Use in the United States: Progress and Opportunities. Website der Centers for Disease Control and Prevention. https://www.cdc.gov/antibiotic-use/stewardship-report/pdf/stewardship-report-2018–508.pdf. Durchsicht am 11. November 2020. Zugriff am 28. Mai 2021.

49 Manyi-Loh C, Mamphweli S, Meyer E, Okoh A. Antibiotic use in agriculture and its consequential resistance in environmental sources: Potential public health implications. *Molecules.* 2018; 23(4):795.

50 Hensgens MPM, Keessen EC, Squire MM et al. Clostridium difficile infection in the community: a zoonotic disease? *Clin Micro Infect.* 18(7):635–645.
Centers for Disease Control and Prevention (CDC) Severe *Clostridium difficile*-associated disease in populations previously at low risk – four states, 2005. *MMWR.* 2005;54(47):1201–1205.

51 Marlicz W, Loniewski I, Grimes DS, Quigley EM. Nonsteroidal anti-inflammatory drugs, proton pump inhibitors, and gastrointestinal injury: Contrasting interactions in the stomach and small intestine. *Mayo Clin Proc.* 2014;89(12):1699–1709.
Sabate JM, Coupaye M, Ledoux S et al. Consequences of small intestinal bacterial overgrowth in obese patients before and after bariatric surgery. *Obes Surg.* 2017;27(3):599–605.

52 Czepiel J, Drózdz M, Pituch H et al. *Clostridium difficile* infection: review. *Eur J Clin Microbiol Infect Dis.* 2019; 38(7):1211–1221.

53 Maziade PJ, Pereira P, Goldstein EJ. A decade of experience in primary prevention of *Clostridium difficile* infection at a community hospital using the probiotic combination *Lactobacillus acidophilus* CL1285, *Lactobacillus casei* LBC80R, and *Lactobacillus rhamnosus* CLR2 (Bio-K+). *Clin Infect Dis.* 2015;60(suppl 2):S144-S147.

54 Schubert AM, Rogers MAM, Ring C, Mogle J et al. Microbiome data distinguish patients with *Clostridium difficile* infection and non-*C. difficile*-associated diarrhea from healthy controls. *MBio.* 2014;5:1–9.

55 Wu J, Peters BA, Dominianni C et al. Cigarette smoking and the oral microbiome in a large study of American adults. *ISME J.* 2016;10(10):2435–2446.
Engen PA, Green SJ, Voigt RM et al. The gastrointestinal microbiome: Alcohol effects on the composition of intestinal microbiota. *Alcohol Res.* 2015;37(2):223–236.

56 Saffouri GB, Shields,Cutler R, Chen J et al. Small intestinal microbial dysbiosis underlies symptoms associated with functional gastrointestinal disorders. *Nat Communications.* 2019;10(1):2012.

57 Suez J, Korem T, Zeevi D et al. Artificial sweeteners induce glucose intolerance by altering the gut microbiota. *Nature.* 2014;514(7521):181–186.

58 Caparrós-Martín JA, Lareu RR, Ramsay JP et al. Statin therapy causes gut dysbiosis in mice through a PXR-dependent mechanism. *Microbiome.* 2017;5(1):95.

59 Martinez KB, Leone V, Chang EB. Western diets, gut dysbiosis, and metabolic diseases: Are they linked? *Gut Microbes.* 2017; 8(2):130–142.

60 Schroeder BO, Birchenough GMH, Stahlman M et al. Bifidobacteria or fiber protect against diet-induced microbiota-mediated colonic mucus deterioration. *Cell Host Microbe.* 2018;23(1):27–40.
Fuke N, Nagata N, Suganuma H, Ota T. Regulation of gut microbiota and metabolic endotoxemia with dietary factors. *Nutrients.* 2019;11(10):2277.

61 Everard A, Lazarevic V, Gaia N et al. Microbiome of prebiotic-treated mice reveals novel targets involved in host response during obesity. *ISME J.* 2014;8(10):2116–2130.
Ghosh SS, Wang J, Yannie PJ et al. Dietary supplementation with galactooligosaccharides attenuates high fat, high cholesterol diet-induced disruption of colonic mucin layer and improves glucose intolerance in C57BL/6 mice and reduces atherosclerosis in Ldlr-/- mice. *J Nutr.* 2020;150(2):285–293.

62 Yildiz H., Speciner L., Ozdemir C, Cohen D, Carrier R. Food-associated stimuli enhance barrier properties of gastrointestinal mucus. *Biomaterials.* 2015;54:1–8.

63 Kaliannan K, Wang B, Li X-Y et al. A host-microbiome interaction mediates the opposing effects of omega-6 and omega-3 fatty acids on metabolic endotoxemia. *Sci Rep.* 2015;5:11276.

64 Bresciani L, Dall'Asta M, Favari C et al. An in vitro exploratory study of dietary strategies based on polyphenol-rich beverages, fruit juices and oils to control trimethylamine production in the colon. *Food Funct.* 2018;9:6470–6483.

65 Samsel A, Seneff S. Glyphosate, pathways to modern diseases II: Celiac sprue and gluten intolerance *Interdiscip Toxicol.* 2013;6(4): 159–184.
Mao Q, Manservisi F, Panzacchi S et al. The Ramazzini Institute 13-week pilot study on glyphosate and Roundup administered at human-equivalent dose to Sprague Dawley rats: effects on the microbiome. *Environ Health.* 2018; 17:50.

66 Argou-Cardozo I, Zeidán-Chuliá F. Clostridium bacteria and autism spectrum conditions: A systematic review and hypothetical contribution of environmental glyphosate levels. *Med Sci* (Basel). 2018;6(2):29.

67 Liang Y, Zhan J, Liu D et al. Organophosphorus pesticide chlorpyrifos intake promotes obesity and insulin resistance through impacting gut and gut microbiota. *Microbiome.* 2019;7(1):19.

68 Lehmann GM, LaKind JS, Davis MH et al. Environmental chemicals in breast milk and formula: exposure and risk assessment implications. *Environ Health Perspect.* 2018;126(9):096001.

69 Adler CJ, Dobney K, Weyrich LS et al. Sequencing ancient calcified dental plaque shows changes in oral microbiota with dietary shifts of the Neolithic and Industrial revolutions. *Nat Genet.* 2013;45:450–455.

70 Roberts C, Manchester K. »Dental disease« in *The archaeology of disease.* New York: Cornell University Press; 2005:63–83.
Cohen MN, Crane-Kramer GMM. Editors' summation in Ancient health: *skeletal indicators of agricultural and economic intensification.* Gainesville: University Press of Florida; 2007:320–43.

71 Petersen PE, Bourgeois D, Ogawa H et al. The global burden of oral diseases and risks to oral health. *Bull World Health Organ.* 2005;83:661–669.

KAPITEL 5

72 Johansson MEV, Hansson GC. Immunological aspects of intestinal mucous and mucins. *Nat Rev Immunol.* 2016;16(10):639–649.

73 Desai MS, Seekatz AM, Koropatkin NM et al. A dietary fiber-deprived gut microbiota degrades the colonic mucus barrier and enhances pathogen susceptibility. *Cell.* 2016;167(5):1339–1353.

74 Sicard JF, Le Bihan G, Vogeleer P et al. Interactions of intestinal bacteria with components of the intestinal mucus. *Front Cell Infect Microbiol.* 2017;7:387.

75 Payahoo L, Khajebishak Y, Alivand MR et al. Investigation the effect of oleoylethanolamide supplementation on the abundance of *Akkermansia muciniphila bacterium* and the dietary intakes in people with obesity: A randomized clinical trial. *Appetite.* 2019;141:104301.

76 Payahoo L, Khajebishak Y, Alivand MR et al. Investigation the effect of oleoylethanolamide supplementation on the abundance of *Akkermansia muciniphila bacterium*

and the dietary intakes in people with obesity: A randomized clinical trial. *Appetite.* 2019;141:104301.

Everard A, Belzer C, Geurts L. Cross-talk between *Akkermansia muciniphila* and intestinal epithelium controls diet-induced obesity. *Proc Natl Acad Sci.* 2013;110(22):9066–9071.

77 De Vos W. Microbe Profile: Akkermansia muciniphila: a conserved intestinal symbiont that acts as the gatekeeper of our mucosa. *Microbiology* (Reading) 2017;163(5):646–648.

78 Wlodarska M, Willing BP, Bravo DM, Finlay BB. Phytonutrient diet supplementation promotes beneficial Clostridia species and intestinal mucus secretion resulting in protection against enteric infection. *Sci Rep.* 2015;5:9253.

79 Georgiades P, Pudney PDA, Rogers S et al. Tea derived galloylated polyphenols cross-link purified gastrointestinal mucins. *PLoS ONE.* 2014;9(8):e105302.

80 Chassaing B, Koren O, Goodrich JK et al. Dietary emulsifiers impact the mouse gut microbiota promoting colitis and metabolic syndrome. *Nature.* 2015;519(7541):92–96.

81 Laudisi F, Stolfi C, Monteleone G et al. Impact of food additives on gut homeostasis. *Nutrients.* 2019;11(10):2334.

82 Laudisi F, Di Fusco D, Dinallo V et al. The food additive maltodextrin promotes endoplasmic reticulum stress-driven mucus depletion and exacerbates intestinal inflammation. *Cell Mol Gastroenterol Hepatol.* 2019;7:457–473.

83 Sasada T, Hinoi T, Saito Y et al. Chlorinated water modulates the development of colorectal tumors with chromosomal instability and gut microbiota oil Apc-deficient mice. *PLoS One.* 2015;10(7):e0132435.

84 Kim MW, Kang JH, Shin E et al. Processed aloe vera gel attenuates non-steroidal anti-inflammatory drug (NSAID)-induced small intestinal injury by enhancing mucin expression. *Food Funct.* 2019;10(9):6088–6097.

85 Lamprecht M, Frauwallner A. Exercise, intestinal barrier dysfunction and probiotic supplementation. *Med Sport Sci.* 2012;59:47–56.

86 He J, Guo H, Zheng W, Yao W. Effects of stress on the mucus-microbial interactions in the gut. *Curr Protein Pept Sci.* 2019;20(2):155–163-

87 Desai MS, Seekatz AM, Koropatkin NM et al. A dietary fiber-deprived gut microbiota degrades the colonic mucus barrier and enhances pathogen susceptibility. *Cell.* 2016;167(5):1339–1353.

KAPITEL 6

88 Cani PD, Amar J, Iglesias MA et al. Metabolic endotoxemia initiates obesity and insulin resistance. *Diabetes.* 2007;56(7):1761–1772.

89 Magge S, Lembo A. Low-FODMAP diet for treatment of irritable bowel syndrome. *Gastroenterol Hepatol* (NY). 2012;8(11):739–745.

Borghini R, Donato G, Alvaro D, Picarrelli A. New insights in IBS-like disorders: Pandora's box has been opened; a review. *Gastroenterol Hepatol Bed Bench Spring.* 2017;10(2):79–89.

Rezaie A, Buresi M, Lembo A et al. Hydrogen and methane-based breath testing in gastrointestinal disorders: The North American Consensus. *Am J Gastroenterol.* 2017;112(5):775–784.

Schink M, Konturek PC, Tietz E et al. Microbial patterns in patients with histamine intolerance. *J Physiol Pharmacol.* 2018;69(4).

90 Parodi A, Paolino S, Greco A et al. Small intestinal bacterial overgrowth in rosacea: Clinical effectiveness of its eradication. *Clin Gastroenterol Hepatol.* 2008;6(7):759–764.
Romani J, Caixa A, Escote X et al. Lipopolysaccharide-binding protein is increased in patients with psoriasis with metabolic syndrome, and correlates with C-reactive protein. *Clin Exp Dermatol.* 2013;38(1):81–84. doi:10.1111/ced.12007.
Lee SY, Lee E, Park YM, Hong SJ. Microbiome in the gut-skin axis in atopic dermatitis. *Allergy Asthma Immunol Res.* 2018; 10(4): 354–362.

91 Augustyn M, Grys I, Kukla M. Small intestinal bacterial overgrowth and non-alcoholic fatty liver disease. *Clin Exp Hepatol.* 2019;5(1):1–10.
Fasano A, Bove F, Gabrielli M et al. The role of small intestinal bacterial overgrowth in Parkinson's disease. *Mov Disord.* 2013;28(9):1241–1249.
Roland BC, Lee D, Miller LS et al. Obesity increases the risk of small intestinal bacterial overgrowth (SIBO). *Neurogastroenterol Motil.* 2018;30(3). https://doi.org/10.1111/nmo.13199.
Ghoshal UC, Shukla R, Ghoshal U. Small intestinal bacterial overgrowth and irritable bowel syndrome: A bridge between functional organic dichotomy. *Gut Liver.* 2017;11(2):196–208.
Weinstock LB, Walters AS. Restless legs syndrome is associated with irritable bowel syndrome and small intestinal bacterial overgrowth. *Sleep Med.* 2011;12(6):610–613.
Chatterjee S, Park S, Low K et al. The degree of breath methane production in IBS correlates with the severity of constipation. *Am J Gastroenterol.* 2007;102(4):837–841.
Pimentel M, Wallace D, Hallegua D et al. A link between irritable bowel syndrome and fibromyalgia may be related to findings on lactulose breath testing. *Ann Rheum Dis.* 2004;63(4):450–452.

92 Su T, Lai S, Lee A et al. Meta-analysis: proton pump inhibitors moderately increase the risk of small intestinal bacterial overgrowth. *J Gastroenterol.* 2018;53(1):27–36.

93 Muraki M, Fujiwara Y, Machida H et al. Role of small intestinal bacterial overgrowth in severe small intestinal damage in chronic non-steroidal anti-inflammatory drug users. *Scand J Gastroenterol.* 2014;49(3):267–273.

94 Husebye E, Skar V, Hoverstad T,et al. Fasting hypochlorhydria with gram positive gastric flora is highly prevalent in healthy old people. *Gut.* 1992;33:1331–1337.

95 Lee AA, Baker JR, Wamsteker EJ et al. Small intestinal bacterial overgrowth is common in chronic pancreatitis and associates with diabetes, chronic pancreatitis severity, low zinc levels, and opiate use. *Am J Gastroenterol.* 2019;114(7):1163–1171.

96 Lauritano EC, Bilotta AL, Gabrielli M et al. Association between hypothyroidism and small intestinal bacterial overgrowth. *J Clin Endocrinol Metab.* 2007;92:4180–4184.
Brechmann T, Sperlbaum A, Schmiegel W. Levothyroxine therapy and impaired clearance are the strongest contributors to small intestinal bacterial overgrowth: Results of a retrospective cohort study. *World J Gastroenterol.* 2017; 23(5):842–852.

97 Dukowicz AC, Lacy BE, Levine GM. Small intestinal bacterial overgrowth: A comprehensive review. *Gastroenterol Hepatol* (NY). 2007; 3(2): 112–122.

98 Cox SR, Lindsay JO, Fromentin S et al. Effects of low FODMAP diet on symptoms, fecal microbiome, and markers of inflammation in patients with quiescent inflammatory bowel disease in a randomized trial. *Gastroenterology.* 2020;158(1):176–188.

99 Roland BC, Lee D, Miller LS et al. Obesity increases the risk of small intestinal bacterial overgrowth (SIBO). *Neurogastroenterol Motil.* 2018;30(3).
100 Chakaroun RM, Massier L Kovacs P. Gut microbiome, intestinal permeability, and tissue bacteria in metabolic disease: Perpetrators or bystanders? *Nutrients.* 2020;12(4):1082.
101 Shah A, Talley NJ, Jones M et al. Small intestinal bacterial overgrowth in irritable bowel syndrome: A systematic review and meta-analysis of case-control studies. *Am. J. Gastroenterol.* 2020;115:190–201.
102 Shah A, Morrison M, Burger et al. Systematic review with meta-analysis: The prevalence of small intestinal bacterial overgrowth in inflammatory bowel disease. *Aliment Pharmacol Ther.* 2019;49:624–635.
103 Losurdo G, D'Abramo FS, Indellicati G et al. The influence of small intestinal bacterial overgrowth in digestive and extra-intestinal disorders. *Int J Mol Sci.* 2020;21(10):3531.
104 Losurdo G, D'Abramo FS, Indellicati G et al. The influence of small intestinal bacterial overgrowth in digestive and extra-intestinal disorders. *Int J Mol Sci.* 2020;21(10):3531.
105 Weinstock LB, Steinhoff M. Rosacea and small intestinal bacterial overgrowth: Prevalence and response to rifaximin. *J Am Acad Dermatol.* 2013;68:875–876.
106 Parodi A, Paolino S, Greco A et al. Small intestinal bacterial overgrowth in rosacea: Clinical effectiveness of its eradication. *Clin Gastroenterol Hepatol.* 2008;6(7):759–764.
107 Fu P, Gao M, Yung KKL. Association of intestinal disorders with Parkinson's disease and Alzheimer's disease: A systematic review and meta-analysis. *ACS Chem Neurosci.* 2020;11(3):395–405.
108 Fu P, Gao M, Yung KKL. Association of intestinal disorders with Parkinson's disease and Alzheimer's disease: A systematic review and meta-analysis. *ACS Chem Neurosci.* 2020;11(3):395–405.
109 Blum DJ, During E, Barwick F et al. Restless leg syndrome: Does it start with a gut feeling? *Sleep.* 2019;42(1):A4.
110 Stevens BR, Goel R, Seungbum K et al. Increased human intestinal barrier permeability plasma biomarkers zonulin and FABP2 correlated with plasma LPS and altered gut microbiome in anxiety or depression. *Gut.* 2018;67(8):1555–1557.
111 Rana SV, Sharma S, Kaur J et al. Comparison of lactulose and glucose breath test for diagnosis of small intestinal bacterial overgrowth in patients with irritable bowel syndrome. *Digestion.* 2012;85(3):243–247.
112 Birg A, Hu S, Lin HC. Reevaluating our understanding of lactulose breath tests by incorporating hydrogen sulfide measurements. *JGH Open.* 2019; 3(3): 228–233
113 Fasano A. Leaky gut and autoimmune diseases. *Clin Rev Allergy Immunol.* 2012;42(1):71–78.
Wang W, Uzzau S, Goldblum SE, Fasano A. Human zonulin, a potential modulator of intestinal tight junctions. *J Cell Sci.* 2000;113 Pt 24:4435–4440
114 Olsen GJ. Microbial ecology. Archaea, Archaea, everywhere. *Nature.* 1994; 371(6499):657–658.
115 Brugère JF, Borrel G, Gaci N et al. Archaebiotics: proposed therapeutic use of Archaea to prevent trimethylaminuria and cardiovascular disease. *Gut Microbes.* 2014;5:5–10.
116 Lurie-Weinberger MN, Gophna U. Archaea in and on the human body: health implications and future directions. *PLoS Pathog.* 2015;11:e1004833.

117 Takakura W, Pimentel M. Small intestinal bacterial overgrowth and irritable bowel syndrome – an update. *Front Psychiatry.* 2020;11:664.
118 Zhang J, Wang, Chen Y, Yao W. Exhaled hydrogen sulfide predicts airway inflammation phenotype in COPD. *Resp Care.* 2015; 60(2):251–258.
119 Chedid V, Dhalla S, Clark JO et al. Herbal therapy is equivalent to rifaximin for the treatment of small intestinal bacterial overgrowth. *Glob Adv Health Med.* 2014;3(3):16–24.

KAPITEL 7

120 Sam QH, Chang MW, Chai LYA. The fungal mycobiome and its interaction with gut bacteria in the host. *Int J Mol Sci.* 2017;18:330.
121 Downward JRE, Falkowski NR, Mason KL et al. E Modulation of post-antibiotic bacterial community reassembly and host response by Candida albicans. *Sci Rep.* 2013;3:2191.
122 Morales DK, Hogan DA. Candida albicans interactions with bacteria in the context of human health and disease. *PLoS Pathog.* 2010;6:e1000886.
123 Krüger W, Vielreicher S, Kapitan M et al. Fungal-bacterial interactions in health and disease. *Pathogens.* 21.05.2019;8(2):70.
124 Downward JRE, Falkowski NR, Mason KL et al. E Modulation of post-antibiotic bacterial community reassembly and host response by Candida albicans. *Sci Rep.* 2013;3:2191.
Sam QH, Chang MW, Chai LYA. The fungal mycobiome and its interaction with gut bacteria in the host. *Int J Mol Sci.* 2017;18:330.
Erdogan A, Rao SSC. Small intestinal fungal overgrowth. *Curr Gastroenterol Rep.* 2015;17(4):16.
125 Rao SSC, Tan G, Abdull H et al. Does colectomy predispose to small intestinal bacterial (SIBO) and fungal overgrowth (SIFO)? *Clin Transl Gastroenterol.* 2018; 9(4):146.
126 Mar Rodríguez M, Pérez D, Chaves FJ et al. Obesity changes the human gut mycobiome. *Sci Rep.* 2015;5:14600.
127 Man A, Nicolet C, Pasaroiu et al. New perspectives on the nutritional factors influencing growth rate of Candida albicans in diabetics. An *in vitro* study. *Mem Inst Oswaldo Cruz.* 2017;112(9): 587–592.
128 Jacobs C, Adame EC, Attaluri A et al. Dysmotility and ppi use are independent risk factors for small intestinal bacterial and/or fungal overgrowth. *Aliment Pharmacol Ther.* 2013;37(11):1103–1111.
129 Erdogan A, Rao SSC. Small intestinal fungal overgrowth. *Curr Gastroenterol Rep.* 2015;17(4):16.
130 Graf K, Last A, Gratz R et al. Keeping *Candida* commensal: how lactobacilli antagonize pathogenicity of *Candida albicans* in an *in vitro* gut model. *Dis Model Mech.* 2019;12(9):dmm039719.
131 Leelahavanichkul A, Worasilchai N, Wannalerdsakun S et al. Gastrointestinal leakage detected by serum (1→3)-β-D-glucan in mouse models and a pilot study in patients with sepsis. *Shock.* 2016;46(5):506–518.
Panpetch W, Hiengrach P, Nilgate S et al. Additional *Candida albicans* administration enhances the severity of dextran sulfate solution induced colitis mouse model through

leaky gut-enhanced systemic inflammation and gut-dysbiosis but attenuated by *Lactobacillus rhamnosus* L34. *Microbes*. 2019 Sep 18;1–16.

Iliev ID, Funari VA, Taylor KD et al. Interactions between commensal fungi and the C-type lectin receptor Dectin-1 influence colitis. *Science*. 2012;336:1314–1317.

Alassane-Kpembi I, Pinton P, Oswald IP. Effects of mycotoxins on the intestine. *Toxins* (Basel). 2019; 11(3):159.

132 Alonso R, Pisa D, Marina A I et al. Fungal infection in patients with Alzheimer's disease. *J. Alzheimers Dis*. 2014;41:301–311.

Alonso R, Pisa D, Rábano A, Carrasco L. Alzheimer's disease and disseminated mycoses. *J Clin Microbiol Infect Dis*. 2014;33(7):1125–1132.

Pisa D, Alonso R, Rábano A, Rodal I., Carrasco L. Different brain regions are infected with fungi in Alzheimer's Disease. *Sci Rep*. 2015;5:15015.

Alonso R, Pisa D, Aguado R, Carrasco L. Identification of fungal species in brain tissue from Alzheimer's disease by next-generation sequencing. *J Alzheimers Dis*. 2017;58(1):55–67.

133 Soscia SJ, Kirby JE, Washicosky KJ et al. The Alzheimer's disease-associated amyloid beta-protein is an antimicrobial peptide. *PLoS One*. 2010;5:e9505.

134 Vendrik KEW, Ooijevaar RE, de Jong PRC et al. Fecal microbiota transplantation in neurological disorders. *Front Cell Infect Microbiol*. 2020;10:98.

135 Hu H, Merenstein DJ, Wang C et al. Impact of eating probiotic yogurt on colonization by *Candida* species of the oral and vaginal mucosa in HIV-infected and HIV-uninfected women. *Mycopathologia*. 2013;176:175–181.

136 Lang A, Salomon N, Wu JCY et al. Curcumin in combination with mesalamine induces remission in patients with mild-to-moderate ulcerative colitis in a randomized controlled trial. *Clin Gastroenterol Hepatol*. 2015;13(8):1444–1449.

Portincasa P, Bonfrate L, Scribano mlL. Curcumin and fennel essential oil improve symptoms and quality of life in patients with irritable bowel syndrome. *J Gastrointestin Liver Dis*. 2016;25(2):151–157.

137 Praditya D, Kirchhoff L, Bruning J et al. Anti-infective properties of the golden spice curcumin. *Front Microbiol*. 2019;10:912.

138 Ghosh SS, He H, Wang J et al. Curcumin-mediated regulation of intestinal barrier function: The mechanism underlying its beneficial effects. *Tissue Barriers*. 2018;6(1):e1425085.

139 Zhang X, Zhao Y, Zhang M et al. Structural changes of gut microbiota during berberine-mediated prevention of obesity and insulin resistance in high-fat diet-fed rats. *PLoS One*. 2012; 7(8): e42529.

Zhu L, Zhang D, Zhu H et al. Berberine treatment increases Akkermansia in the gut and improves high-fat diet-induced atherosclerosis in Apoe -/- mice. *Atherosclerosis*. 2018;268:117–126.

140 D'agostino M, Tesse N, Frippiat JP et al. Essential oils and their natural active compounds presenting anti fungal properties. *Molecules*. 2019; 24(20): 3713.

141 Limon JJ, Skalski JH, Underhill DM. Commensal fungi in health and disease. *Cell Host Microbe*. 2017;22(2):156–165.

142 Arena MP, Capozzi V, Russo P et al. Immunobiosis and probiosis: antimicrobial activity of lactic acid bacteria with a focus on their antiviral and antifungal properties. *Appl Microbiol Biotechnol*. 2018;102(23):9949–9958.

Mailander-Sanchez D, Braunsdorf C, Grumaz C et al. Antifungal defense of probiotic *Lactobacillus rhamnosus* GG is mediated by blocking adhesion and nutrient depletion. *PLoS One*. 2017;12(10):e0184438.

KAPITEL 8

143 Chedid V, Dhalla S, Clarke JO et al. Herbal therapy is equivalent to rifaximin for the treatment of small intestinal bacterial overgrowth. *Glob Adv Health Med*. 2014;3(3):16–24.

144 Mu Q, Tavella VJ, Luo XM. Role of *Lactobacillus reuteri* in human health and disease. *Front Microbiol*. 2018; 9:757.
Ojetti V, Petruzziello C, Migneco A et al. Effect of *Lactobacillus reuteri* (DSM 17938) on methane production in patients affected by functional constipation: a retrospective study. *Eur Rev Med Pharmacol Sci*. 2017;21(7):1702–1708.

145 Selle K, Klaenhamnmer TR. Genomic and phenotypic evidence for probiotic influences of *Lactobacillus gasseri* on human health. *FEMS Microbiol Rev*. 2013;37(6):915–935.

146 Dolin BJ. Effects of a proprietary *Bacillus coagulans* preparation on symptoms of diarrhea-predominant irritable bowel syndrome. *Methods Find Exp Clin Pharmacol*. 2009;31(10):655–659.

147 Moghadamtousi SZ, Kadir HA, Hassandarvish P et al. A review on antibacterial, antiviral, and antifungal activity of curcumin. *Biomed Res Int*. 2014;2014:186864.

148 Zhang X, Zhao Y, Zhang M et al. Structural changes of gut microbiota during berberine-mediated prevention of obesity and insulin resistance in high-fat diet-fed rats. *PLoS One*. 2012;7(8):e42529.

149 D'agostino M, Tesse N, Frippiat JP et al. Essential oils and their natural active compounds presenting antifungal properties. *Molecules*. 2019;24(20):3713.

150 Pais P, Almeida V, Yilmaz M, Teixeira MC. *Saccharomyces boulardii:* What makes it tick as successful probiotic? *J Fungi* (Basel). 2020; 6(2):78.

151 Kabak B, Dobson ADW. Mycotoxins in spices and herbs - an update. *Crit Rev Food Sci Nutr*. 2017;57(1):18–34.

152 Enko D, Kriegshauser G. Functional 13 C-urea and glucose hydrogen/methane breath tests reveal significant association of small intestinal bacterial overgrowth in individuals with active *Helicobacter pylori* infection. *Clin Biochem*. 2017;50(1–2):46–49.

153 Lauritano EC, Bilotta AL, Gabriella M et al. Association between hypothyroidism and small intestinal bacterial overgrowth. *J Clin Endocrinol Metab*. 2007;92(11):4180–4184.

KAPITEL 9

154 Burger-van Paassen N, Vincent A, Puiman PJ et al. The regulation of intestinal mucin MUC2 expression by short-chain fatty acids: implications for epithelial protection. *Biochem J*. 2001;420(2):211–219.

155 Rowland I, Gibson G, Heineken A et al. Gut microbiota functions: metabolism of nutrients and other food components. *Eur J Nutr*. 2018;57(1):1–24.

156 Magnusdottir S, Ravcheev D, Crecy-Lagard V, Thiele I. Systematic genome assessment of B-vitamin biosynthesis suggests co-operation among gut microbes. *Front Genet*. 2015;6:148.

157 Frese SA, Hutton AA, Contreras LN et al. Persistence of supplemented *Bifidobacterium longum* subsp. infantis EVC001 in breastfed infants. *mSphere*. 2017;2(6):e00501-e00517.

158 Underwood MA, German JB, Lebrilla CB, Mills DA. *Bifidobacterium longum* subspecies Infantis: Champion colonizer of the infant gut. *Pediatr Res*. 2015;77(1–2):229–235.

Nilsson AG, Sundh D, Backhed F, Lorentzon M. *Lactobacillus reuteri* reduces bone loss in older women with low bone mineral density: a randomized, placebo-controlled, double-blind, clinical trial. *J Intern Med*. 2018;284(3):307–317.

Levkovich T, Poutahidis T, Smillie C et al. Probiotic bacteria induce a »glow of health«. *PLoS One*. 2013;8(1):e53867.

Kim J, Yun JM, Kim MK et al. *Lactobacillus gasseri* BNR17 supplementation reduces the visceral fat accumulation and waist circumference in obese adults: A randomized, double-blind, placebo-controlled trial. *J Med Food*. 2018;21(5):454–461.

Mailander-Sanchez D, Braunsdorf C, Grumaz C et al. Antifungal defense of probiotic *Lactobacillus rhamnosus* GG is mediated by blocking adhesion and nutrient depletion. *PLoS One*. 2017;12(10):e0184438.

Ducrotté P, Sawant P, Venkataraman Clinical trial: Lactobacillus plantarum 299v (DSM 9843) improves symptoms of irritable bowel syndrome. *J World J Gastroenterol*. 2012;18(30):4012–4018.

Miquel S, Martín, Rossi O et al. *Faecalibacterium prausnitzii* and human intestinal health. *Curr Opin Microbiol*. 2013;16(3):255–261.

Toscano M, De Grandi R, Stronati L et al. Effect of *Lactobacillus rhamnosus* HN001 and *Bifidobacterium longum* BB536 on the healthy gut microbiota composition at phyla and species level: a preliminary study. *World J Gastroenterol*. 2017;23(15):2696–2704.

Everard A, Belzer C, Geurts L. Cross-talk between *Akkermansia muciniphila* and intestinal epithelium controls diet-induced obesity. *Proc Natl Acad Sci*. 2013;110(22):9066–9071.

Nyangale EP, Farmer S, Cash HA et al. *Bacillus coagulans* GBI-30, 6086 modulates *Faecalibacterium prausnitzii* in older men and women. *J Nutr*. 2015;145(7):1446–1452.

159 Imidi E, Cox SR, Rossi M, Whelan K. Fermented foods: definitions and characteristics, impact on the gut microbiota and effects on gastrointestinal health and disease. *Nutrients*. 2019;11(8):1806.

160 Imidi E, Cox SR, Rossi M, Whelan K. Fermented foods: definitions and characteristics, impact on the gut microbiota and effects on gastrointestinal health and disease. *Nutrients*. 2019;11(8):1806.

Gille D, Schmid A, Walther B, Verkehres G. Fermented food and non-communicable chronic diseases: a review. *Nutrients*. 2018;10(4):448.

161 Jeong D, Kim DH, Kang IB. Modulation of gut microbiota and increase in fecal water content in mice induced by administration of *Lactobacillus kefiranofaciens* DN1. *Food Funct*. 2017;8(2):680–686.

162 David LA, Maurice CF, Carmody RN et al. Diet rapidly and reproducibly alters the human gut microbiome. *Nature*. 2013;505:559–563.

Sonnenburg ED, Smits SA, Tikhonov M et al. Diet-induced extinctions in the gut microbiota compound over generations. *Nature*. 2016;529(7585):212–215.

163 Krumbeck J, Maldonado-Gomez MX, Ramer-Tait AE, Hutkins RW. Prebiotics and synbiotics: dietary strategies for improving gut health. *Curr Opin Gastroenterol.* 2016;32:110–119.
De Filippo C, Cavalieri D, Di Paola M et al. Impact of diet in shaping gut microbiota revealed by a comparative study in children from Europe and rural Africa. *Proc Natl Acad Sci U S A.* 2010; 107(33):14691–14696.
164 Olson CA, Vuong HE, Yano JM et al. The gut microbiota mediates the anti-seizure effects of the ketogenic diet. *Cell.* 2018;173(7):1728–1741.
Zhang Y, Zhou S, Zhou Y et al. Altered gut microbiome composition in children with refractory epilepsy after ketogenic diet. *Epilepsy Res.* 2018;145:163–168.
Lindefeldt M, Eng A, Darban H et al. The ketogenic diet influences taxonomic and function composition of the gut microbiota in children with severe epilepsy. *NPJ Biofilms Microbiomes.* 2019;5:5.
Ulamek-Koziol M, Czuczwar SJ, Januszewski S, Pluta R. Ketogenic diet and epilepsy. *Nutrients.* 2019; 11(10):2510.
Murtaza N, Burke LM, Vlahovich N et al. The effects of dietary pattern during intensified training on stool microbiota of elite race walkers. *Nutrients.* 2019;11(2):261.
Ang QY, Alexander M, Newman JC et al. Ketogenic diets alter the gut microbiome resulting in decreased intestinal Th17 cells. *Cell.* 2020;181(6):1263–1275.
Lindefeldt M, Eng A, Darban H et al. The ketogenic diet influences taxonomic and function composition of the gut microbiota in children with severe epilepsy. *NPJ Biofilms Microbiomes.* 2019;5:5.
165 Lindefeldt M, Eng A, Darban H et al. The ketogenic diet influences taxonomic and function composition of the gut microbiota in children with severe epilepsy. *NPJ Biofilms Microbiomes.* 2019;5:5.
Kossoff EH, Zupec-Kania BA, Auvin S et al. Optimal clinical management of children receiving dietary therapies for epilepsy: updated recommendations of the International Ketogenic Diet Study Group. *Epilepsia Open.* 2018;3(2):175–192.

KAPITEL 10

166 Yamamoto EA, Jorgensen TN. Relationships between vitamin D, gut microbiome, and systemic autoimmunity. *Front Immunol.* 2019;10:3141.
Assa A, Vong L, Pinnell LJ et al. Vitamin D deficiency predisposes to adherent-invasive *Escherichia coli*-induced barrier dysfunction and experimental colonic injury. *Inflamm Bowel Dis.* 2015;21(2):297–306.
167 Assa A, Vong L, Pinnell LJ et al. Vitamin D deficiency promotes epithelial barrier dysfunction and intestinal inflammation. *J Infect Dis.* 2014;210(8):1296–1305.
Ooi JH, Li Y, Rogers CJ, Cantoma MT. Vitamin D regulates the gut microbiome and protects mice from dextran sodium sulfate-induced colitis. *Nutr J Nutr.* 2013;143(10):1679–1686.
Su D, Nie Y, Zhu A et al. Vitamin D signaling through induction of paneth cell defensins maintains gut microbiota and improves metabolic disorders and hepatic steatosis in animal models. *Front Physiol.* 2016;7:498.
168 Payahoo L, Khajebishak Y, Alivand MR et al. Investigation the effect of oleoylethanolamide supplementation on the abundance of *Akkermansia muciniphila* bacterium

and the dietary intakes in people with obesity: a randomized clinical trial. *Appetite.* 2019;141:104301.

169 Millman J, Okamoto S, Kimura A et al. Metabolically and immunologically beneficial impact of extra virgin olive and flaxseed oils on composition of gut microbiota in mice. *Eur J Nutr.* 2020;59(6):2411–2425.
Nazzaro F, Fratianni F, Cozzolino R et al. Antibacterial activity of three extra virgin olive oils of the Campania region, Southern Italy, related to their polyphenol content and composition. *Microorganisms.* 2019;7(9):321.
Farras M, Martinez-Gili L, Portune K et al. Modulation of the gut microbiota by olive oil phenolic compounds: implications for lipid metabolism, immune system, and obesity. *Nutrients.* 2020;12(8):2200.

170 Kaliannan K, Wang B, Li X-Y et al. A host-microbiome interaction mediates the opposing effects of omega-6 and omega-3 fatty acids on metabolic endotoxemia. *Sci Rep.* 2015;5:11276.

171 Kaliannan K, Wang B, Li X-Y et al. Omega-3 fatty acids prevent early-life antibiotic exposure-induced gut microbiota dysbiosis and later-life obesity. *Int J Obes* (London). 2016;40(6):1039–1042.

172 Lauritano EC, Bilotta AL, Gabrielli M et al. Association between hypothyroidism and small intestinal bacterial overgrowth. *J Clin Endocrinol Metab.* 2007;92:4180–4184.

173 Roopchand DE, Carmody RN, Kuhn P et al. Dietary polyphenols promote growth of the gut bacterium *Akkermansia muciniphila* and attenuate high-fat diet-induced metabolic syndrome. *Diabetes.* 2015; 64(8):2847–2858.

174 Yuan X, Long Y, Ji Z et al. Green tea liquid consumption alters the human intestinal and oral microbiome. *Mol Nutr Food Res.* 2018;62(12):e1800178.

175 Georgiades P, Pudney PDA, Rogers S et al. Tea derived galloylated polyphenols cross-link purified gastrointestinal mucins. *PLoS One.* 2014;9(8):e105302.

176 Lu QY, Summanen PH, Lee RP et al. Prebiotic potential and chemical composition of seven culinary spice extracts. *J Food Sci.* 2017; 82(8):1807–1813.

177 Liu Q, Meng X, Li Y et al. Antibacterial and anti fungal activities of spices. *Int J Mol Sci.* 2017;18(6):1283.

178 Wlodarska M, Willing BP, Bravo DM, Finlay BB. Phytonutrient diet supplementation promotes beneficial Clostridia species and intestinal mucus secretion resulting in protection against enteric infection. *Sci Rep.* 2015;5:9253.

179 Kang C, Zhang Y, Zhu X et al. Healthy subjects differentially respond to dietary capsaicin correlating with specific gut enterotypes. *J Clin Endocrin Metab.* 2016;101(12):4681–4689.

180 Valim TC, da Cunha DA, Francisco CS et al. Quantification of capsaicinoids from chili peppers using 1H NMR without deuterated solvent. *Analytical Meth.* 2019;11(14):1939–1950.

181 Ghosh SS, Bie J, Wang J, Ghosh S. Oral supplementation with non-absorbable antibiotics or curcumin attenuates Western diet-induced atherosclerosis and glucose intolerance in LDLR-/- mice—Role of intestinal permeability and macrophages activation. *PLoS One.* 2014;9(9):e108577.

182 Zhang X, Zhao Y, Zhang M et al. Structural changes of gut microbiota during berberine-mediated prevention of obesity and insulin resistance in high-fat diet-fed rats. *PLoS One.* 2012;7(8):e42529.

Zhu L, Zhang D, Zhu H et al. Berberine treatment increases *Akkermansia* in the gut and improves high-fat diet-induced atherosclerosis in Apoe -/- mice. *Atherosclerosis.* 2018;268:117–1126.

TEIL IV

183 Thaiss CA, Levy M, Grosheva I et al. Hyperglycemia drives intestinal barrier dysfunction and risk for enteric infection. *Science.* 2018;359(6382):1376–1383.

184 Wang W, Uzzau S, Goldblum SE, Fasano A. Human zonulin, a potential modulator of intestinal tight junctions. *J Cell Sci.* 2000;113 Pt 24:4435–4440.

185 Zioudrou C, Streaty RA, Klee WA. Opioid peptides derived from food proteins: the exorphins. *J Biol Chem.* 1979;254(7):2446–2449.

186 Pusztai A, Ewen SW, Grant G et al. Antinutritive effects of wheat-germ agglutinin and other N-acetylglucosamine-specific lectins. *Br J Nutr.* 1993;70(1):313–321.

187 Junker Y, Zeissig S, Kim SJ et al. Wheat amylase trypsin inhibitors drive intestinal inflammation via activation of toll-like receptor 4. *J Exp Med.* 2012;209(13):2395–2408.
Bonder MJ, Tigchelaar EF, Xianghang C et al. The influence of a short-term glutenfree diet on the human gut microbiome. *Genome Med.* 2016;8:45.

188 Stinton LM, Shaffer EA. Epidemiology of gallbladder disease: cholelithiasis and cancer. *Gut Liver.* 2012; 6(2):172–187.
Festi D, Colecchia A, Orsini M et al. Gallbladder motility and gallstone formation in obese patients following very low calorie diets. Use it (fat) to lose it (well). *Int J Obes Relat Metab Disord.* 1998;22(6):592–600.
Gebhard RL, Prigge WF, Ansel HJ et al. The role of gallbladder emptying in gallstone formation during diet-induced rapid weight loss. *Hepatology.* 1996;24(3):544–548.
Festi D, Colecchia A, Larocca A et al. Review: low caloric intake and gall-bladder motor function. *Aliment Pharmacol Ther.* 2000;14(suppl 2):51–53.

189 Damm I, Mikkat U, Kirchhoff F et al. Inhibitory effect of the lectin wheat germ agglutinin on the binding of 125I-CCK-8s to the CCK-A and -B receptors of AR42J cells. *Pancreas.* 2004;28(1):31–7.

190 Zioudrou C, Streaty RA, Klee WA. Opioid peptides derived from food proteins: the exorphins. *J Biol Chem.* 1979;254(7):2446–2449.

191 Wlodarska M, Willing BP, Bravo DM, Finlay BB. Phytonutrient diet supplementation promotes beneficial Clostridia species and intestinal mucus secretion resulting in protection against enteric infection. *Sci Rep.* 2015;5:9253.

192 Georgiades P, Pudney PDA, Rogers S et al. Tea derived galloylated polyphenols cross-link purified gastrointestinal mucins. *PLoS ONE.* 2014;9(8):e105302.

193 De Vos W. Microbe Profile: *Akkermansia muciniphila*: a conserved intestinal symbiont that acts as the gatekeeper of our mucosa. *Microbiology* (Reading). 2017;163(5):646–648.

194 Stacy A, Andrade-Oliveira V, McCulloch JA et al. Infection trains the host for microbiota-enhanced resistance to pathogens. *Cell.* 2021;184(3):615–627.

195 Wong JM, Jenkins DJ. Carbohydrate digestibility and metabolic effects. *J Nutr.* 2007;137 (suppl 11):2539S-2546S.
Slavin J. Fiber and probiotics: mechanisms and health benefits. *Nutrients.* 2013;5(4):1417–1435.

196 Wong JM, Jenkins DJ. Carbohydrate digestibility and metabolic effects. *J Nutr.* 2007;137 (suppl 11):2539S-2546S.

Slavin J. Fiber and probiotics: mechanisms and health benefits. *Nutrients.* 2013;5(4):1417–1435.

Murphy MM, Douglass JS, Birkett A. Resistant starch intakes in the United States. *J Am Diet Ass.* 2008;108(1):67–78.

197 Dreher ml. Whole fruits and fruit fiber emerging health effects. *Nutrients.* 2018;10(12):1833.

198 Lamuel-Raventos RM, St. Onge M-P. Prebiotic nut compounds and human microbiota. *Crit Rev Food Sci Nutr.* 2017;57(14):3154–3163.

199 De Bruyne T, Steenput B, Roth L et al. Dietary polyphenols targeting arterial stiffness: interplay of contributing mechanisms and gut microbiome-related metabolism. *Nutrients.* 2019; 11(3):578

200 Van Hul M, Cani PD. Targeting carbohydrates and polyphenols for a healthy microbiome and healthy weight. *Curr Nutr Rep.* 2019; 8(4):307–316.

201 Wang S, Yao J, Zhou B. Bacteriostatic effect of quercetin as an antibiotic alternative *in vivo* and its antibacterial mechanism *in vitro. J Food Prot.* 2018;81(1):68–78.

Wlodarska M, Willing BP, Bravo DM, Finlay BB. Phytonutrient diet supplementation promotes beneficial Clostridia species and intestinal mucus secretion resulting in protection against enteric infection. *Sci Rep.* 2015;5:9253.

202 Wlodarska M, Willing BP, Bravo DM, Finlay BB. Phytonutrient diet supplementation promotes beneficial Clostridia species and intestinal mucus secretion resulting in protection against enteric infection. *Sci Rep.* 2015;5:9253.

203 Payahoo L, Khajebishak Y, Alivand MR et al. Investigation the effect of oleoylethanolamide supplementation on the abundance of *Akkermansia muciniphila* bacterium and the dietary intakes in people with obesity: a randomized clinical trial. *Appetite.* 2019;141:104301

204 Varian BJ, Poutahidis T, DiBenedictis BT et al. Microbial lysate upregulates host oxytocin. *Brain Behav Immun.* 2017;61:36–49.

205 Takada M, Nishida K, Kataoka-Kato A et al. Probiotic *Lactobacillus casei* strain Shirota relieves stress-associated symptoms by modulating the gut-brain interaction in human and animal models. *Neurogastroenterol Motil.* 2016;28(7):1027–1036.

206 Messaoudi M, Lalonde R, Violle N et al. Assessment of psychotropic-like properties of a probiotic formulation (*Lactobacillus helveticus* R0052 and *Bifidobacterium longum* R0175) in rats and human subjects. *Br J Nutr.* 2011;105(5):755–764.

REZEPTE

207 Poutahidis T, Kearney SM, Levkovich T et al. Microbial symbionts accelerate wound healing via the neuropeptide hormone oxytocin. *PLoS One.* 2013;8(10):e78898.

Varian BJ, Poutahidis T, DiBenedictis BT et al. Microbial lysate upregulates host oxytocin. *Brain Behav Immun.* 2017;61:36–49.

208 Jäger R, Shields KA, Lowery RP et al. Probiotic *Bacillus coagulans* GBI-30, 6086 reduces exercise-induced muscle damage and increases recovery. *Peer J.* 2016;4:e2276.

Mandel DR, Eichas K, Holmes J. *Bacillus coagulans*: a viable adjunct therapy for relieving symptoms of rheumatoid arthritis according to a randomized, controlled trial. *BMC Complement Altern Med.* 2010;10:1.

209 Kim J, Yun JM, Kim MK et al. *Lactobacillus gasseri* BNR17 supplementation reduces the visceral fat accumulation and waist circumference in obese adults: a randomized, double-blind, placebo-controlled trial. *J Med Food.* 2018;21(5):454–461.

210 Shida K, Sato T, Iizuka R et al. Daily intake of fermented milk with *Lactobacillus casei* strain Shirota reduces the incidence and duration of upper respiratory tract infections in healthy middle-aged office workers. *Eur J Nutr.* 2017;56(1):45–53.

211 Underwood MA, German JB, Lebrilla CB, Mills DA. *Bifidobacterium longum* subspecies infantis: champion colonizer of the infant gut. *Pediatr Res.* 2015;77(1–2):229–235.

212 Messaoudi M, Lalonde R, Violle N et al. Assessment of psychotropic-like properties of a probiotic formulation (*Lactobacillus helveticus* R0052 and *Bifidobacterium longum* R0175) in rats and human subjects. *Br J Nutr.* 2011;105(5):755–764.